急进高原环境组织病理学实验图谱

主编

刘江伟　张东辉
王广军　吉训明

科学出版社

北京

内 容 简 介

急性高原病是急进高原地区，人体短期内暴露于低压缺氧环境后产生的各种病理性反应，患病率高，病情危重，对急进高原环境人员的健康造成极大威胁。编者应用中国人民解放军新疆军区总医院建立并投入使用的"西北特殊环境人工实验舱"模拟高原环境，在建立急性高原病大鼠模型基础上，根据所处高原环境、在不同时间点对大鼠各个脏器进行取材，通过甲醛固定、石蜡切片、HE染色及光学显微镜观察，描述大鼠急进高原环境后不同时间各个重要脏器的组织病理学特点，突出研究的时效性和整体性。本书为原创性研究成果，系统介绍了急进高原环境大鼠各个器官损害情况，为急性高原病的损伤机制和临床救治研究提供参考。

本书适用于从事高原医学、基础医学、病理学研究的科研工作者，也可供临床医师、实验动物研究人员及相关研究方向的研究生参考使用。

图书在版编目（CIP）数据

急进高原环境组织病理学实验图谱 / 刘江伟等主编 . —北京：科学出版社，2021.10
ISBN 978-7-03-069712-7

Ⅰ.①急… Ⅱ.①刘… Ⅲ.①高山病–病理组织学–实验–图谱 Ⅳ.①R594.3-64

中国版本图书馆 CIP 数据核字（2021）第 180519 号

责任编辑：闵　捷 / 责任校对：谭宏宇
责任印制：黄晓鸣 / 封面设计：殷　靓

科学出版社 出版
北京东黄城根北街 16 号
邮政编码：100717
http://www.sciencep.com
上海锦佳印刷有限公司印刷
科学出版社发行　各地新华书店经销

*

2021 年 10 月第 一 版　开本：787×1092 1/16
2021 年 10 月第一次印刷　印张：24 1/4
字数：500 000
定价：220.00 元
（如有印装质量问题，我社负责调换）

《急进高原环境组织病理学实验图谱》
编委会

主编

刘江伟　张东辉　王广军　吉训明

主审

卢开柏

副主编

李建瑛　郭　飞　许　琴　康　燕　魏雪梅　马建新
沈运彪　高晓康　闫　波　是文辉　李佳佳　董　翔

编委

（以姓氏笔画排序）

丁　莉（中国人民解放军新疆军区总医院）

卫　玮（中国人民解放军新疆军区总医院）

马　娜（中国人民解放军新疆军区总医院）

马建新（中国人民解放军第三〇五医院）

王广军（中国人民解放军新疆军区总医院）

王辉明（中国人民解放军新疆军区总医院）

龙志新（乌鲁木齐海关技术中心）

冯　静（中国人民解放军新疆军区总医院）

吉训明（首都医科大学）

刘江伟（中国人民解放军新疆军区总医院）

刘海涛（中国人民解放军新疆军区总医院）

闫　磊（中国人民解放军新疆军区总医院）

许　琴（中国人民解放军新疆军区总医院）

孙秋萍（中国人民解放军新疆军区总医院）

杜　生（中国人民解放军新疆军区总医院）

杜江波（中国人民解放军第 947 医院）

李　敏（中国人民解放军新疆军区总医院）

李书红（中国人民解放军新疆军区总医院）

李林军（中国人民解放军新疆军区总医院）

李佳佳（中国人民解放军新疆军区总医院）

李建瑛（中国人民解放军新疆军区总医院）

杨欣悦（石河子大学医学院）

余雪飞（中国人民解放军新疆军区总医院）

闵　波（中国人民解放军新疆军区总医院）

沈才福（中国人民解放军解放军第 957 医院）

沈运彪（中国人民解放军新疆军区总医院）

宋云宏（中国人民解放军新疆军区总医院）

宋来阳（中国人民解放军新疆军区总医院）

张东辉（中国人民解放军新疆军区总医院）

陈新萍（中国人民解放军新疆军区总医院）

昆杜孜·叶尔阿力（新疆医科大学）

金　玫（中国人民解放军新疆军区总医院）

金　玲（中国人民解放军新疆军区总医院）

是文辉（中国人民解放军新疆军区总医院）

夏雨凝（新疆医科大学）

高　伟（中国人民解放军新疆军区总医院）

高晓康（中国人民解放军新疆军区总医院）

郭　飞（新疆医科大学第一附属医院）

唐　军（中国人民解放军新疆军区总医院）

唐新萍（中国人民解放军新疆军区总医院）

康　燕（中国人民解放军 69245 部队医院）

董　翔（中国人民解放军新疆军区总医院）
雷　哲（中国人民解放军95423部队）
颜　炜（中国人民解放军新疆军区总医院）
戴勇华（中国人民解放军新疆军区总医院）
魏乐乐（新疆医科大学）
魏雪梅（新疆维吾尔自治区人民医院）

秘书

杨欣悦　魏乐乐　昆杜孜·叶尔阿力

审校

许永华

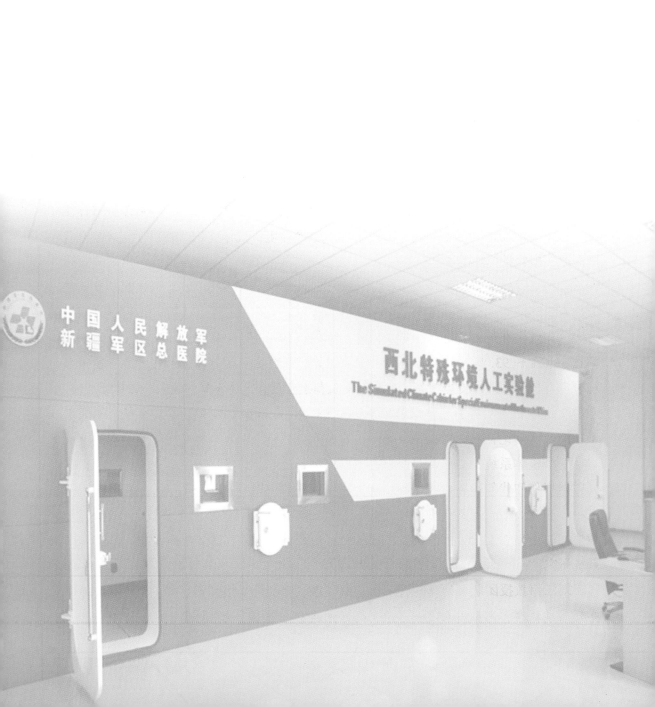

序

欣闻刘江伟教授等主编的《急进高原环境组织病理学实验图谱》即将出版，欣喜之余，谨此以表祝贺！

我国高原主要分布在青藏高原和帕米尔高原等地，海拔 3 000 m 以上的高原地区，具有低压缺氧、寒冷、风速大、昼夜温差大、太阳辐射强等气候特点，对人体会产生明显影响，其中低压缺氧是引起人体损伤的主要因素。从天山、帕米尔、喀喇昆仑到喜马拉雅有长达 3 500 km 的高原边防线。驻守在高原一线的边防军人和担负高原反恐、维稳、执行高原军事任务的官兵是在只占标准大气压和氧分压近于 1/2 的低压缺氧环境中从事军事活动的，面临着高原低压缺氧、寒冷环境的机体损伤问题，近年来成为我国高原军事医学关注的焦点。

急进高原环境会因低压缺氧引起以呼吸、消化和中枢神经系统症状为主的急性高原反应，表现为头晕、头痛、恶心、呕吐、失眠、心慌、气短、烦躁、食欲减退、乏力等，多发生在进入高原环境数小时至 3 天内，初入高原环境者急性高原反应的发生率达 35.6% ～ 93.0%，严重者可能发展为高原脑水肿或高原肺水肿。高原低压缺氧环境可以直接影响人体机能状态，在机体受负荷刺激后，产生不同的效应，如呼吸加快、心率增快、红细胞增多等以应对高原低压缺氧环境，同时也会出现消化系统、泌尿系统功能及认知记忆功能的减退，甚至引发高原相关疾病，对健康造成不利影响。但人体是一个整体系统，低压缺氧引起的急性高原损伤在急进高原环境后的不同时间、不同脏器损伤和代偿程度存在差异，高原医学关于心、脑、肺损伤和保护方面的实验研究相对较为集中，但其他脏器如肾损伤、内分泌器官损伤等研究相对较少，组织病理学损伤是损伤机制研究的基础，目前仍缺乏对急性高原损伤相关的组织病理学实验的系统研究。

刘江伟教授团队多年来一直从事高原与沙漠特殊环境战创伤研究，是特殊环境医学相关领域的学术带头人之一，该书的其他编者也均为科研和临床一线专家。在刘江伟教授的带领下，团队对高原低压缺氧环境下大鼠各系统的组织病理学损伤进行了逐一研究，并针对不同时间点、各个脏器的组织病理学变化进行深入研究和探讨，形成《急进高原环境组织病理学实验图谱》一书。该书填补了急进高原环境组织病理学研究领域的空白，为高原低压缺氧环境领域科研和临床工作者提供了参考。该书的出版满足了高原医学领域基础病理学的研究需求，具有很高的出版价值和学术价值。

高钰琪

教授，博士研究生导师，技术少将

陆军军医大学高原军事医学系原主任

重庆市高原医学研究所所长

中国病理生理学会常务理事

全军高原与寒区医学专业委员会主任委员

2021 年 7 月

前　言

　　高原地区在我国军事领域具有重要的战略意义，每年部队在高原地区都有换防作训等重要任务。部队官兵除了要面对低压缺氧、寒冷等特殊的高原自然环境以外，还需要完成特殊的军事训练。急进高原环境者更容易出现头晕、恶心、呕吐等急性高原反应的相关症状，并引发急性高原病。因此，高原环境下急、慢性疾病的防治成为一个亟待解决的问题。

　　本书编委团队多年来一直从事高原医学基础和临床研究，形成了一支由临床医学、基础医学、分子生物学、实验动物学等研究人员组成的基础和临床相结合的研究队伍。研究领域涉及高原医学、基础病理学、特殊环境医学等多种学科。利用中国人民解放军新疆军区总医院建立的"西北特殊环境人工实验舱"特色环境平台，对基础医学（高原环境）进行深入研究。各位编委分别参与高原环境大鼠不同脏器损伤的病理生理学及分子生物学机制研究，其中脏器的组织病理学研究为所有研究的基础，故对各个脏器在高原环境不同暴露时间损伤的组织病理学变化特点进行系统总结。本书共分10章，精选806张组织图片，每张图片给予详细说明。本书为原创性研究成果，填补了高原环境急性高原病病理生理学领域的空白，可为高原环境下机体损伤机制及患者临床救治研究提供参考。

　　本书涉及的大鼠饲养，西北特殊环境人工实验舱内大鼠的低压缺氧环境暴露，大鼠麻醉、取材、切片、染色，阅片、选图、修正、拍摄，以及组织病理学特点描述等一系列工作是在新疆特殊环境医学重点实验室全体同仁的共同努力下完成的，尤其是张东辉副研究员在此过程中做了大量工作，实验室老一辈实验病理学专家卢开柏教授亲自指导阅片，实验室原主任许永华教授参与了本书的审校工作。郭飞、杨欣悦、魏乐乐、昆杜孜等研究生也参与了本书的编辑工作，夜以继日，任劳任怨。在此对他们表示由衷的感谢。同时感谢所有帮助过本书出版的朋友！

　　由衷希望本书可为高校和科研机构从事高原医学基础和临床研究的科学工作者、

研究生提供一定的帮助。高原医学研究者也可根据自己的研究领域，参考相应的脏器组织病理学变化，在此基础上进行进一步的选题和立项研究。希望本书的出版对促进我国高原医学的发展和人才培养有所帮助。

本书由陆军重点扶持的科技创新团队经费、军委后勤保障部开放研究项目"高原低压缺氧、寒冷复合环境创伤失血性休克特点及损伤控制策略（ALJ17002）"、新疆维吾尔自治区重点实验室开放课题"姜黄素对高原低压缺氧环境肺水肿的预防保护作用及相关机制研究（2019D04022）"及新疆特殊环境医学重点实验室运行费联合资助出版。

由于编者水平有限及可提供的参考资料匮乏，本书如存在不足和疏漏，敬请各位读者赐教指正，希望我们的工作对高原疾病机制及救治研究提供有益参考。

刘江伟

教授，主任医师，博士研究生导师

新疆特殊环境医学重点实验室主任

2021 年 7 月

目　录

2 ｜ 急进高原环境呼吸系统（肺）组织病理学变化　　44

4 ｜急进高原环境免疫系统组织病理学变化　　　105

5 ｜ 急进高原环境泌尿系统（肾脏）组织病理学变化　　158

6 ｜ 急进高原环境生殖系统（雄性）组织病理学变化　　181

7 | 急进高原环境消化系统组织病理学变化　　**210**

8 | 急进高原环境循环系统（心肌）组织病理学变化　　319

9 | 急进高原环境眼组织病理学变化　　　326

0 高原环境动物组织病理学 模型建立方法

取 6 ~ 8 周龄无特定病原体（specific pathogen free，SPF）级 SD（Sprague-Dawley）雄性大鼠 100 只，体质量 220 ~ 250 g，放入中国人民解放军新疆军区总医院实验动物科 SPF 级环境独立通气笼中适应性饲养 1 周。饲养环境为温度（22±2）℃，相对湿度（50±5）%；饲料经辐照处理；饮水、垫料经高温灭菌处理；大鼠自由摄食和饮水。实验方法经中国人民解放军新疆军区总医院实验动物伦理与福利委员会审查通过。

适应性饲养 1 周后将 SD 大鼠转移至西北特殊环境人工实验舱内，实验舱模拟高原环境，参数设置：海拔高度 7 000 米，温度（22±2）℃，相对湿度（25±5）%。大鼠可自由摄食、饮水，并在笼内自由活动。按第 0 天、第 1 天、第 2 天、第 3 天、第 4 天、第 5 天、第 6 天、第 7 天、第 8 天、第 9 天时间点各取出 10 只大鼠，腹腔注射麻醉药（3% 戊巴比妥钠），麻醉后，剪开腹腔，取各类组织，甲醛固定、脱水、石蜡切片、苏木精－伊红染色（hematoxylin and eosin staining，HE staining，HE 染色）、光学显微镜观察，描述组织病理变化。

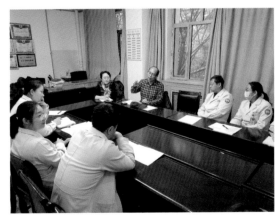

图 1　实验筹备会议

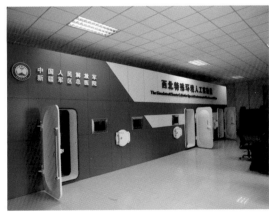

图 2　西北特殊环境人工实验舱

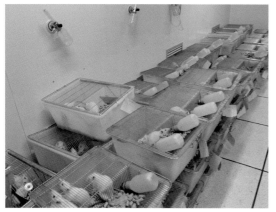

图 3　将大鼠转移至西北特殊环境人工实验舱

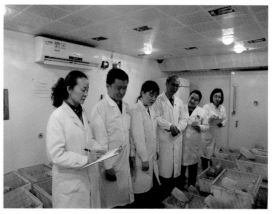

图 4　西北特殊环境人工实验舱内记录实验数据

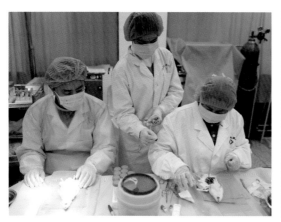

图 5　大鼠麻醉、准备取材

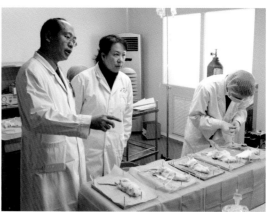

图 6　大鼠取材

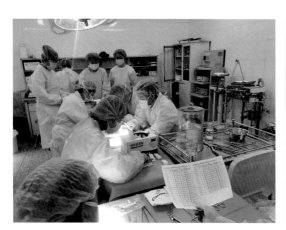

图 7　团队合作进行大鼠取材

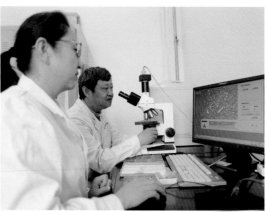

图 8　病理阅片、图像采集

1 急进高原环境神经系统（脑）组织病理学变化

脑分为 6 部分：端脑、间脑、中脑、脑桥、延髓和小脑。通常将中脑、脑桥和延髓合称为脑干。

本部分将介绍急进高原环境脑组织随时间演变的主要病理学变化。

1.1 急进高原环境第 1 天

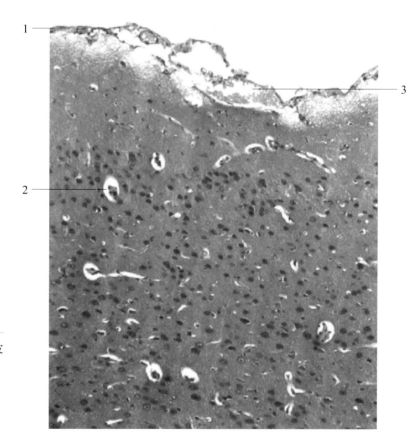

图 9　端脑组织病变

软脑膜下血管扩张充血，皮质间质毛细血管水肿

1. 软脑膜；
2. 水肿的毛细血管；
3. 扩张充血的血管

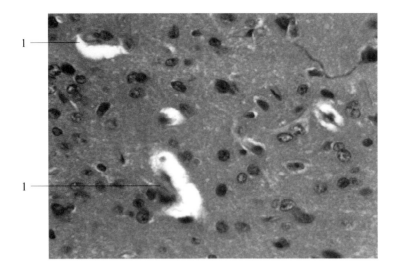

图 10　间脑组织病变（1）

间脑间质毛细血管水肿
1. 水肿的毛细血管

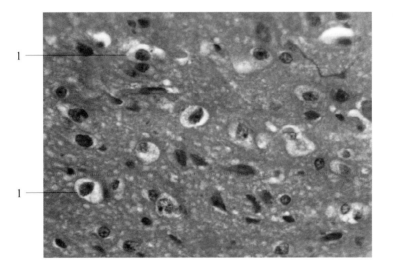

图 11　间脑组织病变（2）

间脑部分细胞水肿
1. 水肿的间脑细胞

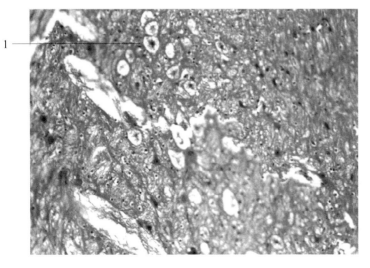

图 12　中脑组织病变

中脑部分细胞水肿
1. 水肿的中脑细胞

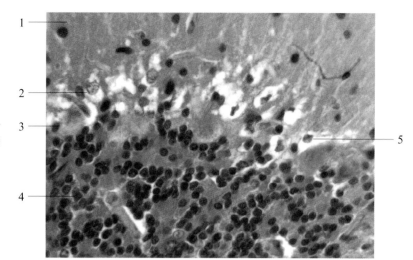

图 13　小脑皮质病变

浦肯野细胞层与分子层相接
处部分细胞水肿、核浓缩
1. 小脑皮质分子层；
2. 水肿的细胞；
3. 小脑皮质浦肯野细胞层；
4. 小脑皮质颗粒细胞层；
5. 水肿、核浓缩的细胞

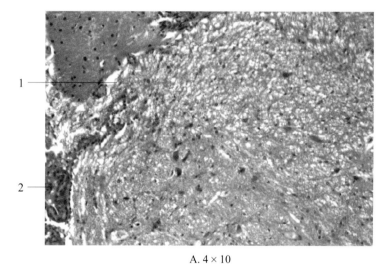

A. 4×10

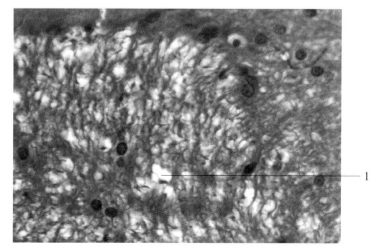

图 14　小脑与第四脑室相
邻处髓质病变

与第四脑室相邻处小脑髓质
轻度水肿
1. 水肿的小脑髓质；
2. 第四脑室

B. 40×10

1.2 急进高原环境第 2 天

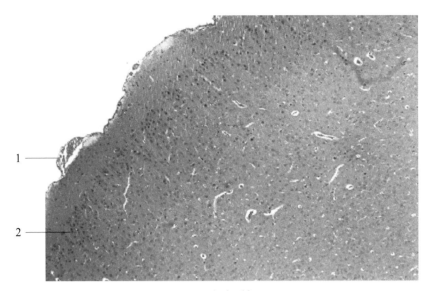

A. 4×10

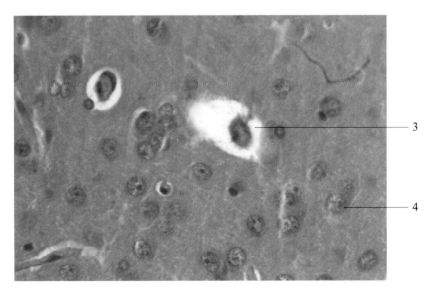

B. 40×10

图 15 端脑皮质病变

端脑被膜下部分血管扩张充血，皮质中部分毛细血管水肿
1. 扩张充血的血管；2. 端脑皮质；3. 水肿的毛细血管；4. 颗粒细胞

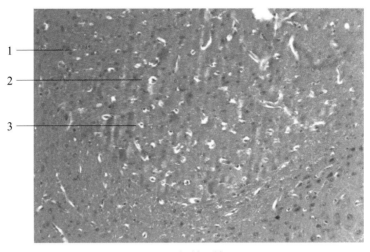

A. 10×10

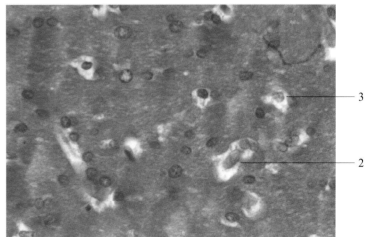

B. 40×10

图 16　端脑髓质病变

端脑髓质部分毛细血管和颗
粒细胞水肿
1.端脑髓质；
2.水肿的毛细血管；
3.水肿的颗粒细胞

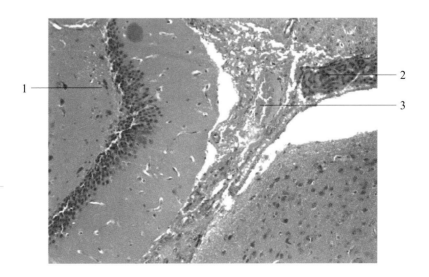

图 17　第三脑室病变

第三脑室血管扩张充血
1.海马；
2.第三脑室脉络丛；
3.扩张充血的血管

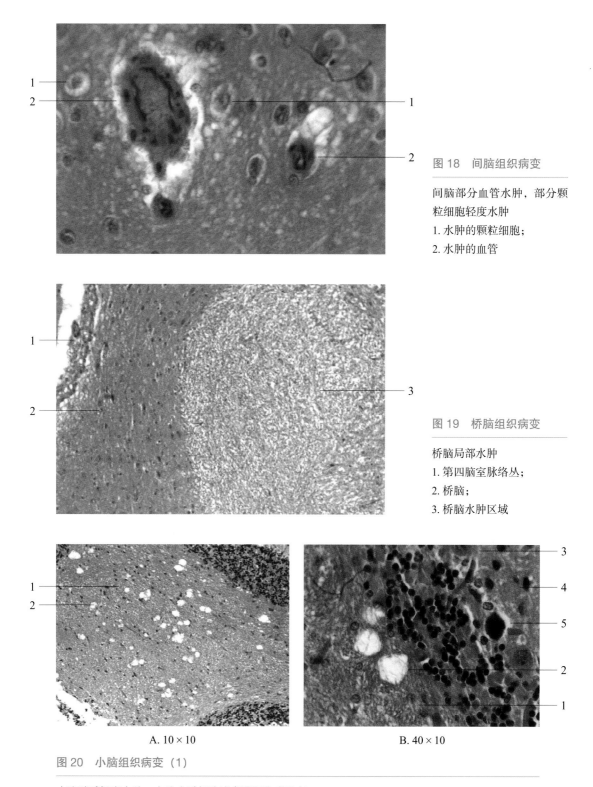

图 18 间脑组织病变

间脑部分血管水肿，部分颗粒细胞轻度水肿

1. 水肿的颗粒细胞；
2. 水肿的血管

图 19 桥脑组织病变

桥脑局部水肿

1. 第四脑室脉络丛；
2. 桥脑；
3. 桥脑水肿区域

A. 10×10

B. 40×10

图 20 小脑组织病变（1）

小脑髓质轻度水肿，小脑皮质部分浦肯野细胞嗜酸变

1. 小脑髓质；2. 小脑髓质轻度水肿；3. 小脑皮质浦肯野细胞层；4. 小脑皮质分子层；5. 嗜酸变的浦肯野细胞

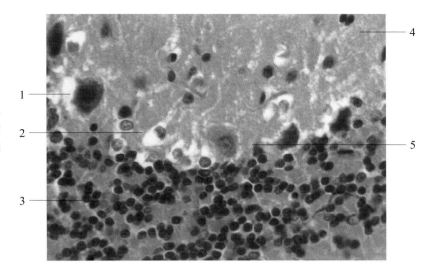

图 21　小脑组织病变（2）

小脑皮质分子层与浦肯野细
胞层交界处部分颗粒细胞水
肿，部分浦肯野细胞嗜酸变

1. 嗜酸变的浦肯野细胞；
2. 水肿的颗粒细胞；
3. 小脑皮质颗粒细胞层；
4. 小脑皮质分子层；
5. 小脑皮质浦肯野细胞层

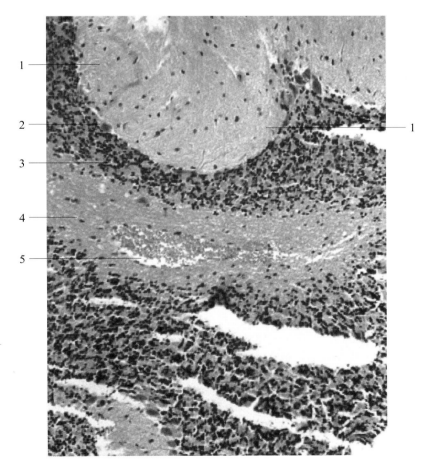

图 22　小脑组织病变（3）

小脑髓质部分血管扩张充血

1. 小脑皮质分子层；
2. 小脑皮质浦肯野细胞层；
3. 小脑皮质颗粒细胞层；
4. 小脑髓质；
5. 扩张充血的血管

1.3　急进高原环境第 3 天

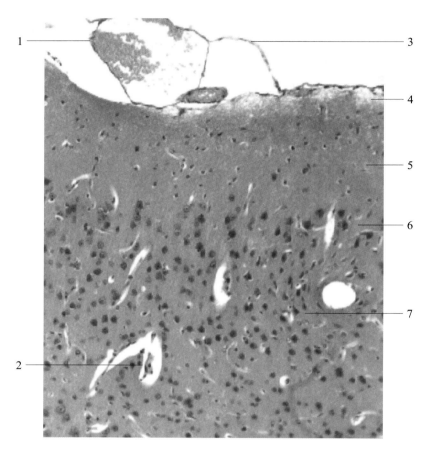

图 23　端脑病变

端脑脑膜下血管扩张充血，部分分子层水肿，皮质中部分毛细血管水肿
1. 扩张充血的血管；
2. 水肿的毛细血管；
3. 软脑膜；
4. 水肿的分子层；
5. 端脑分子层；
6. 端脑颗粒细胞层；
7. 端脑锥体细胞层

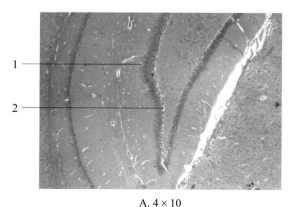

A. 4×10　　　　　B. 40×10

图 24　海马区病变

海马颗粒细胞层水肿
1. 海马；2. 水肿的海马颗粒细胞层；3. 水肿的海马颗粒细胞

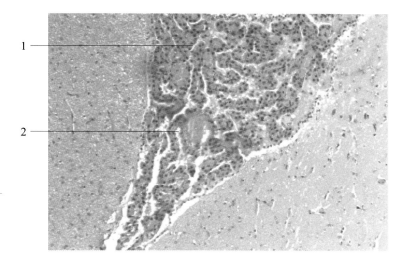

图 25　侧脑室病变

侧脑室脉络丛血管扩张充血
1. 侧脑室脉络丛；
2. 扩张充血的血管

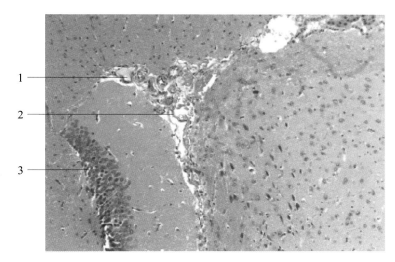

图 26　第三脑室病变

第三脑室血管扩张充血
1. 第三脑室脉络丛；
2. 扩张充血的血管；
3. 海马

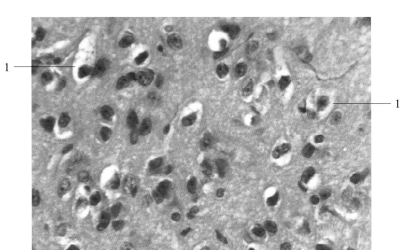

图 27　间脑组织病变（1）

间脑部分细胞水肿
1. 水肿的细胞

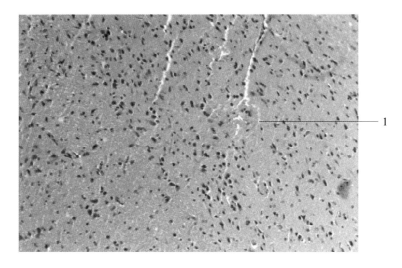

图 28　间脑组织病变（2）

间脑中部分血管扩张充血
1. 扩张充血的血管

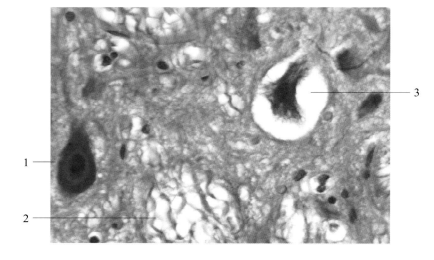

图 29　中脑组织病变（1）

中脑间质水肿，部分锥体细胞水肿
1. 锥体细胞；
2. 水肿的中脑间质；
3. 水肿的锥体细胞

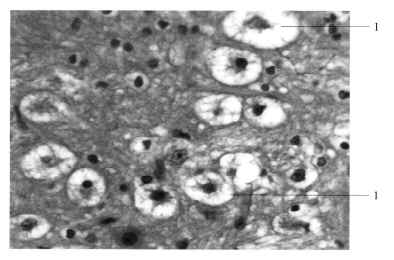

图 30　中脑组织病变（2）

中脑部分细胞水肿
1. 水肿的中脑细胞

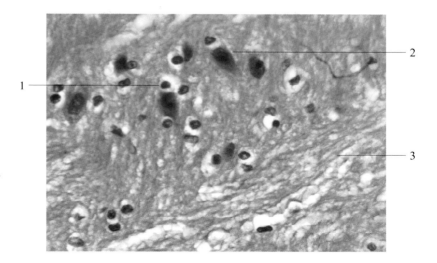

图 31　桥脑组织病变

桥脑部分颗粒细胞水肿

1. 水肿的颗粒细胞；
2. 锥体细胞；
3. 神经纤维

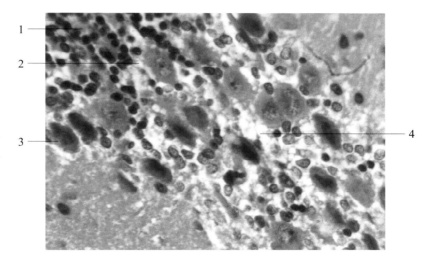

图 32　小脑皮质病变（1）

小脑部分浦肯野细胞嗜酸变，颗粒细胞层间质水肿

1. 小脑皮质颗粒细胞层；
2. 小脑皮质浦肯野细胞层；
3. 嗜酸变的浦肯野细胞；
4. 水肿的颗粒细胞层间质

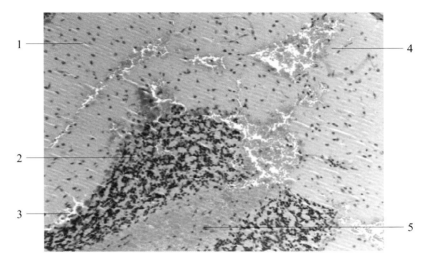

图 33　小脑皮质病变（2）

小脑皮质分子层血管扩张充血

1. 小脑皮质分子层；
2. 小脑皮质颗粒细胞层；
3. 小脑皮质浦肯野细胞层；
4. 扩张充血的血管；
5. 小脑髓质

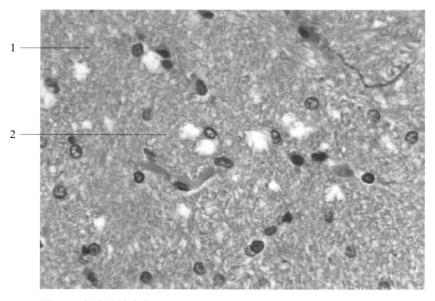

图 34　小脑髓质病变（1）

小脑髓质间质水肿

1. 小脑髓质；2. 小脑髓质间质水肿

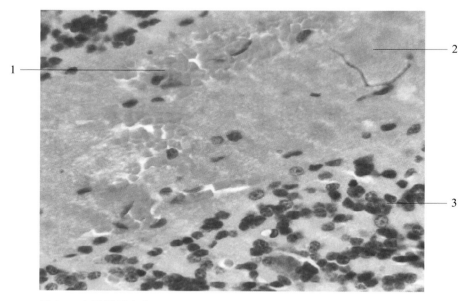

图 35　小脑髓质病变（2）

小脑髓质血管扩张充血

1. 扩张充血的血管；2. 小脑髓质；3. 小脑皮质颗粒细胞层

1.4 急进高原环境第 4 天

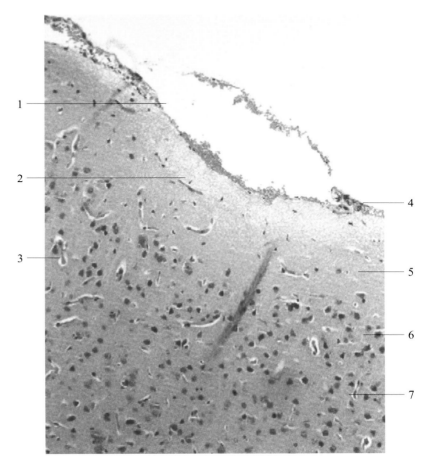

图 36 端脑组织病变（1）

端脑被膜下血管扩张充血，
分子层轻度水肿，皮质毛细
血管轻度扩张充血

1. 扩张充血的血管；
2. 分子层轻度水肿；
3. 轻度扩张充血的毛细血管；
4. 软脑膜；
5. 端脑分子层；
6. 端脑颗粒细胞层；
7. 端脑锥体细胞层

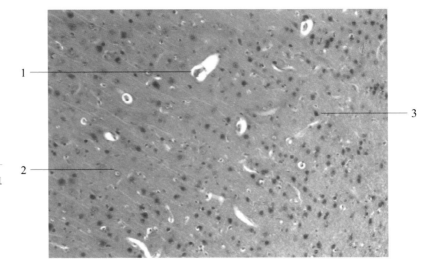

图 37 端脑组织病变（2）

端脑锥体细胞层部分毛细血
管水肿

1. 水肿的毛细血管；
2. 端脑锥体细胞层；
3. 锥体细胞

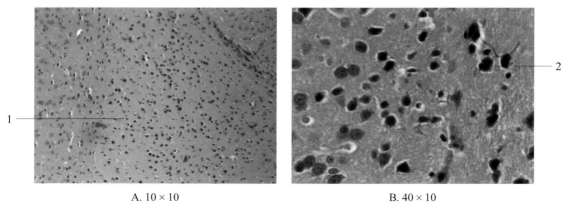

A. 10×10   B. 40×10

图 38   端脑组织病变（3）

端脑深部部分细胞核浓缩，呈带状分布
1. 核浓缩的细胞带；2. 核浓缩的细胞

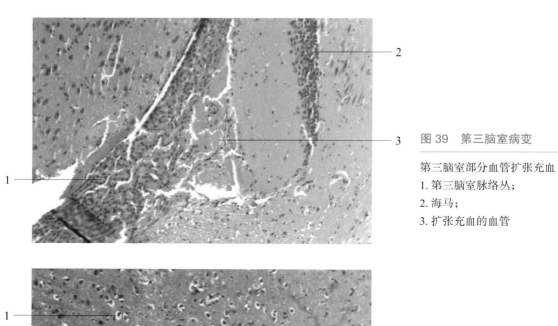

图 39   第三脑室病变

第三脑室部分血管扩张充血
1. 第三脑室脉络丛；
2. 海马；
3. 扩张充血的血管

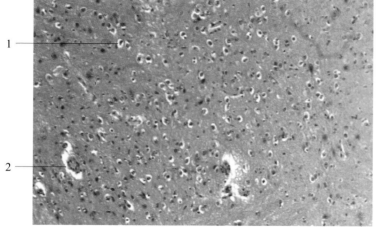

图 40   间脑组织病变（1）

间脑部分细胞和毛细血管
水肿
1. 水肿的细胞；
2. 水肿的毛细血管

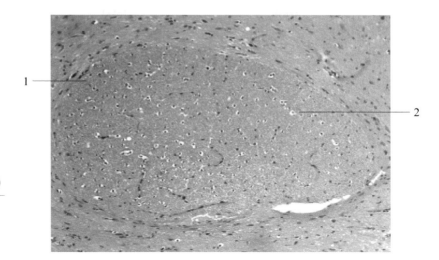

图 41　间脑组织病变（2）

间脑神经核部分细胞水肿
1. 神经核；
2. 水肿的细胞

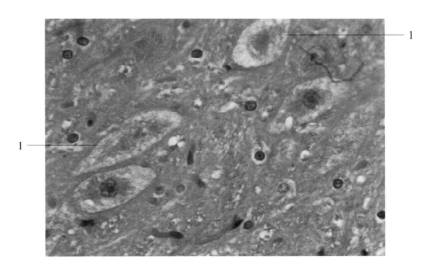

图 42　间脑组织病变（3）

间脑部分锥体细胞水肿变性
1. 水肿变性的锥体细胞

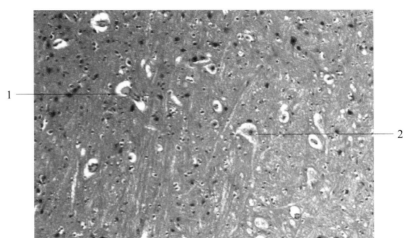

图 43　中脑组织病变

中脑部分毛细血管水肿，部
分细胞水肿
1. 水肿的毛细血管；
2. 水肿的细胞

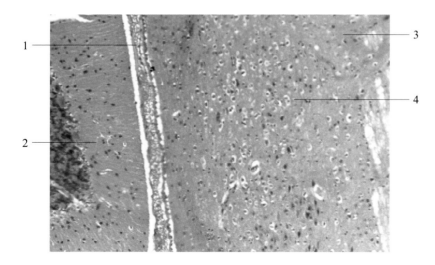

图 44 桥脑组织病变（1）

桥脑部分细胞水肿
1. 第四脑室；
2. 小脑皮质分子层；
3. 桥脑；
4. 水肿的细胞

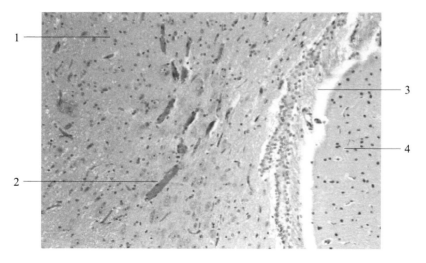

图 45 桥脑组织病变（2）

桥脑部分血管扩张充血
1. 桥脑；
2. 扩张充血的血管；
3. 第四脑室；
4. 小脑皮质分子层

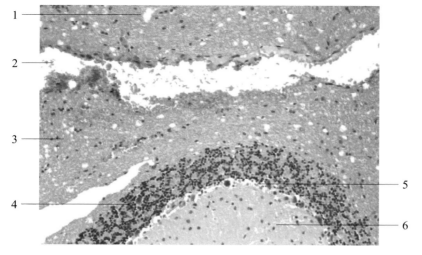

图 46 小脑组织病变

小脑髓质血管扩张充血，髓质有水肿灶，小脑皮质浦肯野细胞层水肿
1. 小脑髓质的水肿灶；
2. 扩张充血的血管；
3. 小脑髓质；
4. 小脑皮质颗粒细胞层；
5. 水肿的浦肯野细胞层；
6. 小脑皮质分子细胞层

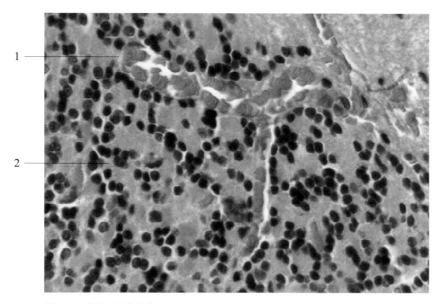

图 47　小脑皮质病变

小脑皮质颗粒细胞层部分血管扩张充血
1. 扩张充血的血管；2. 小脑皮质颗粒细胞层

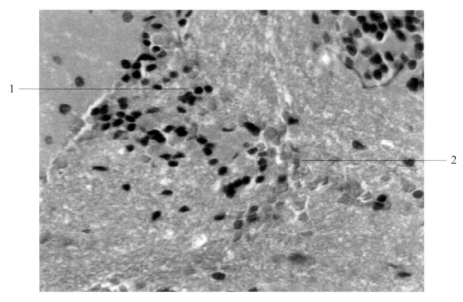

图 48　小脑髓质病变

小脑髓质局部出血，胶质细胞浸润
1. 浸润的胶质细胞；2. 出血点

1.5　急进高原环境第 5 天

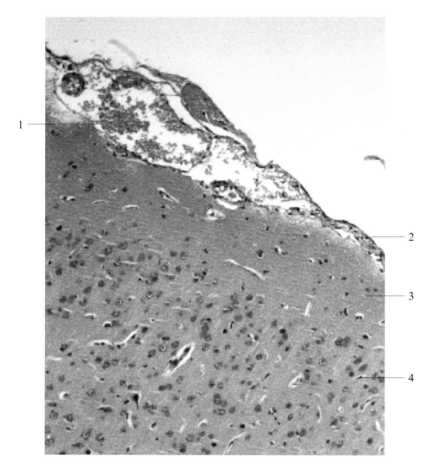

图 49　端脑病变

端脑脑膜下部分血管扩张充血
1. 扩张充血的血管；
2. 端脑脑膜；
3. 端脑皮质分子层；
4. 端脑皮质颗粒细胞层

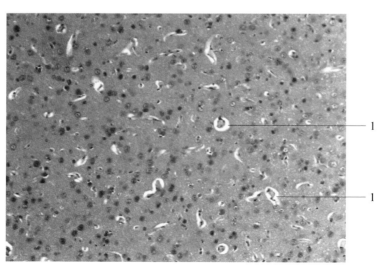

图 50　端脑皮质病变

端脑皮质毛细血管轻度水肿
1. 水肿的毛细血管

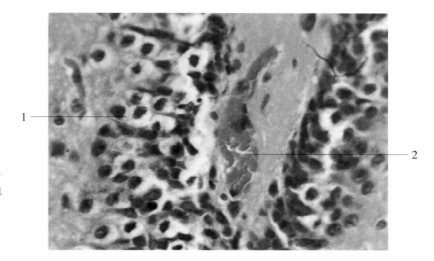

图 51　海马区病变（1）

海马颗粒细胞水肿，间质血
管扩张充血
1. 水肿的海马颗粒细胞；
2. 扩张充血的血管

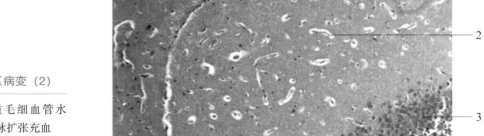

图 52　海马区病变（2）

海马周围间质毛细血管水
肿，部分小静脉扩张充血
1. 扩张充血的血管；
2. 水肿的毛细血管；
3. 海马

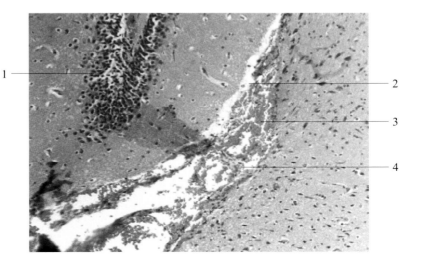

图 53　第三脑室病变

第三脑室血管扩张充血，脑
室边缘局部水肿
1. 海马；
2. 水肿的脑室边缘；
3. 扩张充血的血管；
4. 第三脑室脉络丛

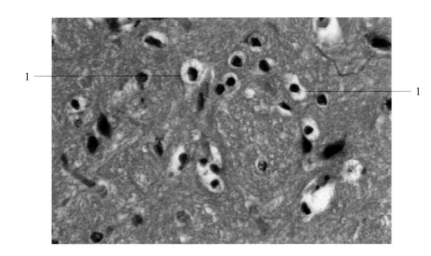

图 54 间脑组织病变

间脑部分细胞水肿、核浓缩
1. 水肿、核浓缩的细胞

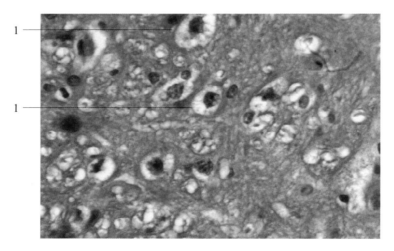

图 55 中脑组织病变

中脑部分细胞水肿、核浓缩
1. 水肿、核浓缩的细胞

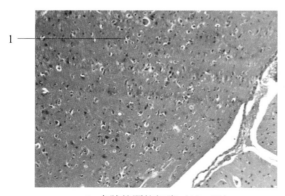

A. 水肿的颗粒细胞（10×10）　　　　　B. 水肿的锥体细胞（10×10）

图 56 桥脑组织病变（1）

桥脑部分细胞水肿
1. 水肿的颗粒细胞；2. 水肿的锥体细胞

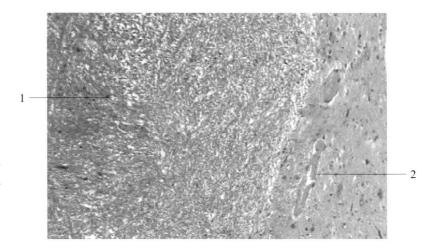

图 57 桥脑组织病变（2）

桥脑局部水肿，周围间质血管扩张充血

1. 桥脑局部水肿；
2. 扩张充血的血管

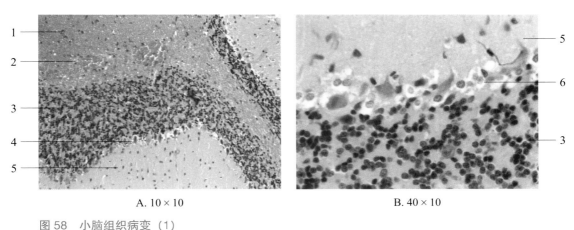

A. 10×10 　　　　　　　B. 40×10

图 58 小脑组织病变（1）

小脑髓质血管扩张充血，浦肯野细胞层部分颗粒细胞水肿

1. 小脑髓质；2. 扩张充血的血管；3. 小脑皮质颗粒细胞层；4. 小脑皮质浦肯野细胞层；5. 小脑皮质分子层；6. 水肿的颗粒细胞

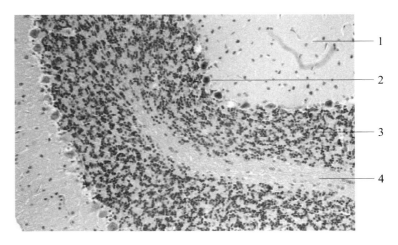

图 59 小脑组织病变（2）

小脑偶见部分浦肯野细胞嗜酸变

1. 小脑皮质分子层；
2. 嗜酸变的浦肯野细胞；
3. 小脑皮质颗粒细胞层；
4. 小脑髓质

1.6 急进高原环境第 6 天

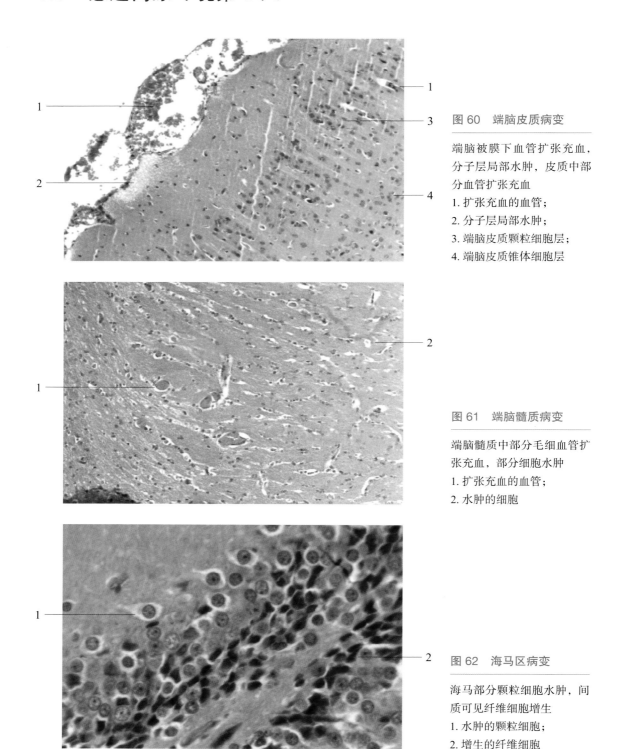

图 60 端脑皮质病变

端脑被膜下血管扩张充血，分子层局部水肿，皮质中部分血管扩张充血
1. 扩张充血的血管；
2. 分子层局部水肿；
3. 端脑皮质颗粒细胞层；
4. 端脑皮质锥体细胞层

图 61 端脑髓质病变

端脑髓质中部分毛细血管扩张充血，部分细胞水肿
1. 扩张充血的血管；
2. 水肿的细胞

图 62 海马区病变

海马部分颗粒细胞水肿，间质可见纤维细胞增生
1. 水肿的颗粒细胞；
2. 增生的纤维细胞

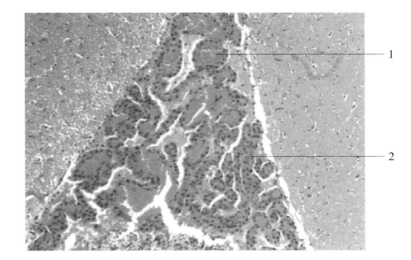

图 63　侧脑室病变

侧脑室血管扩张充血
1. 扩张充血的血管；
2. 侧脑室脉络丛

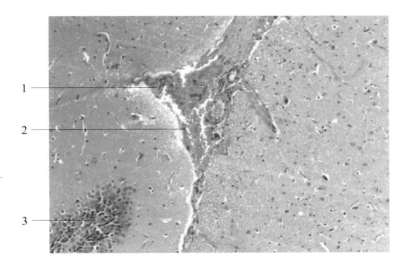

图 64　第三脑室病变

第三脑室血管扩张充血
1. 第三脑室脉络丛；
2. 扩张充血的血管；
3. 海马

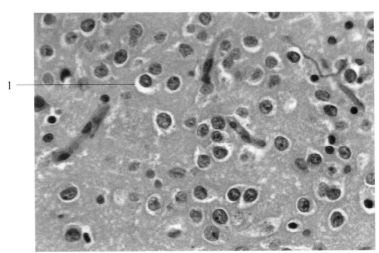

图 65　间脑组织病变

间脑部分颗粒细胞水肿
1. 水肿的颗粒细胞

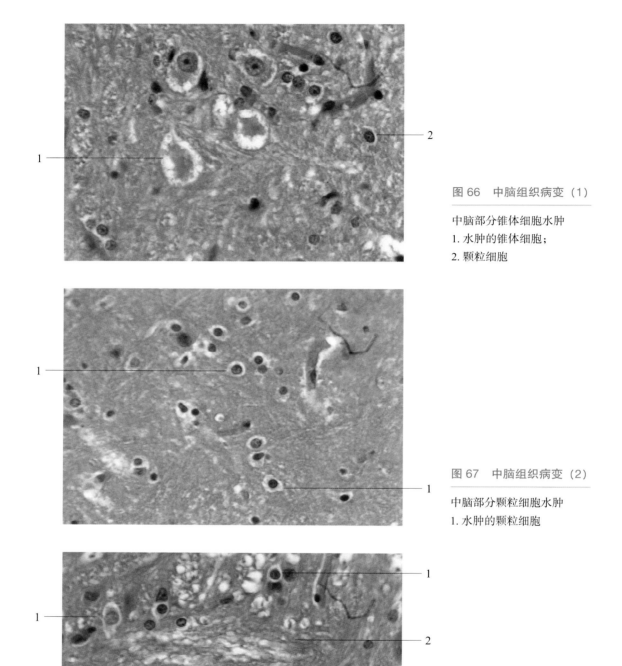

图 66 中脑组织病变（1）

中脑部分锥体细胞水肿
1. 水肿的锥体细胞；
2. 颗粒细胞

图 67 中脑组织病变（2）

中脑部分颗粒细胞水肿
1. 水肿的颗粒细胞

图 68 桥脑组织病变

桥脑部分颗粒细胞水肿
1. 水肿的颗粒细胞；
2. 神经纤维

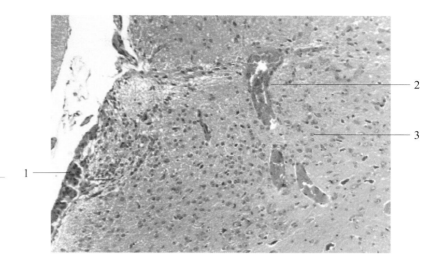

图 69　延髓病变

延髓部分血管扩张充血

1. 第四脑室脉络丛；
2. 扩张充血的血管；
3. 延髓

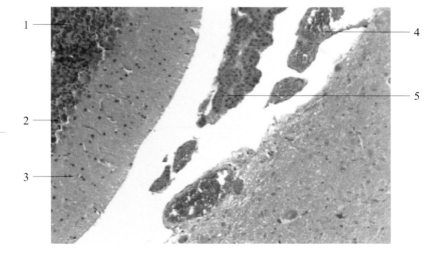

图 70　第四脑室病变

第四脑室血管扩张充血

1. 小脑皮质颗粒细胞层；
2. 小脑皮质浦肯野细胞层；
3. 小脑皮质分子层；
4. 扩张充血的血管；
5. 第四脑室脉络丛

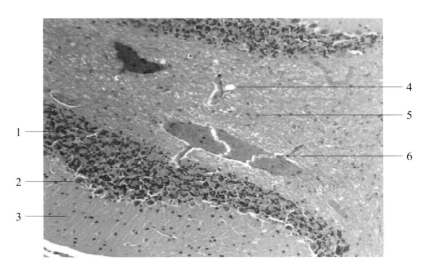

图 71　小脑髓质病变

小脑髓质部分血管扩张充血，
髓质轻度水肿

1. 小脑皮质颗粒细胞层；
2. 小脑皮质浦肯野细胞层；
3. 小脑皮质分子层；
4. 髓质轻度水肿；
5. 小脑髓质；
6. 扩张充血的血管

1.7　急进高原环境第 7 天

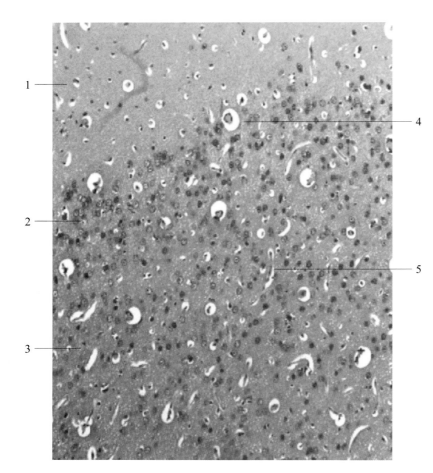

图 72　端脑皮质病变

端脑皮质毛细血管开放数量
明显增多，部分毛细血管水肿
1. 端脑皮质分子层；
2. 端脑皮质颗粒细胞层；
3. 端脑皮质锥体细胞层；
4. 水肿的毛细血管；
5. 开放的毛细血管

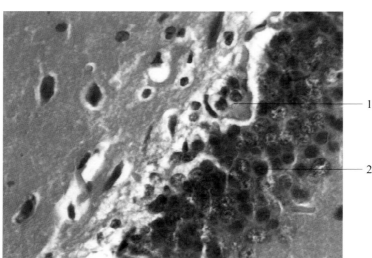

图 73　海马区病变

海马颗粒细胞水肿
1. 水肿的颗粒细胞；
2. 海马

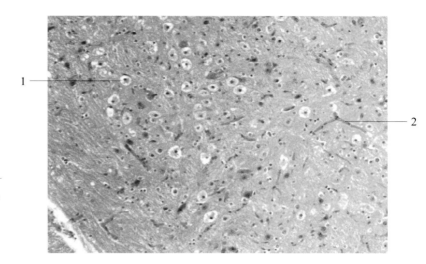

图 74　间脑组织病变

间脑部分细胞水肿、核浓缩，
间脑毛细血管开放数量增多
1. 水肿、核浓缩的细胞；
2. 开放的毛细血管

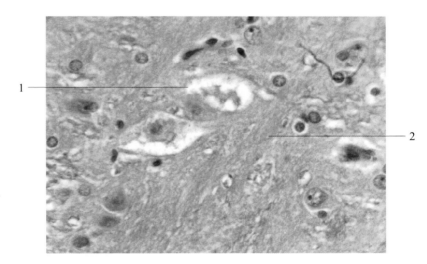

图 75　桥脑组织病变

桥脑部分锥体细胞水肿
1. 水肿的锥体细胞；
2. 神经纤维

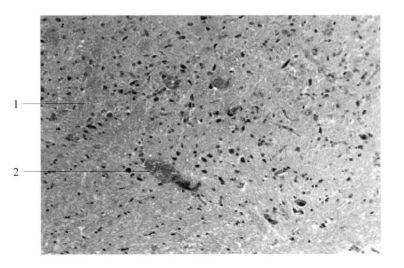

图 76　延髓组织病变

延髓部分血管扩张充血
1. 延髓；
2. 扩张充血的血管

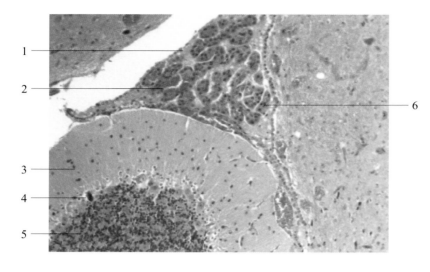

图 77　第四脑室病变

第四脑室部分血管扩张充血
1. 第四脑室；
2. 扩张充血的血管；
3. 小脑皮质分子层；
4. 小脑皮质浦肯野细胞层；
5. 小脑皮质颗粒细胞层；
6. 第四脑室脉络丛

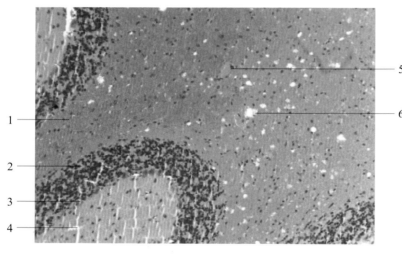

图 78　小脑髓质病变

小脑髓质轻度水肿，毛血管扩张充血
1. 小脑髓质；
2. 小脑皮质颗粒细胞层；
3. 小脑皮质浦肯野细胞层；
4. 小脑皮质分子层；
5. 扩张充血的血管；
6. 轻度水肿的髓质

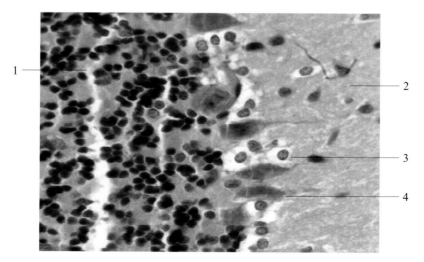

图 79　小脑皮质病变（1）

小脑浦肯野细胞周围的颗粒细胞水肿
1. 小脑皮质颗粒细胞层；
2. 小脑皮质分子层；
3. 水肿的颗粒细胞；
4. 小脑皮质浦肯野细胞层

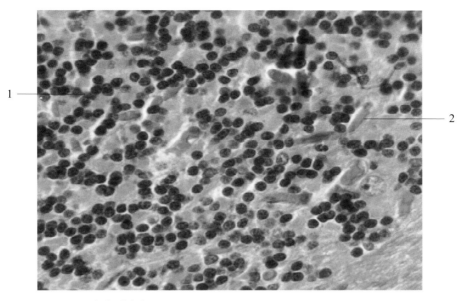

图 80　小脑皮质病变（2）

小脑颗粒细胞层部分毛细血管扩张充血
1.小脑皮质颗粒细胞层；2.扩张充血的毛细血管

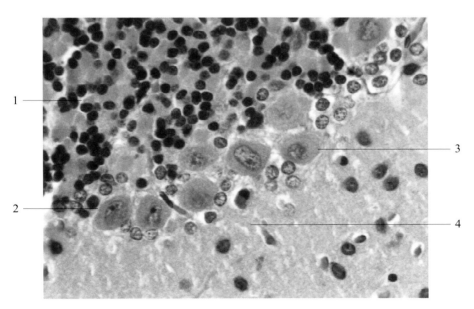

图 81　小脑皮质病变（3）

小脑部分浦肯野细胞呈球形，树突轴突不明显
1.小脑皮质颗粒细胞层；2.小脑皮质浦肯野细胞层；3.呈球形的浦肯野细胞；4.小
脑皮质分子层

1.8 急进高原环境第 8 天

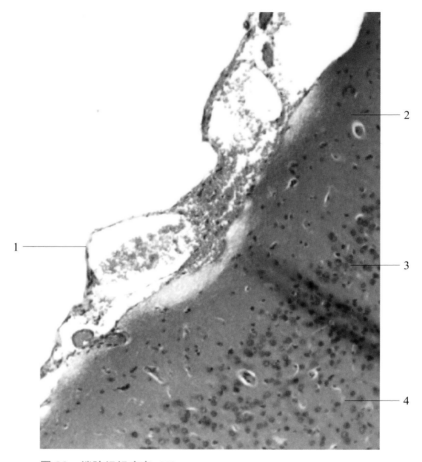

图 82　端脑组织病变（1）

端脑被膜下部分血管扩张充血
1. 扩张充血的血管；2. 端脑分子层；3. 端脑颗粒细胞层；4. 端脑锥体细胞层

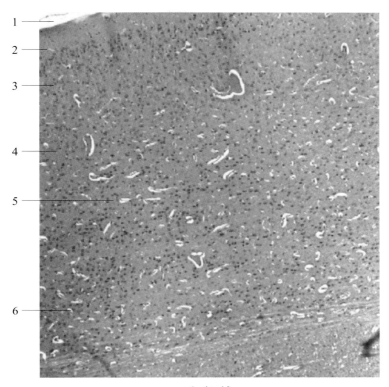

A. 4×10

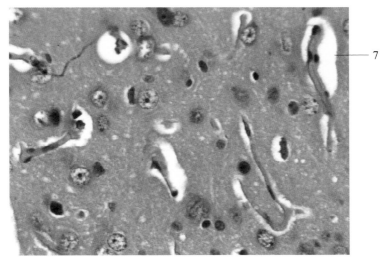

B. 40×10

图 83　端脑组织病变（2）

端脑皮质深部及髓质毛细血管开放数量明显增多，部分毛细血管轻度水肿

1. 脑膜；2. 端脑分子层；3. 端脑颗粒细胞层；4. 端脑锥体细胞层；5. 开放的毛细血管；6. 端脑髓质；7. 水肿的毛细血管

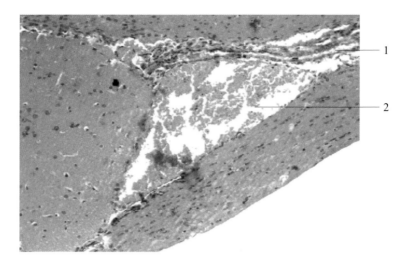

图 84　第三脑室病变

第三脑室血管扩张充血
1. 第三脑室脉络丛；
2. 扩张充血的血管

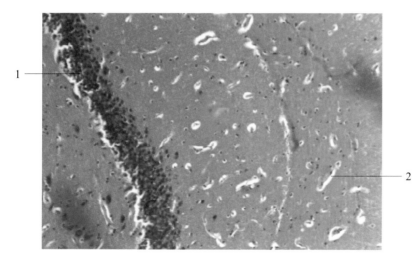

图 85　海马区病变（1）

海马区毛细血管开放数量明
显增多
1. 海马；
2. 开放的毛细血管

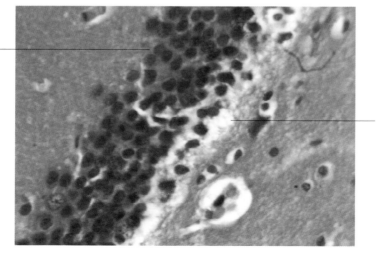

图 86　海马区病变（2）

海马颗粒细胞层边缘间质水肿
1. 海马；
2. 水肿的海马颗粒细胞层边
　缘间质

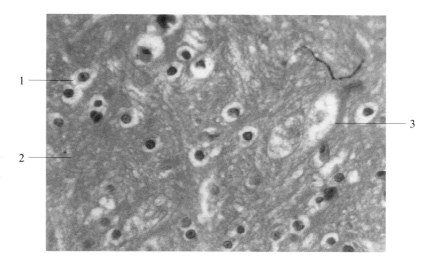

图 87　间脑组织病变

间脑部分神经元和颗粒细胞水肿

1. 水肿的颗粒细胞；
2. 间脑；
3. 水肿的神经元

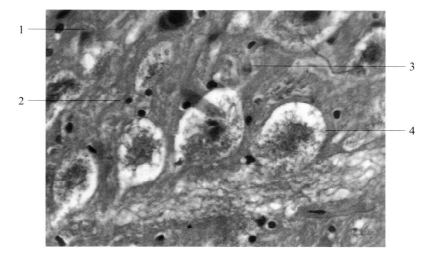

图 88　中脑组织病变

中脑部分锥体细胞水肿变性，周围可见小胶质细胞浸润，毛细血管开放数量增多

1. 中脑；
2. 浸润的小胶质细胞；
3. 开放的毛细血管；
4. 水肿的锥体细胞

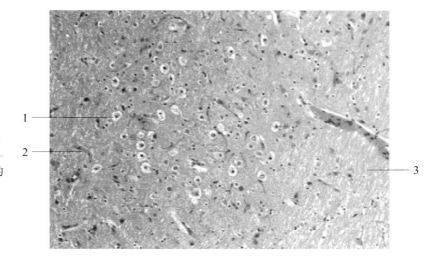

图 89　桥脑组织病变（1）

桥脑部分细胞水肿，开放的毛细血管数量较多

1. 水肿的细胞；
2. 开放的毛细血管；
3. 桥脑神经纤维

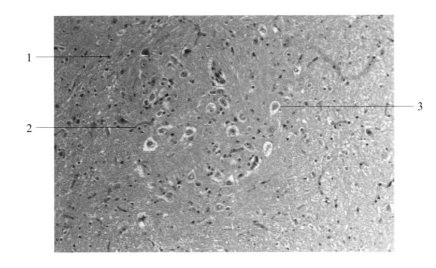

图 90　桥脑组织病变（2）

桥脑部分锥体细胞水肿，开放的毛细血管数量较多
1. 桥脑神经纤维；
2. 开放的毛细血管；
3. 水肿的锥体细胞

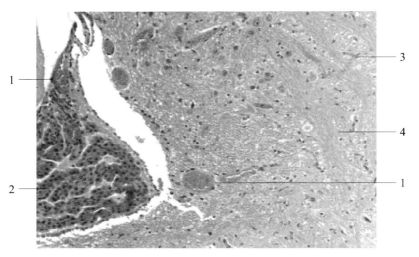

图 91　第四脑室病变

第四脑室脉络丛血管轻度充血，部分桥脑血管扩张充血，开放的毛细血管数量较多
1. 扩张充血的血管；
2. 第四脑室脉络丛；
3. 开放的毛细血管；
4. 桥脑神经纤维

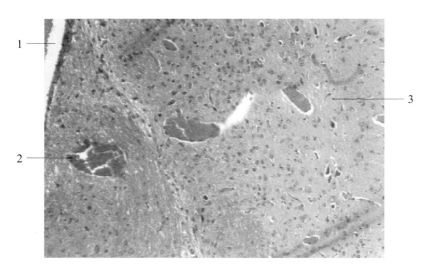

图 92　延髓病变

延髓部分血管扩张充血，开放的毛细血管数量较多
1. 第四脑室；
2. 扩张充血的血管；
3. 开放的毛细血管

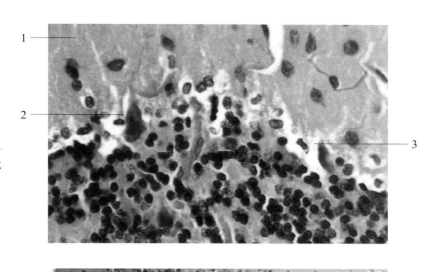

图 93　小脑组织病变（1）

小脑浦肯野细胞层间质水肿，部分浦肯野细胞嗜酸变
1. 小脑分子层；
2. 嗜酸变的浦肯野细胞；
3. 水肿的浦肯野细胞层间质

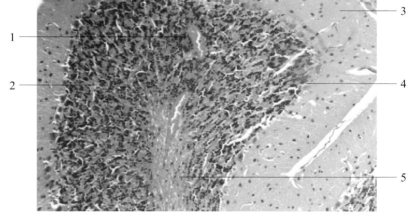

图 94　小脑组织病变（2）

部分小脑颗粒细胞层血管扩张充血
1. 扩张充血的血管；
2. 小脑颗粒细胞层；
3. 小脑分子层；
4. 小脑浦肯野细胞层；
5. 小脑髓质

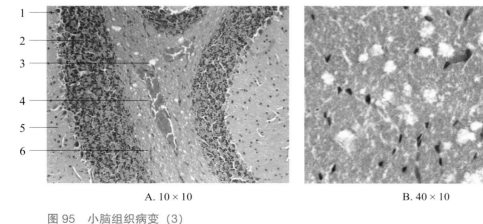

A. 10×10　　　　　　　　　　　　　B. 40×10

图 95　小脑组织病变（3）

小脑部分髓质水肿，部分血管扩张充血
1. 小脑浦肯野细胞层；2. 小脑颗粒细胞层；3. 小脑髓质水肿；4. 扩张充血的血管；5. 小脑分子层；6. 小脑髓质

1.9　急进高原环境第 9 天

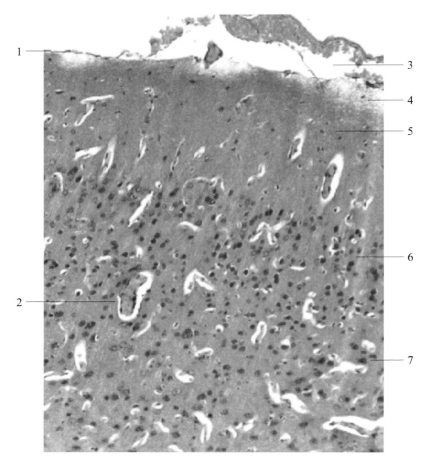

图 96　端脑病变

端脑被膜下部分血管扩张充血，部分分子层水肿，端脑皮质中毛细血管开放数量明显增多
1. 被膜；
2. 开放的毛细血管；
3. 扩张充血的血管；
4. 分子层水肿；
5. 端脑分子层；
6. 端脑颗粒细胞层；
7. 端脑锥体细胞层

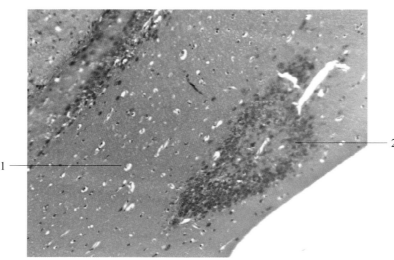

图 97　海马区病变

海马区开放的毛细血管数量增多
1. 开放的毛细血管；
2. 海马

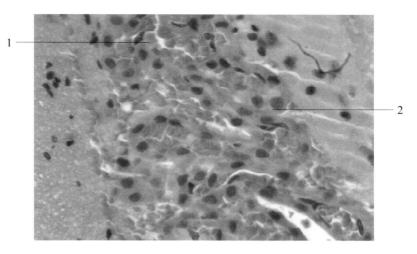

图 98　第三脑室病变

第三脑室血管扩张充血
1. 扩张充血的血管；
2. 第三脑室脉络丛

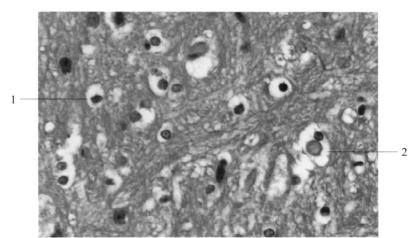

图 99　间脑组织病变

间脑颗粒细胞水肿较多，部
　分毛细血管水肿
1. 水肿的颗粒细胞；
2. 水肿的毛细血管

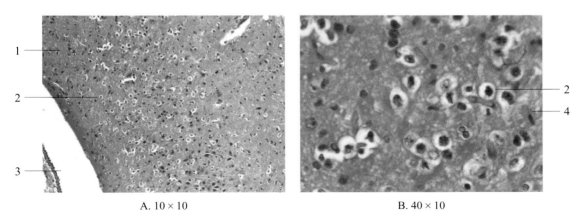

A. 10×10　　　　　　　　　　　　　　　B. 40×10

图 100　中脑组织病变

中脑部分颗粒细胞水肿，间质开放的毛细血管数量增多
1. 中脑；2. 水肿的颗粒细胞；3. 第四脑室；4. 开放的毛细血管

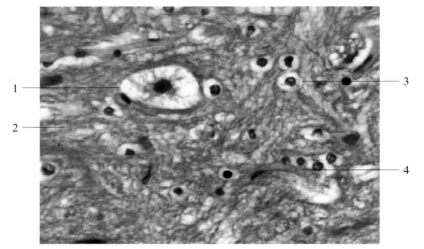

图 101　桥脑组织病变（1）

桥脑部分神经元和颗粒细胞水肿，间质开放的毛细血管数量增多

1. 水肿的神经元；
2. 桥脑神经纤维；
3. 水肿的颗粒细胞；
4. 开放的毛细血管

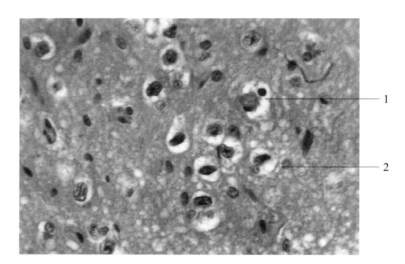

图 102　桥脑组织病变（2）

桥脑靠近第四脑室部分颗粒细胞水肿，部分毛细血管水肿

1. 水肿的毛细血管；
2. 水肿的颗粒细胞

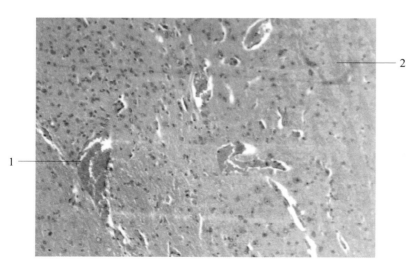

图 103　延髓组织病变

延髓扩张充血的血管数量增加

1. 扩张充血的血管；
2. 延髓

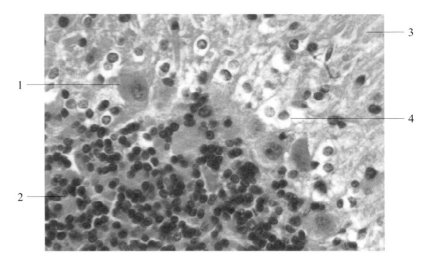

图 104　小脑组织病变（1）

小脑浦肯野细胞层部分颗粒
细胞水肿
1. 浦肯野细胞；
2. 小脑颗粒细胞层；
3. 小脑分子层；
4. 水肿的颗粒细胞

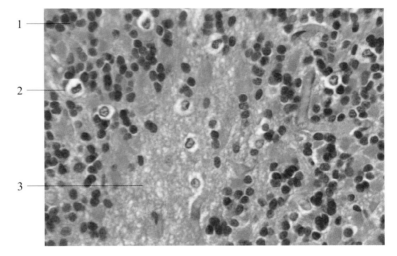

图 105　小脑组织病变（2）

小脑颗粒细胞层靠近髓质部
分颗粒细胞水肿
1. 小脑颗粒细胞层；
2. 水肿的颗粒细胞；
3. 小脑髓质

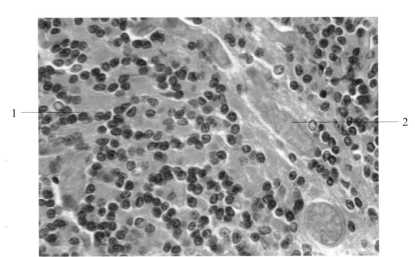

图 106　小脑组织病变（3）

小脑颗粒细胞层中扩张充血
的血管数量增加
1. 小脑颗粒细胞层；
2. 扩张充血的血管

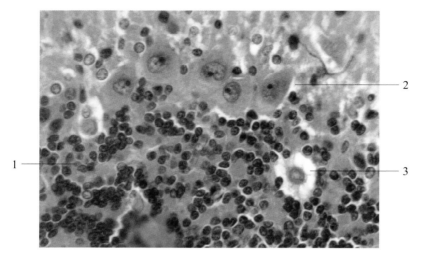

图 107　小脑组织病变（4）

小脑颗粒细胞层部分毛细血
管水肿

1. 小脑颗粒细胞层；
2. 浦肯野细胞层；
3. 水肿的毛细血管

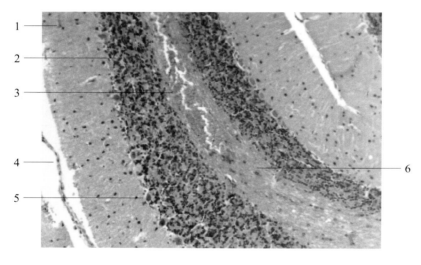

图 108　小脑组织病变（5）

小脑髓质部分血管扩张充血

1. 小脑分子层；
2. 小脑颗粒细胞层；
3. 扩张充血的血管；
4. 第四脑室；
5. 浦肯野细胞层；
6. 小脑髓质

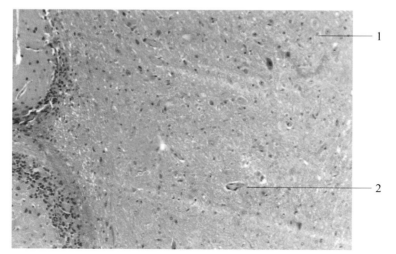

图 109　小脑组织病变（6）

小脑髓质开放的毛细血管数
量增加

1. 小脑髓质；
2. 开放的毛细血管

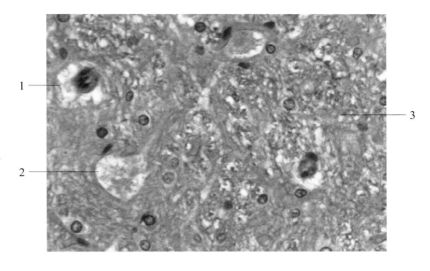

图110　小脑组织病变（7）

小脑髓质部分神经元水肿，部分毛细血管水肿

1. 水肿的毛细血管；
2. 水肿的神经元；
3. 小脑髓质

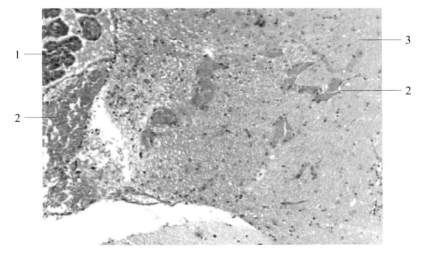

图111　小脑组织病变（8）

小脑髓质部分血管扩张充血，第四脑室部分血管扩张充血

1. 第四脑室脉络丛；
2. 扩张充血的血管；
3. 小脑髓质

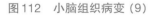

图112　小脑组织病变（9）

小脑部分分子层血管扩张充血，并可见出血，颗粒细胞层和髓质也可见出血点

1. 扩张充血的血管；
2. 颗粒细胞层出血点；
3. 小脑髓质出血点；
4. 小脑分子层出血点

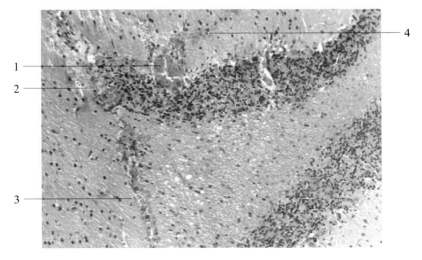

2 | 急进高原环境呼吸系统（肺）组织病理学变化

　　肺组织分实质和间质两部分，肺实质即肺内支气管的各级分支及其终端的大量肺泡，肺间质为结缔组织及血管、淋巴管和神经等。

　　本部分将介绍急进高原环境肺组织随时间演变的主要病理学变化。

2.0　肺正常组织结构

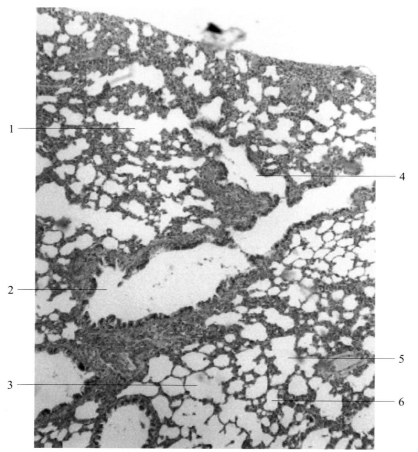

图 113　肺正常组织结构

1. 呼吸性细支气管；
2. 细支气管；
3. 肺泡囊；
4. 终末细支气管；
5. 肺泡管；
6. 肺泡

2.1　急进高原环境第 1 天

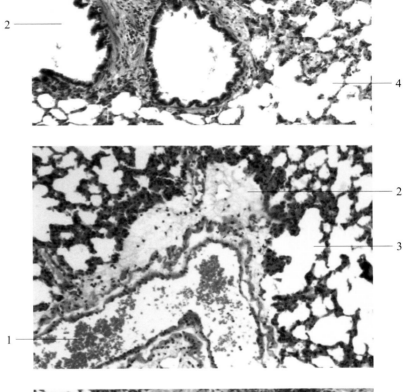

图 114　肺间质渗出病变（1）

气管旁较大血管周围间质中有纤维素样液体渗出

1. 气管旁较大血管；
2. 支气管；
3. 血管渗出液；
4. 肺泡

图 115　肺间质渗出病变（2）

部分静脉血管水肿，有水肿液渗出

1. 静脉血管；
2. 渗出的水肿液；
3. 肺泡

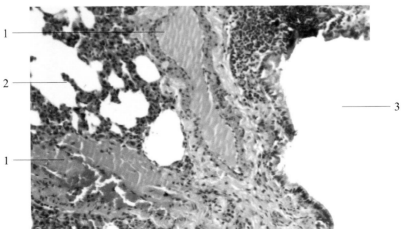

图 116　血栓（1）

气管旁血管多有血栓形成

1. 形成血栓的血管；
2. 肺泡；
3. 支气管

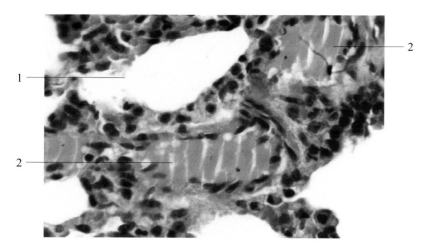

图 117　血栓（2）

肺泡隔血管有血栓形成
1. 肺泡；
2. 血管中的血栓

2.2　急进高原环境第 2 天

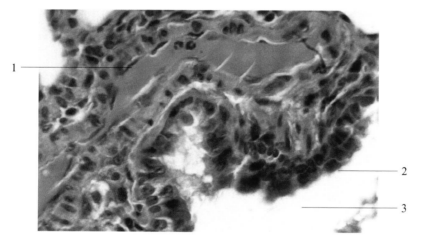

图 118　气管病变

部分气管旁血管有血栓形成，
部分气管上皮细胞嗜酸变
1. 形成血栓的血管；
2. 嗜酸变的气管上皮细胞；
3. 支气管

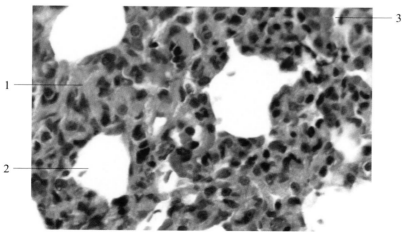

图 119　肺泡隔病变

部分肺泡隔略有增厚
1. 增厚的肺泡隔；
2. 肺泡；
3. 肺泡隔毛细血管

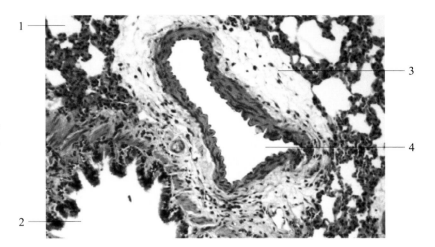

图 120　肺间质渗出病变

气管旁血管间质中有渗出液，结缔组织疏松

1. 肺泡；
2. 支气管；
3. 血管间质中的渗出液；
4. 静脉血管

2.3　急进高原环境第 3 天

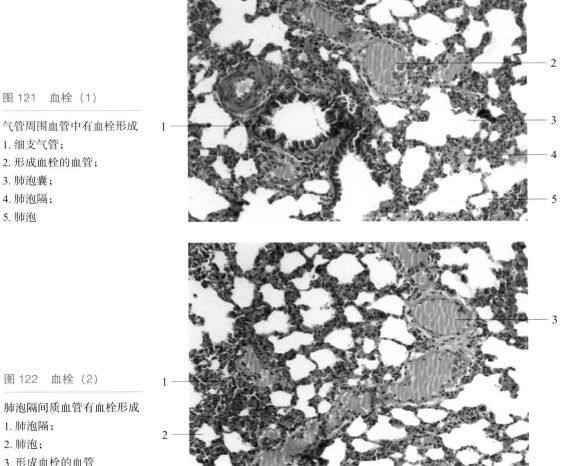

图 121　血栓（1）

气管周围血管中有血栓形成

1. 细支气管；
2. 形成血栓的血管；
3. 肺泡囊；
4. 肺泡隔；
5. 肺泡

图 122　血栓（2）

肺泡隔间质血管有血栓形成

1. 肺泡隔；
2. 肺泡；
3. 形成血栓的血管

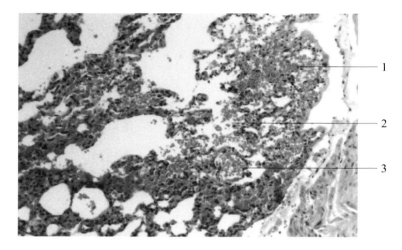

图 123　肺组织出血

部分肺泡囊、肺泡管、肺泡
内有血细胞
1. 含血细胞的肺泡囊；
2. 含血细胞的肺泡管；
3. 含血细胞的肺泡

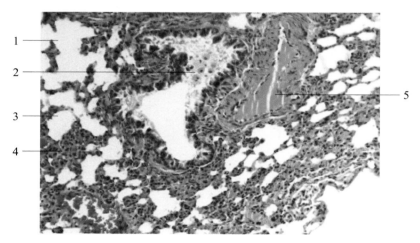

图 124　气管病变

部分气管腔中可见脱落的上
皮细胞，周围血管血栓形成
1. 肺泡囊；
2. 脱落的上皮细胞；
3. 肺泡；
4. 肺泡隔；
5. 形成血栓的血管

2.4　急进高原环境第 4 天

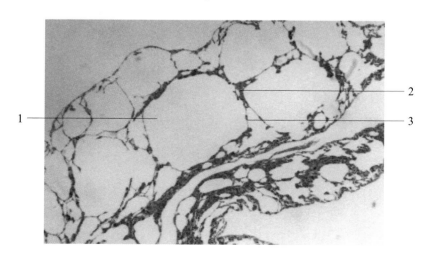

图 125　肺泡扩张

局部肺泡呈气肿状，肺泡壁
较薄
1. 气肿状肺泡；
2. 肺泡隔；
3. 较薄的肺泡壁

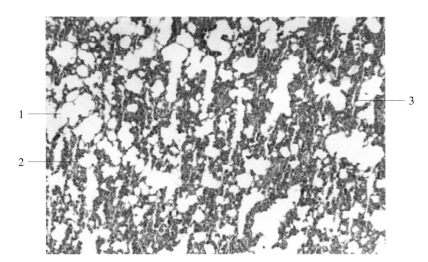

图 126　肺泡萎陷

局部肺泡张力降低，肺泡呈
裂隙状塌陷

1. 肺泡囊；
2. 肺泡；
3. 呈裂隙状塌陷的肺泡

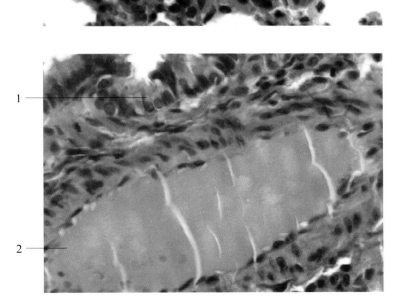

图 127　血栓（1）

部分肺泡隔间质血管有血栓
形成，血管周围轻度水肿

1. 肺泡隔；
2. 肺泡；
3. 周围水肿的血管；
4. 形成血栓的血管

图 128　血栓（2）

部分气管旁血管有血栓形成

1. 细支气管；
2. 形成血栓的血管

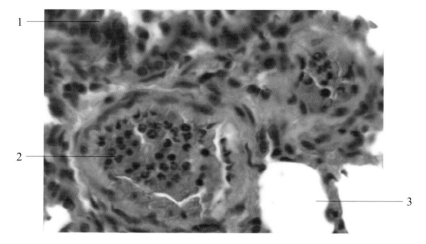

图 129　肺组织病变（1）

部分气管旁血管中炎症细胞数量较多
1. 细支气管；
2. 血管中炎症细胞数量较多；
3. 肺泡

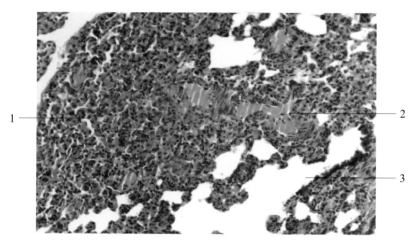

图 130　肺组织病变（2）

部分肺组织实变，间质血管血栓形成
1. 肺组织实变；
2. 形成血栓的血管；
3. 呼吸性细支气管

2.5　急进高原环境第 5 天

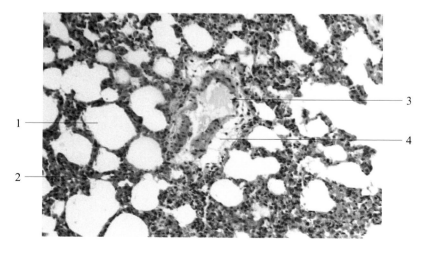

图 131　肺组织病变（1）

部分肺泡隔间质血管水肿
1. 肺泡；
2. 肺泡隔；
3. 间质血管；
4. 血管渗出的水肿液

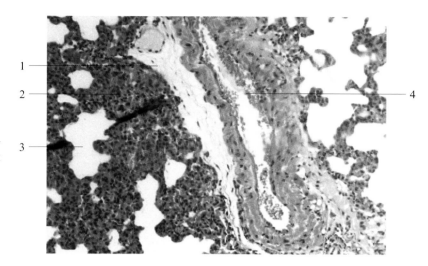

图 132　肺组织病变（2）

实变肺组织周围的部分静脉
血管水肿

1. 血管渗出的水肿液；
2. 实变的肺组织；
3. 肺泡囊；
4. 水肿的静脉血管

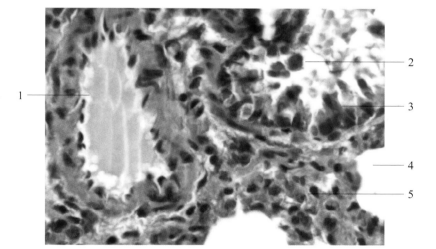

图 133　肺组织病变（3）

部分气管周围血管有血栓形
成，气管腔内可见脱落的上
皮细胞

1. 形成血栓的血管；
2. 脱落的上皮细胞；
3. 细支气管；
4. 肺泡；
5. 肺泡隔

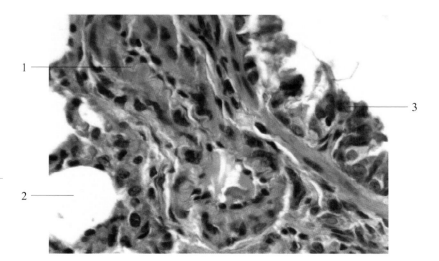

图 134　血管收缩（1）

部分气管旁血管收缩

1. 收缩的血管；
2. 肺泡；
3. 细支气管

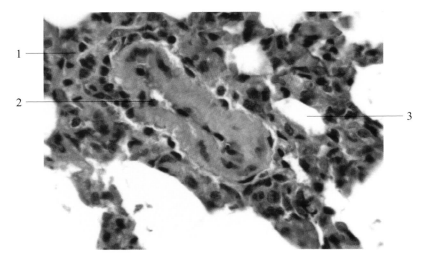

图 135　血管收缩（2）

间质中部分血管收缩
1. 肺泡隔；
2. 收缩的血管；
3. 肺泡

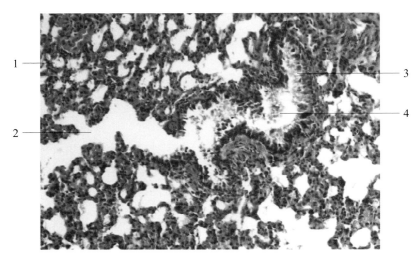

图 136　肺组织病变（1）

部分终末细支气管上皮细胞脱落
1. 肺泡；
2. 呼吸性细支气管；
3. 终末细支气管；
4. 脱落的终末细支气管上皮细胞

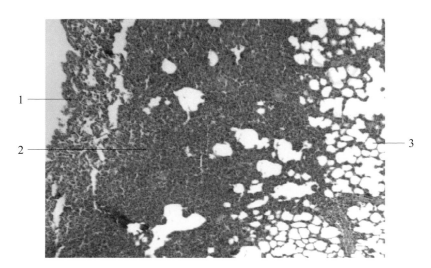

图 137　肺组织病变（2）

局部肺组织实变，部分肺泡塌陷
1. 塌陷的肺泡；
2. 实变的肺组织；
3. 肺泡

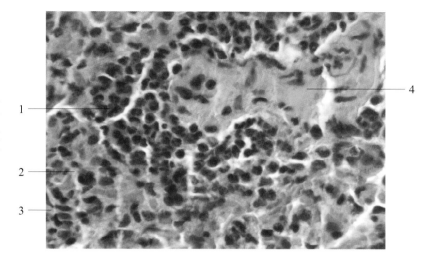

图 138　肺组织病变（3）

肺组织实变区域血管周围有中性粒细胞浸润，形成炎症细胞套，间质中可见纤维细胞增生

1. 血管周围的炎症细胞套；
2. 实变的肺组织；
3. 增生的纤维细胞；
4. 静脉血管

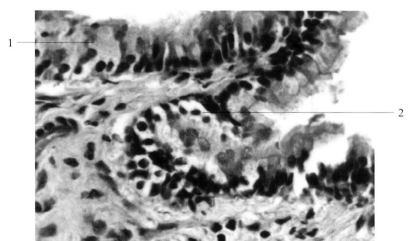

图 139　肺组织病变（4）

部分细支气管上皮细胞水肿、核浓缩

1. 细支气管；
2. 水肿、核浓缩的上皮细胞

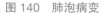

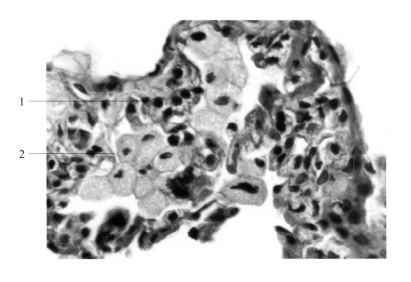

图 140　肺泡病变

部分肺泡上皮细胞核浓缩，肺泡腔内可见增生的肥大细胞样细胞

1. 核浓缩的肺泡上皮细胞；
2. 肺泡腔内的肥大细胞样细胞

2.6 急进高原环境第 6 天

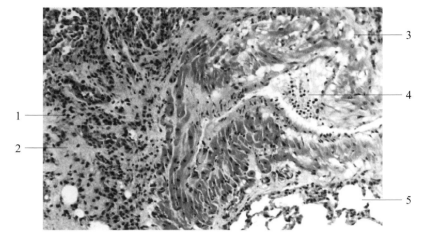

图 141　间质血管病变（1）

部分间质血管平滑肌变性，肌纤维之间水肿，血管腔内炎症细胞较多，血管周围间质实变，纤维细胞增生

1. 增生的纤维细胞；
2. 实变的间质；
3. 肌纤维之间水肿；
4. 血管腔内炎症细胞较多；
5. 肺泡

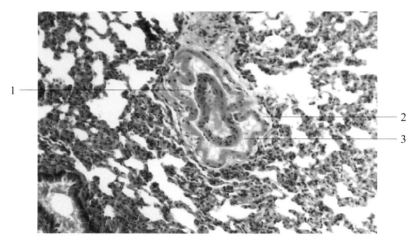

图 142　间质血管病变（2）

部分血管上皮基底膜增厚与平滑肌因水肿而分离

1. 血管上皮基底膜与平滑肌之间水肿；
2. 血管平滑肌；
3. 血管上皮增厚的基底膜

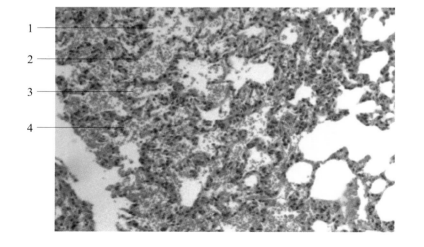

图 143　肺组织出血

部分肺组织内可见血细胞

1. 含血细胞的肺泡管；
2. 含血细胞的肺泡囊；
3. 含血细胞的呼吸性细支气管；
4. 含血细胞的肺泡

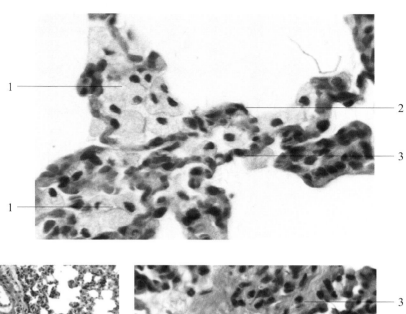

图 144　肺泡病变

肺尖部部分肺泡腔内可见增
生的肥大细胞样细胞

1. 肺泡腔内的肥大细胞样
　　细胞；
2. Ⅰ型肺泡细胞；
3. Ⅱ型肺泡细胞

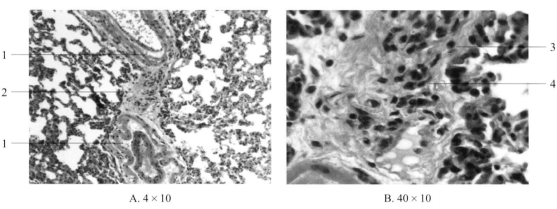

A. 4×10　　　　　　　　　　　　　　B. 40×10

图 145　肺间质病变

两个水肿的血管之间可见结缔组织增生，结缔组织中可见纤维细胞和炎症细胞
1. 水肿的血管；2. 增生的结缔组织；3 炎症细胞；4 纤维细胞

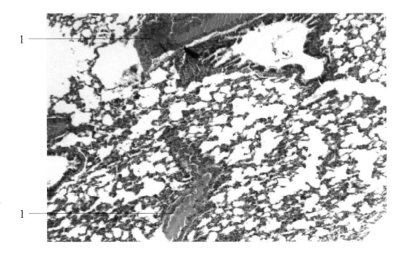

图 146　血栓

部分静脉血管有血栓形成
1. 静脉血管有血栓形成

2.7　急进高原环境第 7 天

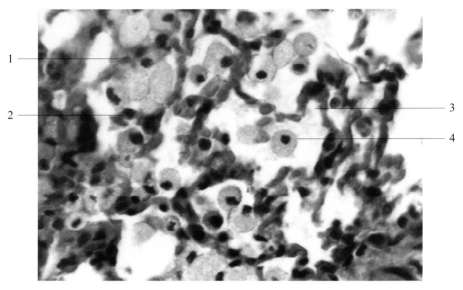

图 147　肺泡病变

部分肺泡内可见增生的肥大细胞样细胞
1. Ⅰ型肺泡细胞；2. Ⅱ型肺泡细胞；3. 肺泡；4. 肥大细胞样细胞

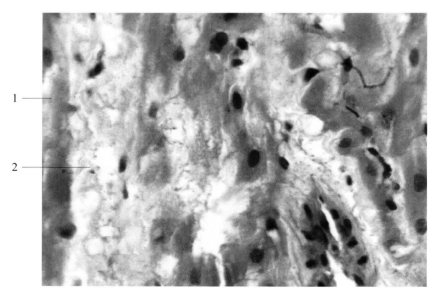

图 148　血管病变

大血管平滑肌纤维之间水肿
1. 血管平滑肌纤维；2. 平滑肌纤维之间水肿

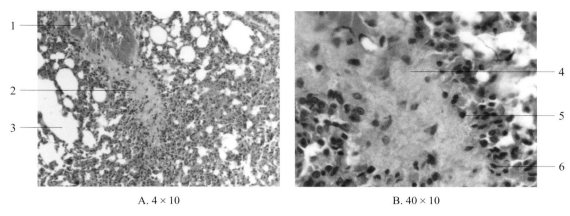

A. 4×10　　　　　　　　　　　　　B. 40×10

图 149　肺间质病变（1）

血管边缘可见结缔组织增生，结缔组织主要以胶原为主，其边缘可见纤维细胞和炎症细胞
1. 静脉血管；2. 增生的结缔组织；3. 肺泡管；4. 结缔组织的胶原；5. 炎症细胞；6. 纤维细胞

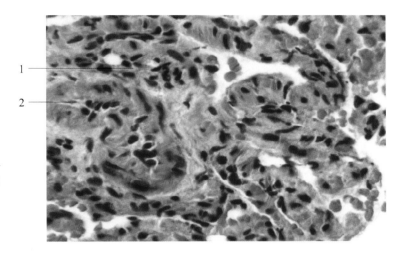

图 150　肺间质病变（2）

部分血管收缩，间质中纤维
细胞增生
1. 增生的纤维细胞；
2. 收缩的血管

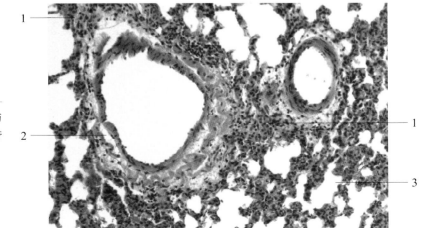

图 151　肺间质病变（3）

部分血管水肿，血管基膜与
平滑肌之间有水肿液，血管
周围结缔组织增生
1. 增生的结缔组织；
2. 血管基膜与平滑肌之间
　水肿；
3. 肺泡囊

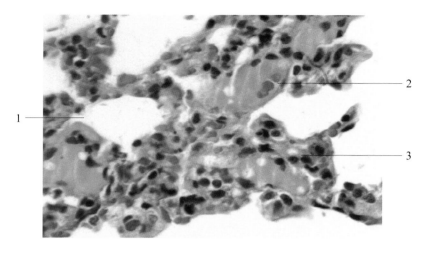

图 152　血栓

肺泡隔中部分血管扩张可见血栓形成

1. 肺泡；
2. 形成的血栓；
3. 肺泡隔

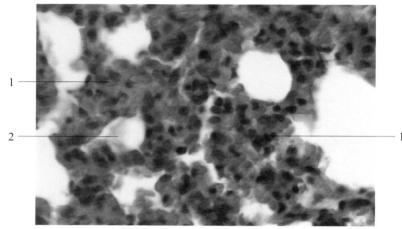

图 153　肺泡隔病变

部分肺泡隔增厚，肺泡缩小

1. 增厚的肺泡隔；
2. 缩小的肺泡

2.8　急进高原环境第 8 天

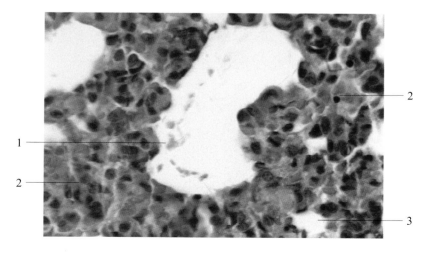

图 154　肺泡隔病变（1）

部分肺泡隔增厚，肺泡缩小，部分肺泡中可见血细胞

1. 肺泡中的血细胞；
2. 增厚的肺泡隔；
3. 缩小的肺泡

图 155 肺泡隔病变（2）

肺泡隔增厚，可见纤维细胞增生，嗜酸性粒细胞浸润，肺泡缩小

1. 增厚的肺泡隔；
2. 缩小的肺泡；
3. 浸润的嗜酸性粒细胞；
4. 增生的纤维细胞

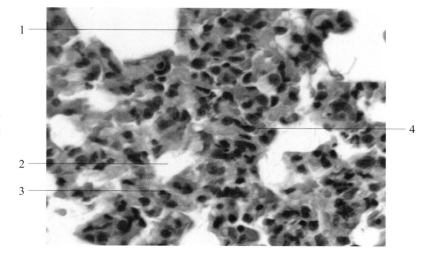

图 156 气管周围病变

部分气管周围可见肥大细胞样细胞

1. 肺泡；
2. 肥大细胞样细胞；
3. 支气管

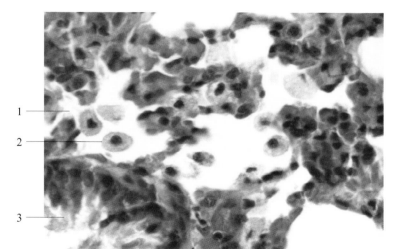

图 157 静脉血栓形成

部分静脉血管水肿，可见血栓形成，血管周围结缔组织增生

1. 增生的结缔组织；
2. 形成的血栓；
3. 肺泡；
4. 水肿的静脉血管；
5. 动脉血管

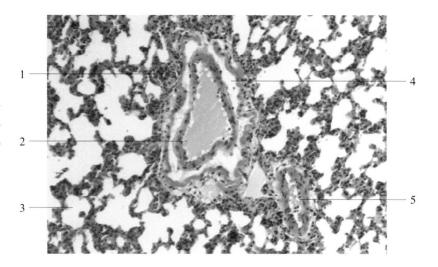

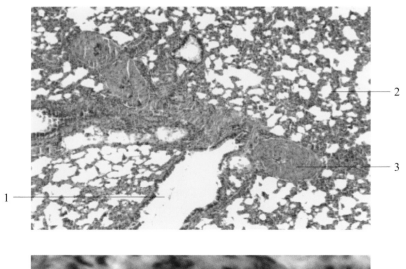

图 158　动脉收缩

部分动脉血管呈收缩状态
1. 支气管；
2. 肺泡；
3. 呈收缩状态的动脉血管

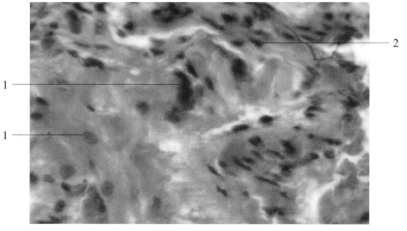

图 159　血管病变

血管平滑肌纤维细胞核肿胀
1. 肿胀的平滑肌纤维细胞核；
2. 平滑肌纤维细胞核

2.9　急进高原环境第 9 天

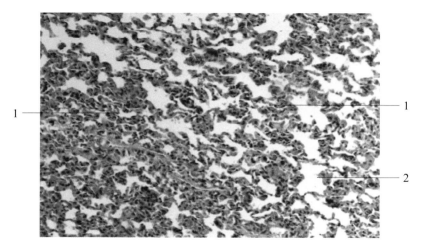

图 160　肺泡萎陷

局部肺泡扩张不充分，呈轻
度塌陷状态
1. 扩张不充分的肺泡；
2. 肺泡囊

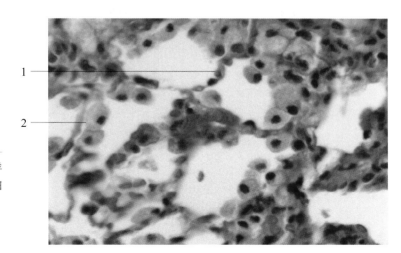

图 161 肺泡病变

部分肺泡内可见肥大细胞样
细胞增生，部分肺泡上皮细
胞缺失

1. 肺泡上皮细胞缺失；
2. 增生的肥大细胞样细胞

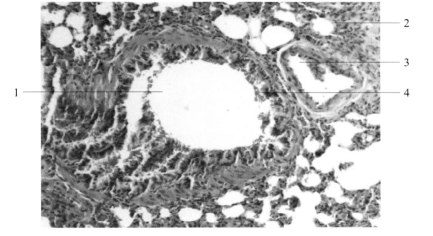

图 162 支气管出血

部分支气管管腔内可见血
细胞

1. 支气管管腔；
2. 肺泡；
3. 血管；
4. 支气管管腔内的血细胞

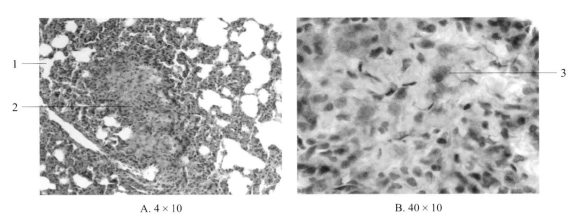

A. 4×10   B. 40×10

图 163 肺间质病变

部分肺间质结缔组织增生，结缔组织部分细胞核肿胀

1. 肺泡；2. 增生的结缔组织；3. 肿胀的细胞核

3 | 急进高原环境内分泌系统组织病理学变化

3.1 甲状腺与甲状旁腺

甲状腺表面包有薄层结缔组织被膜。被膜伸入甲状腺实质，将其分隔成许多大小不等的小叶，甲状腺实质由大量滤泡组成。通常滤泡上皮细胞为单层立方上皮。甲状腺滤泡上皮细胞的功能是合成和分泌甲状腺激素。甲状旁腺表面包有薄层结缔组织被膜，腺细胞排列成索团状，其间富含有孔毛细血管及少量结缔组织，还可见散在脂肪细胞，并随年龄增长而增多。腺细胞有主细胞和嗜酸性细胞两种。

本部分将介绍急进高原环境甲状腺与甲状旁腺组织随时间演变的主要病理学变化。

3.1.0 甲状腺与甲状旁腺正常组织结构

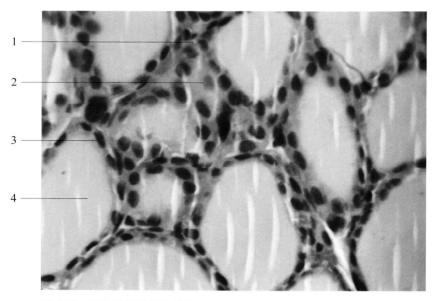

图 164　甲状腺正常组织结构

1. 甲状腺滤泡；2. 滤泡旁细胞；3. 滤泡上皮细胞；4. 胶质

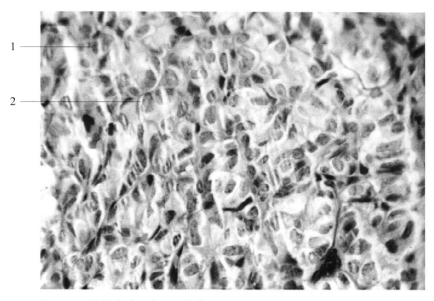

图 165　甲状旁腺正常组织结构

1. 甲状旁腺嗜酸性细胞；2. 甲状旁腺主细胞

3.1.1　急进高原环境第 1 天

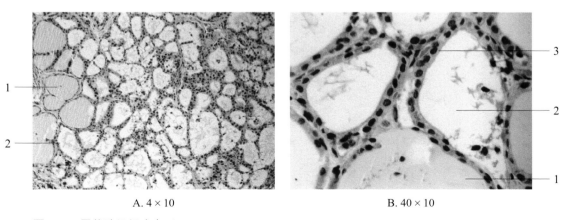

A. 4×10　　　　　　　　　　　　　　　B. 40×10

图 166　甲状腺组织病变（1）

较多滤泡内胶体量明显减少，胶体较少的滤泡上皮细胞呈低柱状
1. 正常滤泡；2. 胶体量减少的滤泡；3. 低柱状的滤泡上皮细胞

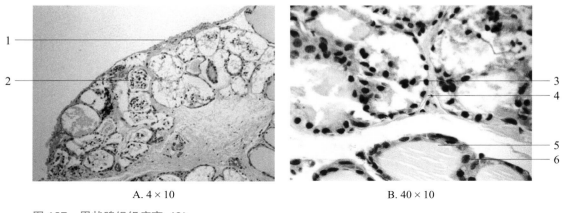

A. 4×10   B. 40×10

图 167　甲状腺组织病变（2）

部分滤泡结构不完整，胶体含量较少，胶体含量少的滤泡上皮细胞核浓缩，部分上皮细胞脱落
1. 被膜；2. 上皮细胞脱落的滤泡；3. 脱落的滤泡上皮细胞；4. 核浓缩的滤泡上皮细胞；5. 正常滤泡组织；
6. 正常滤泡上皮细胞

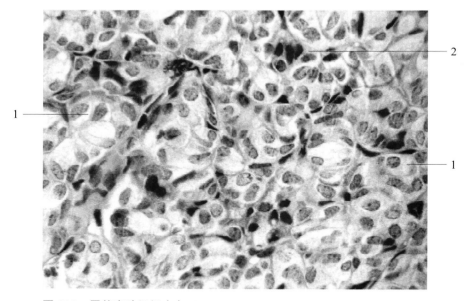

图 168　甲状旁腺组织病变（1）

甲状旁腺主细胞核及胞质明显增大，胞质成透明状，嗜酸性细胞未见明显改变
1. 甲状旁腺主细胞；2. 甲状旁腺嗜酸性细胞

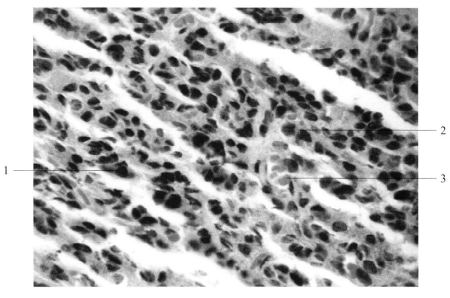

图 169　甲状旁腺组织病变（2）

甲状旁腺嗜酸性细胞增多，主细胞胞核轻度增大，间质毛细血管扩张充血

1.甲状旁腺嗜酸性细胞；2.甲状旁腺主细胞；3.扩张充血的毛细血管

3.1.2　急进高原环境第 2 天

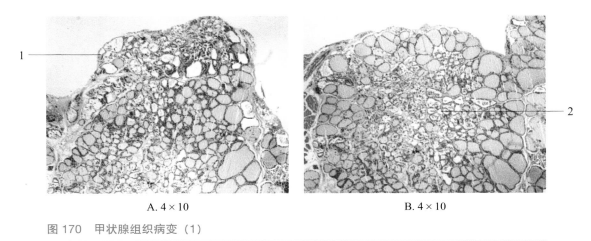

A. 4×10　　　　　　　　　　　　　　B. 4×10

图 170　甲状腺组织病变（1）

甲状腺中部及（或）边缘部分滤泡胶体含量明显减少

1.胶体含量减少的甲状腺边缘滤泡；2.胶体含量减少的甲状腺中部滤泡

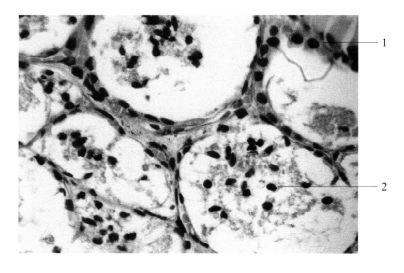

图171　甲状腺组织病变（2）

甲状腺部分滤泡中可见脱落、核浓缩的上皮细胞
1. 正常滤泡上皮细胞；
2. 脱落、核浓缩的上皮细胞

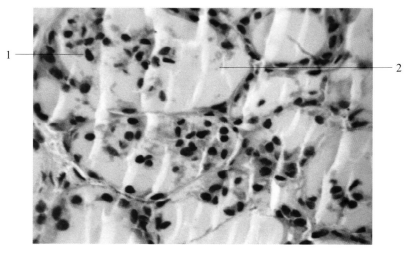

图172　甲状腺组织病变（3）

甲状腺部分含有胶体的滤泡中也可见脱落、核浓缩的上皮细胞
1. 脱落、核浓缩的上皮细胞；
2. 滤泡含有的胶体

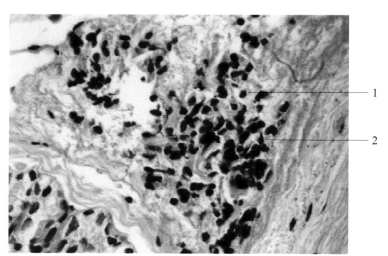

图173　甲状腺间质病变（1）

甲状腺间质局部可见纤维细胞增生，间质局部可见淋巴细胞浸润
1. 浸润的淋巴细胞；
2. 增生的纤维细胞

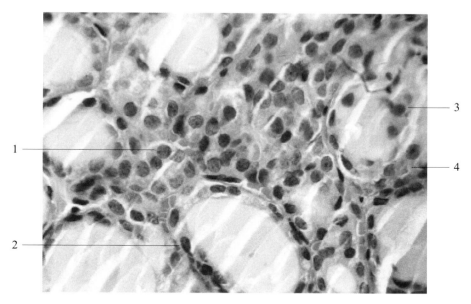

图 174 甲状腺间质病变（2）

甲状腺滤泡旁细胞轻度增生，间质毛细血管扩张充血，部分滤泡中可见脱落的
上皮细胞
1.增生的滤泡旁细胞；2.滤泡上皮细胞；3.脱落的滤泡上皮细胞；4.扩张充血
的毛细血管

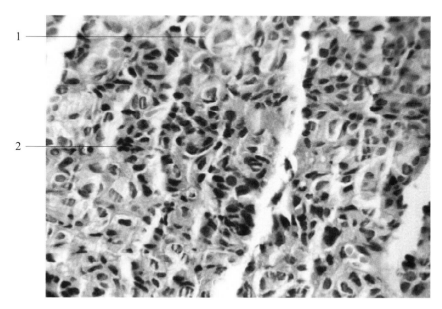

图 175 甲状旁腺组织病变

甲状旁腺主细胞核较大，胞质透明，嗜酸性细胞略有增多
1.胞核大、胞质透明的甲状旁腺主细胞；2.增多的嗜酸性细胞

3.1.3　急进高原环境第 3 天

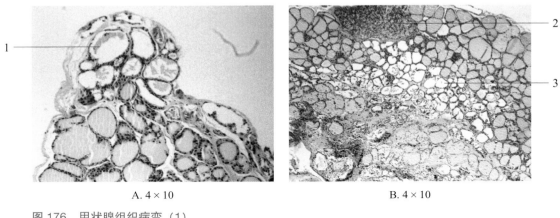

A. 4×10　　　　　　　　　　　　B. 4×10

图 176　甲状腺组织病变（1）

甲状腺边缘部分滤泡胶体含量少，呈空泡状，甲状腺中部部分滤泡胶体含量较少，呈空泡状
1.胶体含量减少的甲状腺边缘滤泡；2.甲状旁腺；3.胶体含量减少的甲状腺中部滤泡

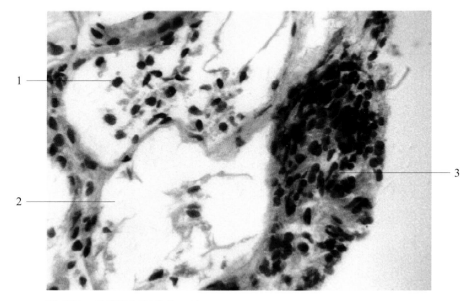

图 177　甲状腺组织病变（2）

甲状腺空滤泡中可见脱落的上皮细胞，间质中可见纤维细胞增生
1.脱落的滤泡上皮细胞；2.缺乏上皮细胞的空滤泡；3.增生的纤维细胞

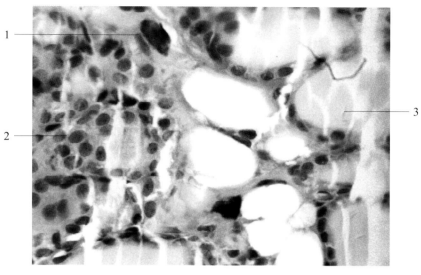

图 178   甲状腺间质病变

甲状腺部分间质中可见巨噬细胞
1.巨噬细胞；2.滤泡旁细胞；3.滤泡

3.1.4   急进高原环境第 4 天

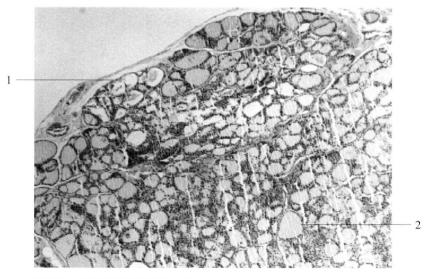

图 179   甲状腺组织病变（1）

甲状腺边缘存在数量较少的空泡状滤泡，整个甲状腺滤泡中的胶体量基
本恢复正常
1.甲状腺边缘的空泡状滤泡；2.正常滤泡

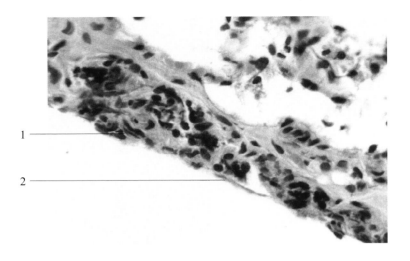

图 180　甲状腺组织病变 (2)

甲状腺被膜可见增生的纤维细胞

1. 增生的纤维细胞；
2. 被膜

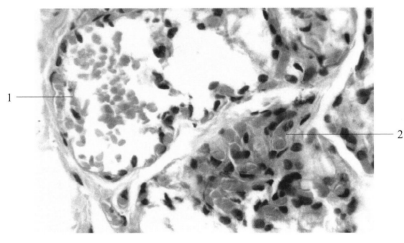

图 181　甲状腺组织病变 (3)

甲状腺被膜下部分血管、毛细血管扩张充血

1. 扩张充血的血管；
2. 扩张充血的毛细血管

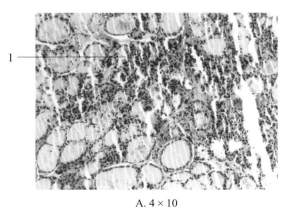

A. 4×10

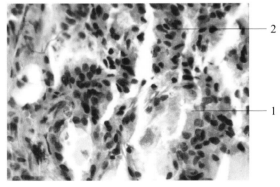

B. 40×10

图 182　甲状腺间质病变 (1)

甲状腺中部部分滤泡结构不完整，间质中纤维细胞增生

1. 结构不完整的滤泡；2. 增生的纤维细胞

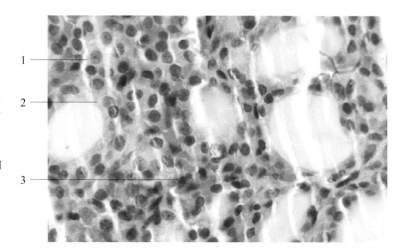

图 183 甲状腺间质病变 (2)

甲状腺中部部分滤泡较小，
含有胶质，上皮细胞呈柱状，
滤泡旁细胞增生，间质毛细
血管扩张充血
1. 增生的滤泡旁细胞；
2. 柱状滤泡上皮细胞；
3. 扩张充血的毛细血管

3.1.5 急进高原环境第 5 天

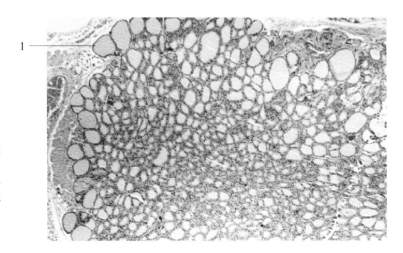

**图 184 甲状腺滤泡胶体
含量正常**

甲状腺滤泡中胶体含量基本
正常
1. 滤泡

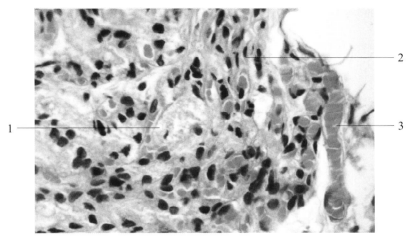

图 185 甲状腺组织病变 (1)

甲状腺被膜下部分滤泡上皮
细胞缺失，结构不完整，间
质中毛细血管扩张充血，纤
维细胞增生
1. 上皮细胞缺失结构不完整
 的滤泡；
2. 增生的纤维细胞；
3. 扩张充血的毛细血管

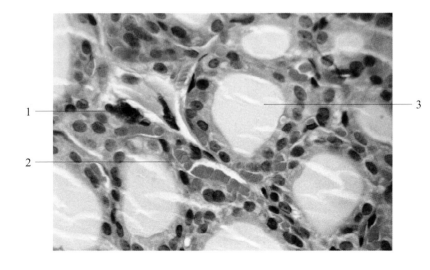

图186 甲状腺组织病变（2）

甲状腺被膜下部分滤泡间质毛细血管扩张充血，并可见巨噬细胞

1. 巨噬细胞；
2. 扩张充血的毛细血管；
3. 滤泡

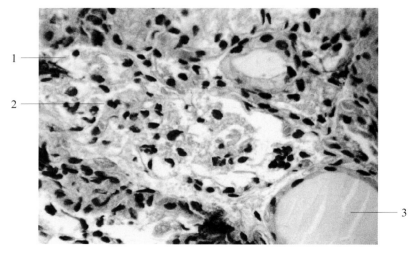

图187 甲状腺组织病变（3）

甲状腺少量滤泡结构不清晰，内有脱落的上皮细胞

1. 结构不清晰的滤泡；
2. 脱落的上皮细胞；
3. 正常滤泡

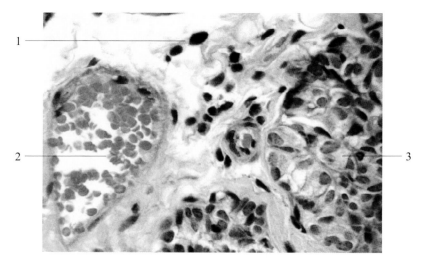

图188 甲状旁腺组织病变（1）

甲状旁腺主细胞核肿大、细胞质透明，周围可见血管扩张充血，并可见巨噬细胞

1. 巨噬细胞；
2. 扩张充血的血管；
3. 甲状旁腺主细胞

图 189　甲状旁腺组织病变（2）

甲状旁腺嗜酸性细胞聚集成团，小梁增宽，可见巨噬细胞，间质毛细血管扩张充血

1. 甲状旁腺嗜酸性细胞团；
2. 甲状旁腺主细胞；
3. 巨噬细胞；
4. 增宽的小梁；
5. 扩张充血的毛细血管

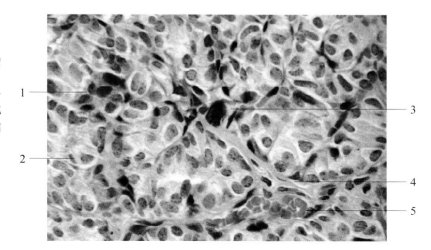

3.1.6　急进高原环境第 6 天

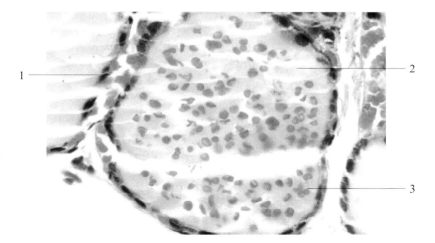

图 190　甲状腺组织出血

偶见甲状腺滤泡胶体中含有血细胞，滤泡周围间质中毛细血管扩张充血

1. 扩张充血的毛细血管；
2. 含有胶体的滤泡；
3. 胶体中含有的血细胞

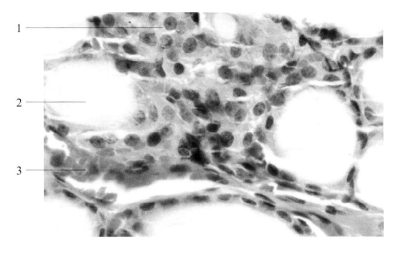

图 191　甲状腺间质病变（1）

甲状腺间质中滤泡旁细胞数量增加，毛细血管轻度扩张充血

1. 滤泡旁细胞；
2. 滤泡；
3. 扩张充血的毛细血管

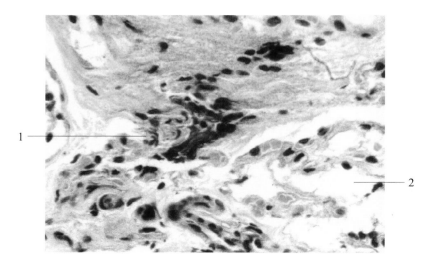

图 192　甲状腺间质病变（2）

甲状腺被膜下间质中偶见纤维细胞增生，周围滤泡结构不完整
1. 增生的纤维细胞；
2. 结构不完整的滤泡

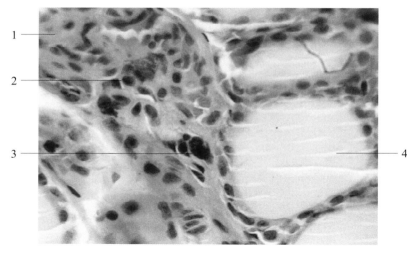

图 193　甲状腺间质病变（3）

甲状腺间质结缔组织增生，巨噬细胞数量略有增加
1. 结缔组织；
2. 甲状腺旁细胞；
3. 巨噬细胞；
4. 滤泡

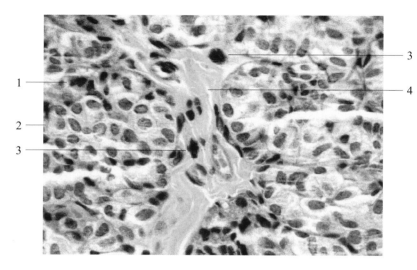

图 194　甲状旁腺间质病变（1）

甲状旁腺间质结缔组织增厚，可见较多的巨噬细胞
1. 甲状旁腺嗜酸性细胞；
2. 甲状旁腺主细胞；
3. 巨噬细胞；
4. 结缔组织

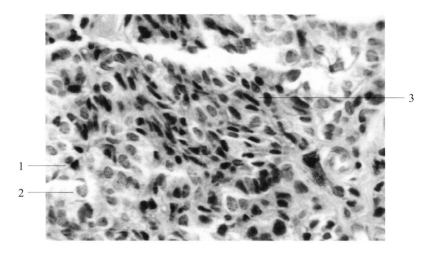

图 195　甲状旁腺间质病
变（2）

甲状旁腺间质中可见纤维细
胞增生
1. 甲状旁腺嗜酸性细胞；
2. 甲状旁腺主细胞；
3. 增生的纤维细胞

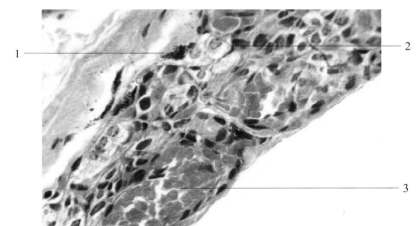

图 196　甲状旁腺间质病
变（3）

甲状旁腺间质中血管扩张充
血，巨噬细胞数量增多
1. 巨噬细胞；
2. 甲状旁腺主细胞；
3. 扩张充血的血管

3.1.7　急进高原环境第 7 天

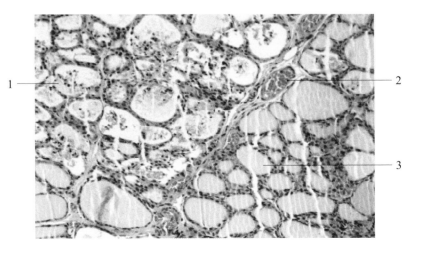

图 197　甲状腺组织病变（1）

甲状腺近一半滤泡中胶体含
量较少，空滤泡中可见脱落
的上皮细胞，间质血管扩张
充血
1. 含有脱落上皮细胞的空
　滤泡；
2. 扩张充血的血管；
3. 滤泡

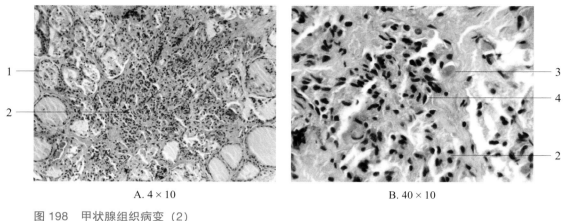

A. 4×10　　　　　　　　　　B. 40×10

图 198　甲状腺组织病变（2）

甲状腺部分滤泡呈空泡状，部分滤泡结构不清晰，局部纤维细胞大量增生，毛细血管轻度扩张充血
1. 含有脱落上皮细胞的空滤泡；2. 滤泡结构不清晰；3. 扩张充血的毛细血管；4. 增生的纤维细胞

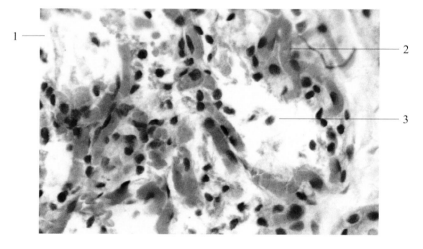

图 199　甲状腺组织病变（3）

甲状腺部分滤泡结构不完整，滤泡内可见变性脱落的上皮细胞，间质中毛细血管扩张充血
1. 结构不完整的滤泡；
2. 扩张充血的毛细血管；
3. 变性脱落的上皮细胞

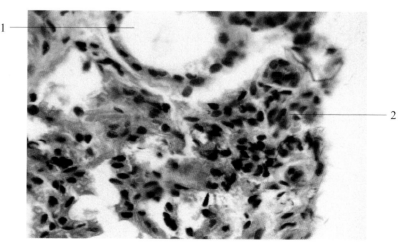

图 200　甲状腺间质病变

甲状腺部分空滤泡间质纤维细胞增生
1. 空滤泡；
2. 增生的纤维细胞

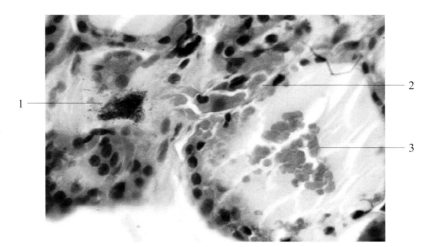

图 201　甲状腺组织出血

甲状腺间质中巨噬细胞增
多，毛细血管扩张充血，部
分滤泡中可见血细胞

1.巨噬细胞；
2.扩张充血的毛细血管；
3.滤泡中的血细胞

3.1.8　急进高原环境第 8 天

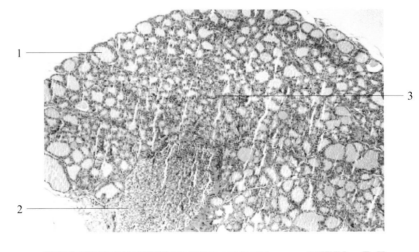

**图 202　甲状腺腺泡胶体含
量正常**

甲状腺滤泡中胶体含量基本正
常，甲状腺中部小滤泡较多

1.被膜下滤泡；
2.甲状旁腺；
3.中部小滤泡

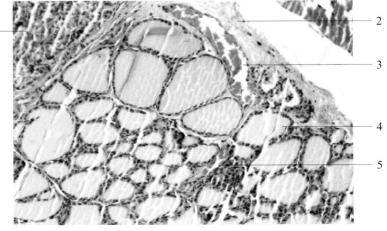

**图 203　甲状腺组织血液循
环障碍**

甲状腺被膜下，血管扩张充
血，间质中部分血管扩张充
血，甲状腺滤泡中胶体含量
正常

1.甲状旁腺；
2.被膜；
3.扩张充血的血管；
4.滤泡；
5.扩张充血的毛细血管

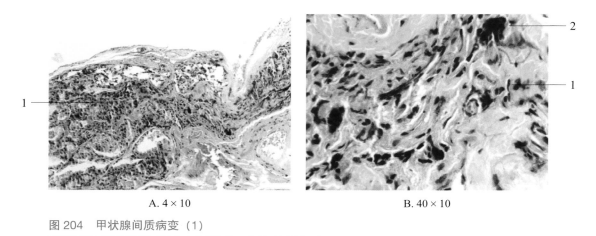

A. 4×10　　　　　　　　　　　　　B. 40×10

图 204　甲状腺间质病变（1）

甲状腺被膜下局部纤维细胞增生较为明显，巨噬细胞较多
1. 增生的纤维细胞；2. 巨噬细胞

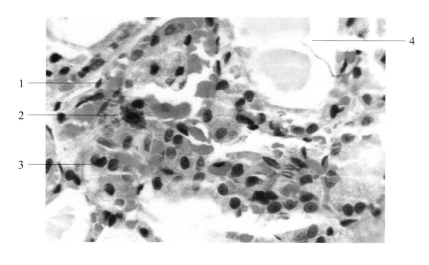

图 205　甲状腺间质病变（2）

甲状腺部分滤泡间质毛细血管扩张充血，结缔组织中可见巨噬细胞
1. 扩张充血的毛细血管；
2. 巨噬细胞；
3. 滤泡旁细胞；
4. 滤泡

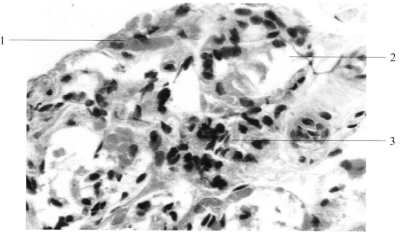

图 206　甲状腺间质病变（3）

甲状腺部分结构不完整的滤泡间质中可见纤维细胞增生，毛细血管扩张充血
1. 扩张充血的毛细血管；
2. 结构不完整的滤泡；
3. 增生的纤维细胞

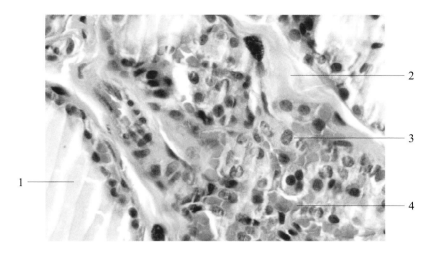

图 207　甲状腺间质病变 (4)

甲状腺部分间质中结缔组织
增厚，毛细血管扩张充血
1. 滤泡；
2. 结缔组织；
3. 滤泡旁细胞；
4. 扩张充血的毛细血管

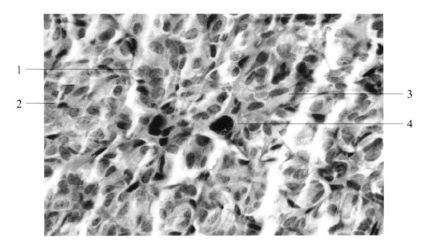

图 208　甲状旁腺间质病变

甲状旁腺间质巨噬细胞增
多，纤维细胞增生
1. 甲状旁腺主细胞；
2. 甲状旁腺嗜酸性细胞；
3. 增生的纤维细胞；
4. 巨噬细胞

3.1.9　急进高原环境第 9 天

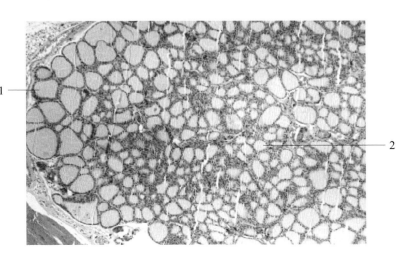

图 209　甲状腺腺泡胶体
含量正常

甲状腺滤泡胶体含量基本
正常
1. 被膜下滤泡；
2. 中部滤泡

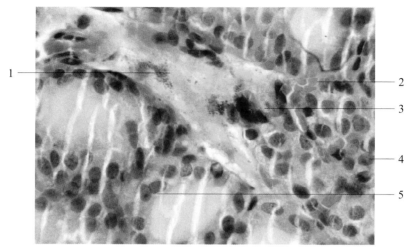

图210 甲状腺间质病变（1）

甲状腺中部滤泡较小，上皮细胞呈矮柱状，处于活跃期，间质中胶原含量增加，可见巨噬细胞，毛细血管扩张充血

1. 结缔组织；
2. 扩张充血的毛细血管；
3. 巨噬细胞；
4. 滤泡旁细胞；
5. 呈矮柱状的滤泡上皮细胞

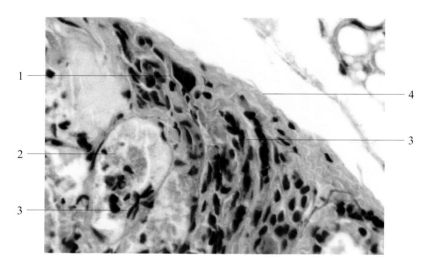

图211 甲状腺间质病变（2）

甲状腺被膜下局部间质中纤维细胞增生，巨噬细胞较多，部分结构不完整的滤泡中可见纤维细胞增生

1. 巨噬细胞；
2. 结构不完整的滤泡；
3. 增生的纤维细胞；
4. 被膜

3.2 肾上腺

肾上腺表面包以结缔组织被膜，少量结缔组织伴随血管和神经伸入腺实质内。肾上腺实质由周边的皮质和中央的髓质两部分构成。肾上腺皮质分为三个带，即球状带、束状带和网状带。髓质位于肾上腺的中央，主要由排列成索或团的嗜铬细胞组成，细胞间为窦状毛细血管和少量结缔组织。

本部分将介绍急进高原环境肾上腺组织随时间演变的主要病理学变化。

3.2.0　肾上腺正常组织结构

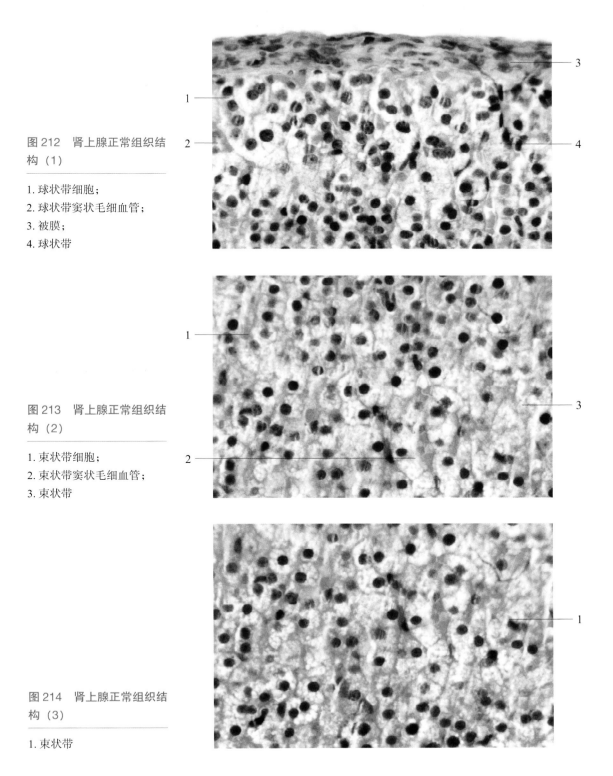

图212　肾上腺正常组织结
构（1）

1. 球状带细胞；
2. 球状带窦状毛细血管；
3. 被膜；
4. 球状带

图213　肾上腺正常组织结
构（2）

1. 束状带细胞；
2. 束状带窦状毛细血管；
3. 束状带

图214　肾上腺正常组织结
构（3）

1. 束状带

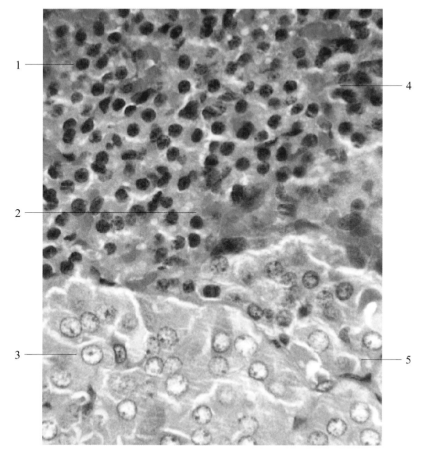

图 215　肾上腺正常组织结
构（4）

1. 网状带细胞；
2. 网状带窦状毛细血管；
3. 髓质肾上腺素细胞；
4. 网状带；
5. 髓质

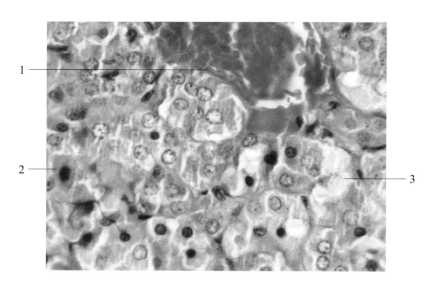

图 216　肾上腺正常组织结
构（5）

1. 髓质中央静脉；
2. 髓质去甲肾上腺素细胞；
3. 髓质

3.2.1　急进高原环境第 1 天

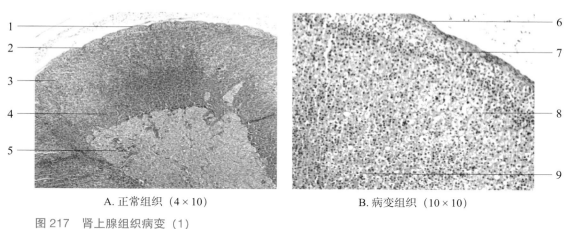

A. 正常组织（4×10）　　　　　　B. 病变组织（10×10）

图 217　肾上腺组织病变（1）

肾上腺皮质的球状带、束状带细胞脂滴明显减少

1. 被膜；2. 球状带；3. 束状带；4. 网状带；5. 髓质；6. 正常被膜；7. 正常球状带；8. 正常束状带；9. 正常网状带

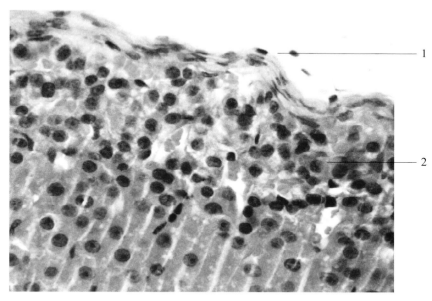

图 218　肾上腺组织病变（2）

肾上腺皮质球状带细胞中脂滴有所减少

1. 被膜；2. 球状带细胞

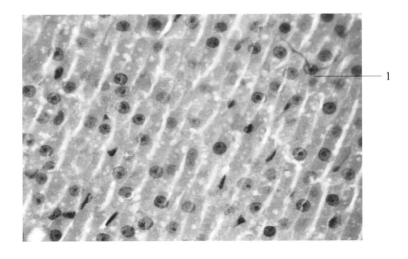

图 219　肾上腺组织病变（3）

束状带细胞脂滴明显减少
1. 束状带细胞

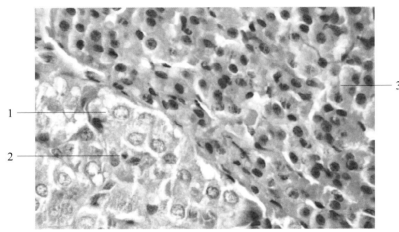

图 220　肾上腺组织病变（4）

网状带细胞与髓质中肾上腺
细胞、去甲肾上腺细胞未见
明显改变
1. 髓质肾上腺细胞；
2. 髓质去甲肾上腺细胞；
3. 网状带细胞

3.2.2　急进高原环境第 2 天

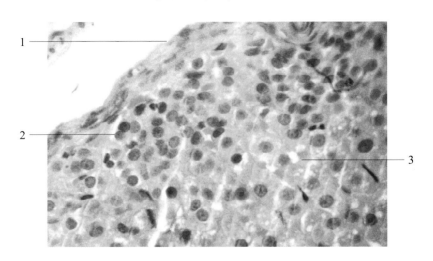

图 221　肾上腺组织病变（1）

肾上腺皮质球状带细胞中脂
滴未见增加，束状带细胞脂
滴有所增加
1. 被膜；
2. 球状带细胞；
3. 束状带细胞

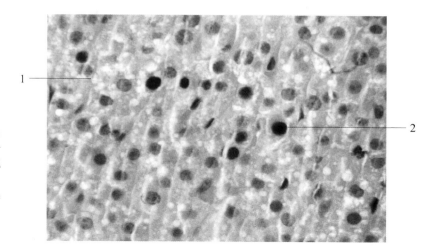

图222 肾上腺组织病变（2）

偶见肾上腺皮质束状带细胞核浓缩

1. 含有细胞脂滴的束状带细胞；
2. 核浓缩的束状带细胞

3.2.3 急进高原环境第3天

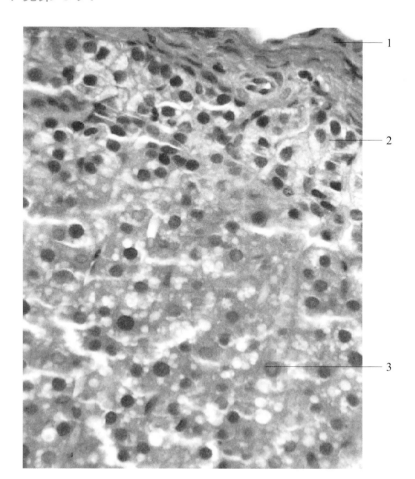

图223 肾上腺组织病变（1）

肾上腺皮质球状带束状带细胞脂滴有所增加，部分区域束状带细胞脂滴增多明显

1. 被膜；
2. 球状带细胞；
3. 束状带细胞

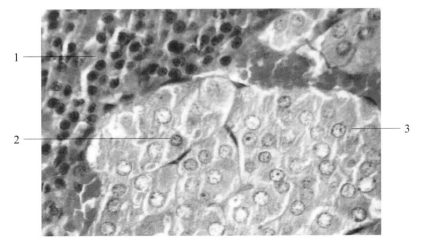

图 224　肾上腺组织病变 (2)

肾上腺皮质网状带细胞、髓质细胞未见明显改变
1. 网状带细胞；
2. 髓质去甲肾上腺细胞；
3. 髓质肾上腺细胞

3.2.4　急进高原环境第 4 天

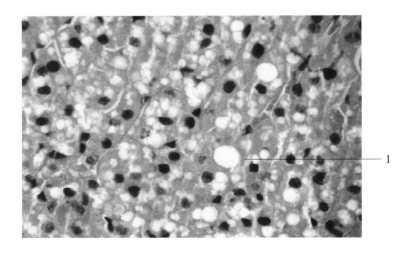

图 225　肾上腺组织病变 (1)

肾上腺皮质束状带细胞脂滴与正常组织相似
1. 束状带细胞脂滴

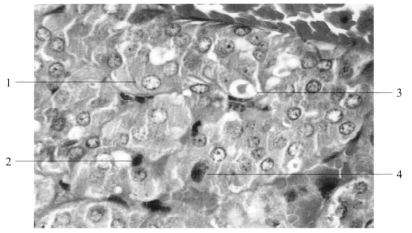

图 226　肾上腺组织病变 (2)

肾上腺髓质部分嗜铬细胞水肿、部分核肿胀
1. 髓质肾上腺细胞；
2. 髓质去甲肾上腺细胞；
3. 水肿的嗜铬细胞；
4. 核肿胀的嗜铬细胞

3.2.5　急进高原环境第 5 天

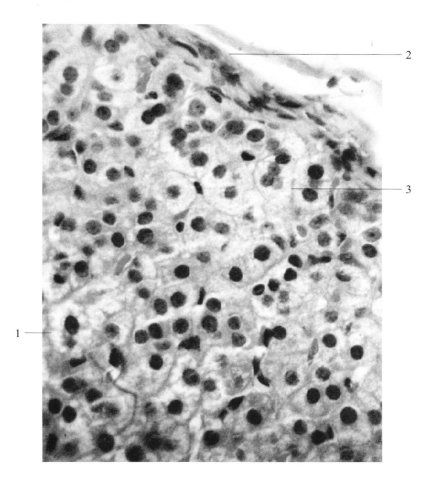

图 227　肾上腺组织病变（1）

肾上腺皮质球状带细胞脂滴
恢复正常，束状带细胞脂滴
与正常组织基本一致

1. 含有脂滴的束状带细胞；
2. 被膜；
3. 含有脂滴的球状带细胞

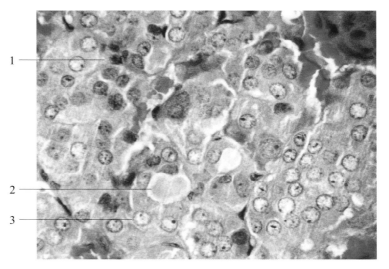

图 228　肾上腺组织病变（2）

肾上腺髓质中，部分嗜铬细
胞围成腺泡，腔内有均染的
分泌液体

1. 髓质去甲肾上腺细胞；
2. 肾上腺细胞围成的腺泡；
3. 髓质肾上腺细胞

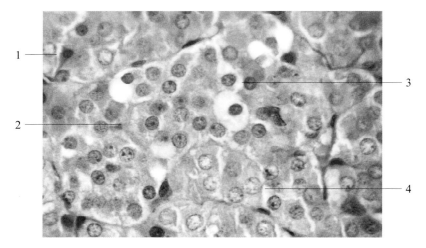

图229 肾上腺组织病变 (3)

肾上腺髓质部分嗜铬细胞嗜酸性染色呈团分布，其中部分细胞水肿
1. 髓质去甲肾上腺细胞；
2. 嗜酸性染色的嗜铬细胞；
3. 水肿的嗜铬细胞；
4. 髓质肾上腺细胞

3.2.6　急进高原环境第 6 天

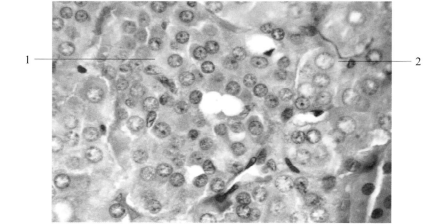

图230 肾上腺组织病变 (1)

肾上腺髓质存在两种细胞团，第一类细胞团细胞较大且染色较浅，轻度嗜碱性染色，为嗜碱性细胞团，髓质中多为嗜碱性细胞团；第二类细胞团细胞较小且染色较深，轻度嗜酸性染色，为嗜酸性细胞团，嗜酸性细胞团间质中有空泡产生
1. 嗜酸性细胞团；
2. 嗜碱性细胞团

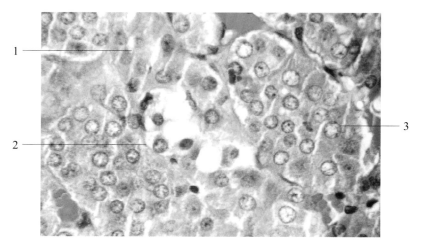

图231 肾上腺组织病变 (2)

肾上腺髓质嗜酸性细胞团中，部分细胞水肿，嗜酸性细胞团数量略有上升
1. 嗜酸性细胞团；
2. 嗜酸性细胞团中水肿的细胞；
3. 嗜碱性细胞团

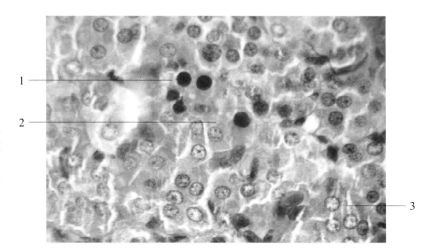

图 232　肾上腺组织病变（3）

肾上腺髓质嗜酸性细胞团部分细胞核浓缩

1. 嗜酸性细胞团核浓缩的细胞；
2. 嗜酸性细胞团；
3. 嗜碱性细胞团

3.2.7　急进高原环境第 7 天

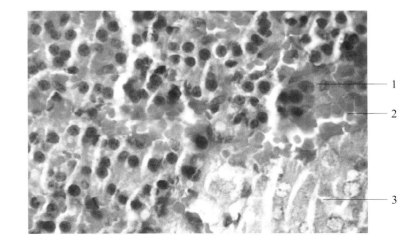

图 233　肾上腺组织病变（1）

肾上腺皮质网状带部分细胞核肿胀，部分血窦扩张充血

1. 核肿胀的细胞；
2. 扩张充血的血窦；
3. 肾上腺髓质

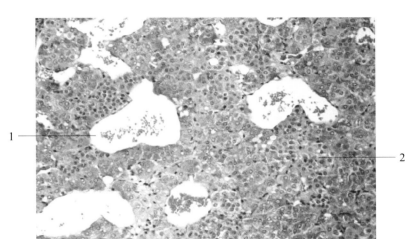

图 234　肾上腺组织病变（2）

肾上腺髓质间质静脉扩张充血

1. 扩张充血的间质静脉；
2. 肾上腺髓质

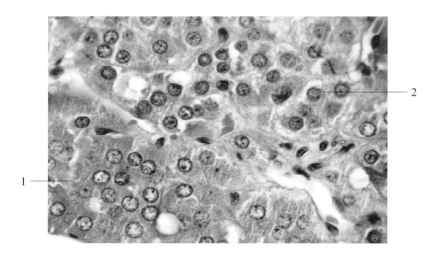

图235 肾上腺组织病变 (3)

肾上腺髓质嗜酸性细胞团略有增多
1. 嗜碱性细胞团;
2. 嗜酸性细胞团

3.2.8 急进高原环境第 8 天

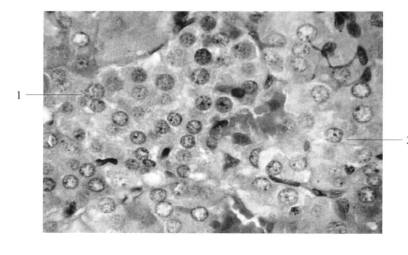

图236 肾上腺组织病变 (1)

肾上腺髓质嗜酸性细胞团细胞核增大,染色质较为清晰
1. 细胞核增大的嗜酸性细胞团细胞;
2. 嗜碱性细胞团细胞

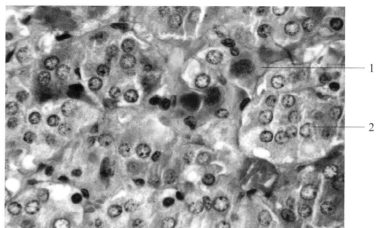

图237 肾上腺组织病变 (2)

肾上腺髓质嗜酸性细胞团细胞核明显肿胀、染色质不清晰
1. 核明显肿胀、染色质不清晰的嗜酸性细胞团细胞;
2. 嗜碱性细胞团细胞

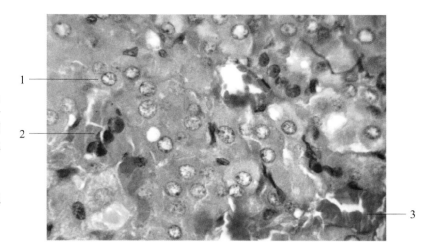

图238　肾上腺组织病变（3）

肾上腺髓质嗜酸性细胞团细胞核深染浓缩，间质毛细血管扩张充血

1. 嗜碱性细胞团细胞；
2. 核深染浓缩的嗜酸性细胞团细胞；
3. 扩张充血的间质毛细血管

3.2.9　急进高原环境第 9 天

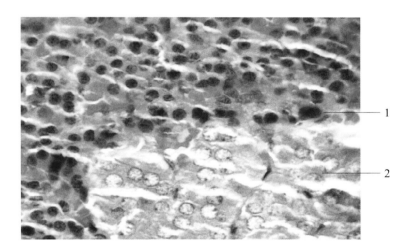

图239　肾上腺组织病变（1）

肾上腺髓质周围的网状带细胞核略有增大

1. 核增大的网状带细胞；
2. 髓质

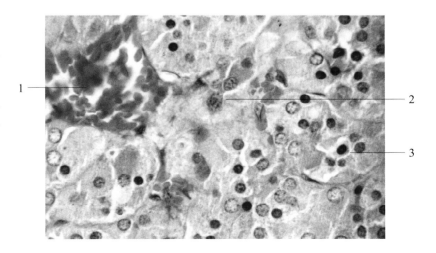

图240　肾上腺组织病变（2）

肾上腺髓质部分嗜酸性细胞团细胞数量减少，细胞核肿胀，周围嗜碱性细胞团部分细胞核浓缩，间质毛细血管扩张充血

1. 扩张充血的毛细血管；
2. 核肿胀的嗜酸性细胞团细胞；
3. 核浓缩的嗜碱性细胞团细胞

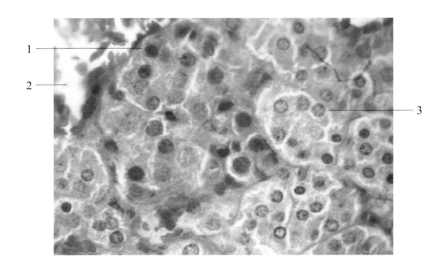

图 241 肾上腺组织病变 (3)

肾上腺髓质部分嗜酸性细胞团细胞嗜酸变，间质毛细血管扩张充血

1. 嗜酸变的嗜酸性细胞团细胞；
2. 扩张充血的毛细血管；
3. 嗜碱性细胞团细胞

3.3 垂体

垂体位于颅底蝶鞍垂体窝内，为一卵圆形小体，表面包以结缔组织被膜。垂体由腺垂体和神经垂体两部分组成。神经垂体分为神经部和漏斗两部分，漏斗与下丘脑相连。腺垂体分为远侧部、中间部及结节部三部分，远侧部最大，中间部位于远侧部和神经部之间，结节部围在漏斗周围。

本部分将介绍急进高原环境垂体组织随时间演变的主要病理学变化。

3.3.0 垂体正常组织结构

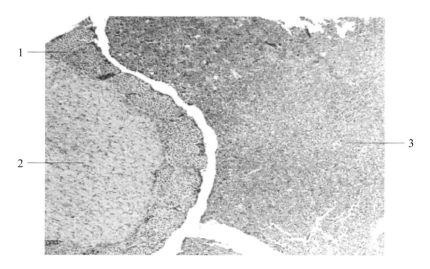

图 242 垂体正常组织结构

1. 腺垂体中间部；
2. 神经垂体；
3. 腺垂体远侧部

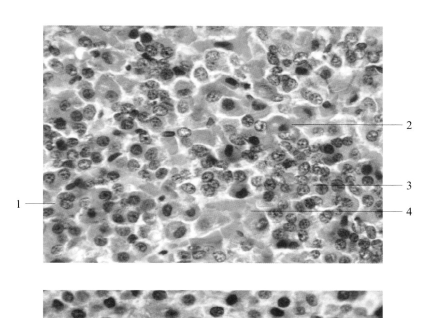

图 243   腺垂体远侧部正常组织结构

1. 嗜酸性细胞；
2. 嗜碱性细胞；
3. 嫌色细胞；
4. 间质毛细血管

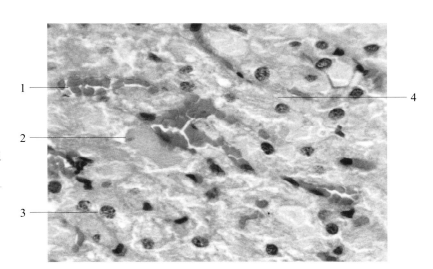

图 244   腺垂体中间部正常组织结构

1. 嗜碱性细胞；
2. 嫌色细胞

图 245   神经垂体正常组织结构

1. 间质毛细血管；
2. 赫林体；
3. 垂体细胞；
4. 无髓神经纤维

3.3.1 急进高原环境第 1 天

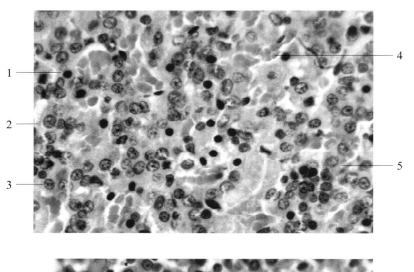

图246　腺垂体组织病变（1）

腺垂体远侧部部分细胞核
浓缩
1. 核浓缩的细胞；
2. 嗜酸性细胞；
3. 嫌色细胞；
4. 间质毛细血管；
5. 嗜碱性细胞

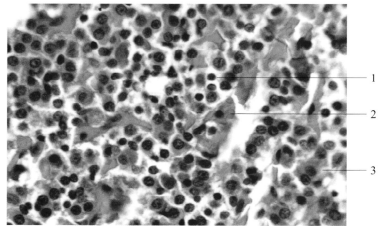

图247　腺垂体组织病变（2）

腺垂体远侧部近中间部，部
分毛细血管中有淋巴细胞，
间质中有淋巴细胞浸润
1. 间质中浸润的淋巴细胞；
2. 毛细血管中的淋巴细胞；
3. 嗜碱性细胞

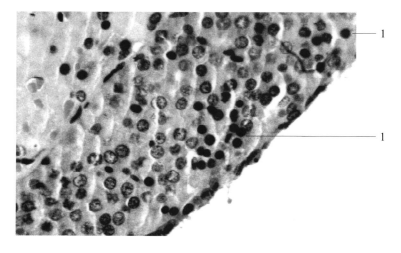

图248　腺垂体组织病变（3）

腺垂体中间部部分细胞核
浓缩
1. 核浓缩的细胞

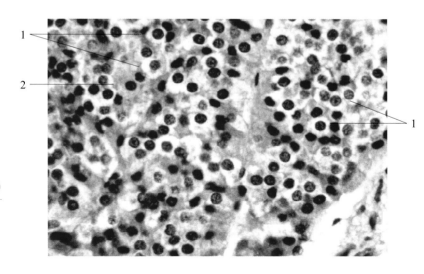

图 249　腺垂体组织病变（4）

腺垂体中间部部分细胞水肿
1. 水肿的细胞；
2. 嗜碱性细胞

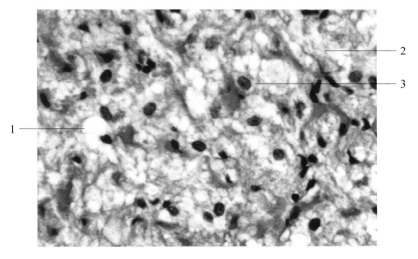

图 250　神经垂体组织病变（1）

神经部间质水肿，赫林体较少
1. 间质水肿；
2. 无髓神经纤维；
3. 垂体细胞

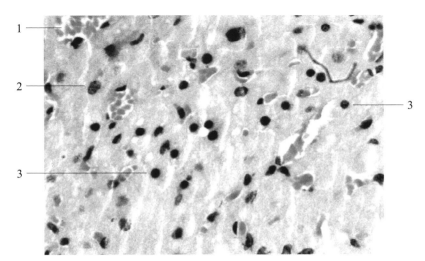

图 251　神经垂体组织病变（2）

神经部部分细胞核浓缩
1. 毛细血管；
2. 垂体细胞；
3. 核浓缩的细胞

3.3.2　急进高原环境第 2 天

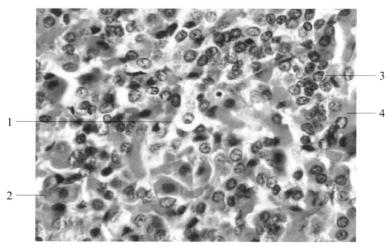

图 252　腺垂体组织病变

腺垂体远侧部少量细胞水肿
1. 水肿的细胞；2. 嗜碱性细胞；3. 嫌色细胞；4. 嗜酸性细胞

3.3.3　急进高原环境第 3 天

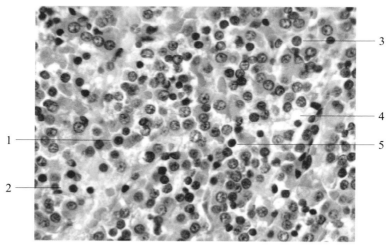

图 253　腺垂体远侧部组织病变（1）

腺垂体远侧部间质轻度水肿，有少量淋巴细胞浸润，部分嗜酸性细胞、嗜碱性细胞和嫌色细胞核浓缩
1. 核浓缩的嗜酸性细胞；2. 核浓缩的嗜碱性细胞；3. 核浓缩的嫌色细胞；4. 间质轻度水肿；5. 浸润的淋巴细胞

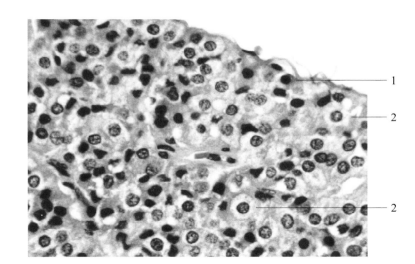

图 254 腺垂体远侧部组织病变（2）

腺垂体远侧部局部出血，周围部分细胞核浓缩
1. 核浓缩的嗜碱性细胞；
2. 局部出血

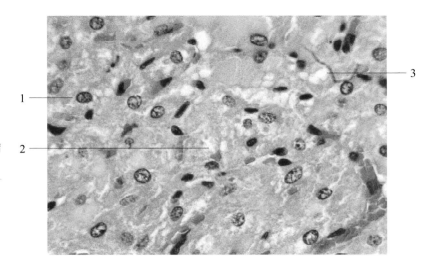

图 255 腺垂体中间部组织病变

腺垂体中间部部分细胞水肿，部分嗜碱性细胞核浓缩
1. 核浓缩的嗜碱性细胞；
2. 水肿的细胞

图 256 神经垂体组织病变（1）

神经垂体间质轻度水肿
1. 垂体细胞；
2. 无髓神经纤维；
3. 间质水肿

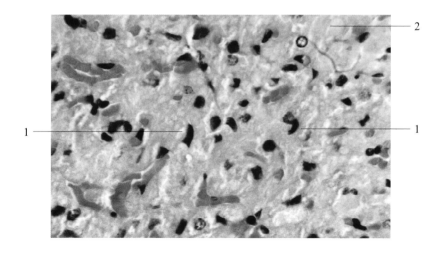

图 257　神经垂体组织病变（2）

神经垂体间质中纤维细胞增生
1. 增生的纤维细胞；
2. 无髓神经纤维

3.3.4　急进高原环境第 4 天

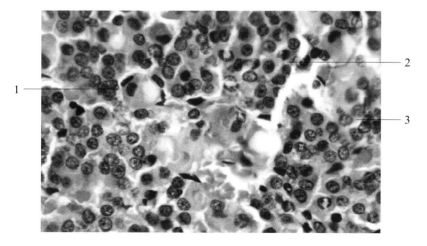

图 258　腺垂体组织病变（1）

腺垂体远侧部部分嗜碱性细胞体积增大，胞质中出现泡状亮区
1. 体积增大胞质中出现泡状亮区的嗜碱性细胞；
2. 嗜酸性细胞；
3. 嫌色细胞

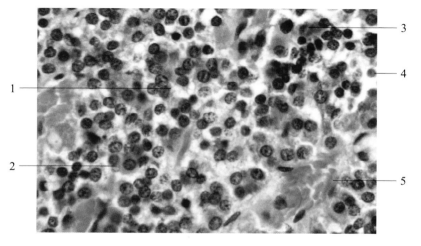

图 259　腺垂体组织病变（2）

腺垂体远侧部局部间质轻度水肿，部分嗜碱性细胞核深染，部分嫌色细胞核浓缩，毛细血管扩张充血
1. 间质轻度水肿；
2. 嗜酸性细胞；
3. 核深染的嗜碱性细胞；
4. 核浓缩的嫌色细胞；
5. 扩张充血的毛细血管

3.3.5　急进高原环境第 5 天

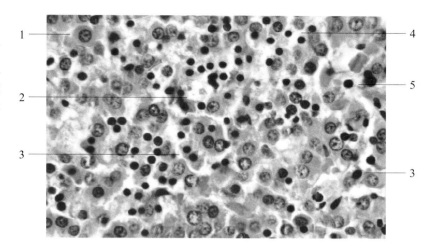

图 260　腺垂体远侧部组织病变（1）

腺垂体远侧部局部间质轻度水肿，部分嗜碱性细胞核浓缩，部分嫌色细胞核浓缩，间质中有淋巴细胞浸润

1. 嗜酸性细胞；
2. 间质轻度水肿；
3. 核浓缩的嗜碱性细胞；
4. 浸润的淋巴细胞；
5. 核浓缩的嫌色细胞

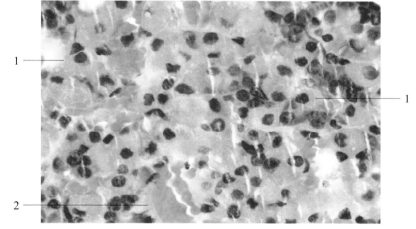

图 261　腺垂体远侧部组织病变（2）

腺垂体远侧部局部嗜碱性细胞体积增大，细胞核深染，胞质之间接触紧密，间质毛细血管扩张充血

1. 体积增大，细胞核深染，胞质之间接触紧密的嗜碱性细胞；
2. 扩张充血的毛细血管

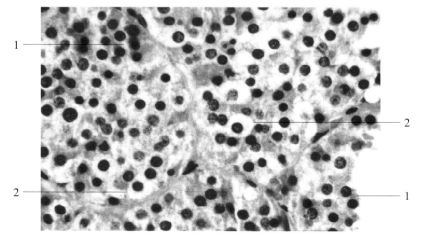

图 262　腺垂体中间部组织病变（1）

腺垂体中间部部分细胞水肿、核浓缩，部分嗜碱性细胞核浓缩

1. 核浓缩的嗜碱性细胞；
2. 水肿、核浓缩的细胞

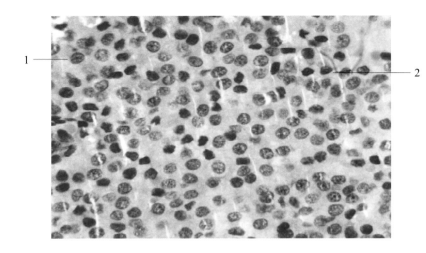

图 263　腺垂体中间部组织病变（2）

腺垂体中间部部分嗜碱性细胞胞质之间接触紧密界限不清晰，部分细胞核浓缩
1. 胞质接触紧密界限不清晰的嗜碱性细胞；
2. 核浓缩的细胞

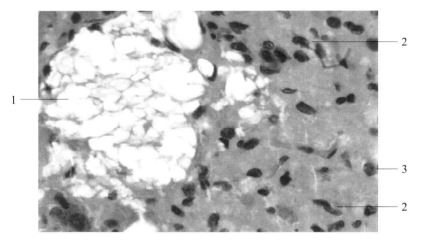

图 264　神经垂体组织病变

神经垂体局部水肿呈空洞状，间质中纤维细胞增生
1. 水肿呈空洞状；
2. 增生的纤维细胞；
3. 垂体细胞

3.3.6　急进高原环境第 6 天

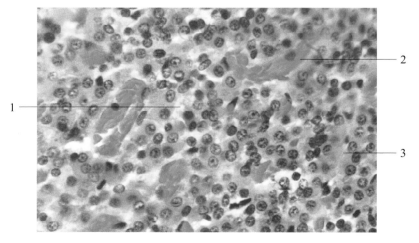

图 265　腺垂体远侧部组织病变

腺垂体远侧部间质中毛细血管扩张充血较为明显，嗜酸性细胞较多，少量嗜酸性细胞核浓缩
1. 核浓缩的嗜酸性细胞；
2. 扩张充血的毛细血管；
3. 嗜酸性细胞

3.3.7 急进高原环境第 7 天

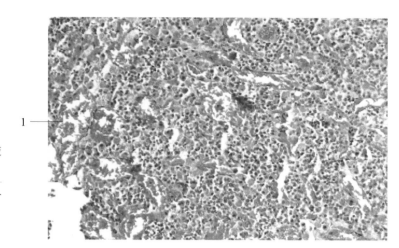

图 266 腺垂体远侧部血液循环障碍

腺垂体远侧部间质中血管扩张充血

1. 扩张充血的间质血管

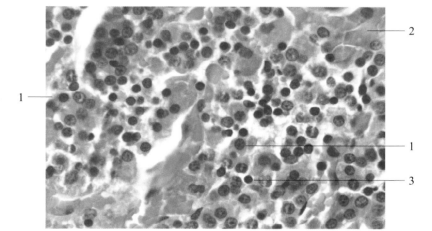

图 267 腺垂体远侧部组织病变（1）

腺垂体远侧部部分嗜碱性细胞核浓缩、间质有淋巴细胞浸润，间质中毛细血管扩张充血

1. 核浓缩的嗜碱性细胞；
2. 扩张充血的毛细血管；
3. 浸润的淋巴细胞

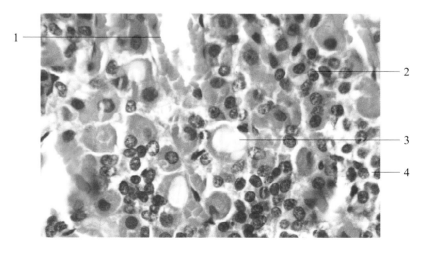

图 268 腺垂体远侧部组织病变（2）

腺垂体远侧部嗜碱性细胞数量增多，胞质中出现泡状亮区，间质中毛细血管扩张充血

1. 扩张充血的毛细血管；
2. 嗜酸性细胞；
3. 胞质中出现泡状亮区的嗜碱性细胞；
4. 嫌色细胞

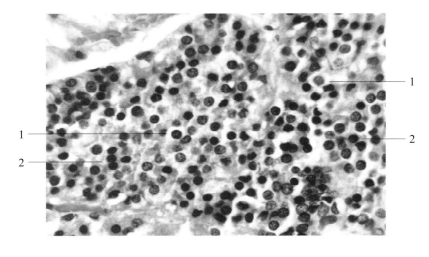

图 269　腺垂体中间部组织病变

腺垂体中间部部分细胞水肿、部分嗜碱性细胞核浓缩
1. 水肿的细胞；
2. 核浓缩的嗜碱性细胞

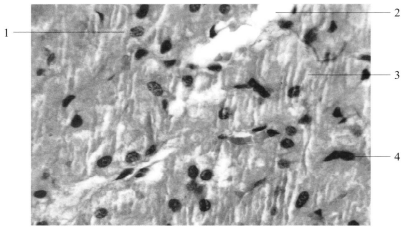

图 270　神经垂体组织病变

神经垂体局部间质水肿
1. 垂体细胞；
2. 间质水肿区域；
3. 无髓神经纤维；
4. 纤维细胞

3.3.8　急进高原环境第 8 天

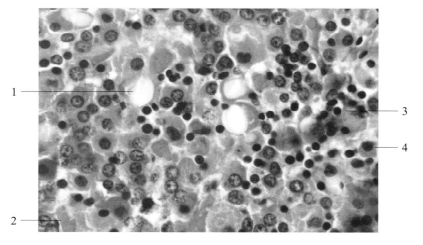

图 271　腺垂体远侧部组织病变

腺垂体远侧部嗜碱性细胞胞质中出现泡状亮区，间质中可见淋巴细胞浸润，部分嗜碱性细胞核浓缩，毛细血管扩张充血
1. 胞质中出现泡状亮区的嗜碱性细胞；
2. 扩张充血的毛细血管；
3. 浸润的淋巴细胞；
4. 核浓缩的嗜碱性细胞

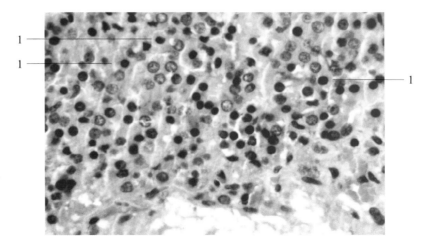

图 272　腺垂体中间部组织病变

腺垂体中间部部分嗜碱性细胞核浓缩

1. 核浓缩的嗜碱性细胞

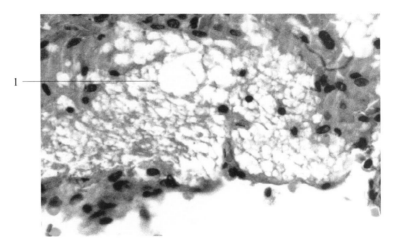

图 273　神经垂体组织病变

神经部水肿较为严重，呈空泡状，细胞数量明显减少

1. 呈空泡状水肿的区域

3.3.9　急进高原环境第 9 天

图 274　腺垂体远侧部组织病变

腺垂体远侧部部分细胞水肿，嗜碱性细胞体积减小，数量减少，部分细胞核浓缩，毛细血管扩张充血，间质中可见淋巴细胞浸润

1. 细胞核浓缩的嗜碱性细胞；
2. 嗜酸性细胞；
3. 扩张充血的毛细血管；
4. 水肿的细胞；
5. 浸润的淋巴细胞

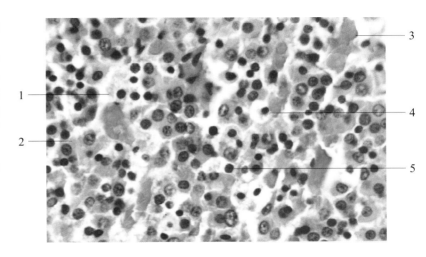

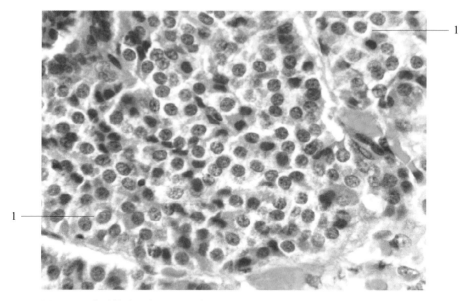

图 275　腺垂体中间部组织病变

腺垂体中间部细胞轻度水肿
1. 水肿的细胞

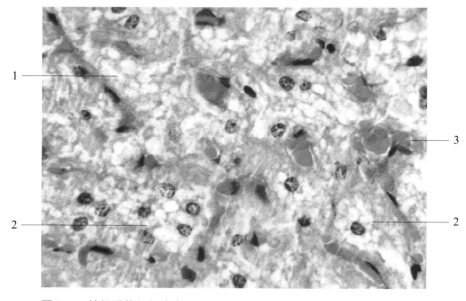

图 276　神经垂体组织病变

神经垂体部分细胞轻度水肿，间质毛细血管扩张充血
1. 无髓神经纤维；2. 水肿的细胞；3. 扩张充血的毛细血管

4 | 急进高原环境免疫系统组织病理学变化

4.1 胸腺

　　胸腺是中枢淋巴器官，表面有薄层结缔组织被膜，被膜成片状伸入胸腺实质形成小叶间隔，将胸腺分成许多不完整的胸腺小叶，每个小叶都有皮质和髓质两部分。皮质内胸腺细胞密集，故着色较深；髓质含较多的胸腺上皮细胞，故着色较浅。胸腺小体是胸腺髓质的特征性结构。皮质与髓质交界处含有多量血管。

　　本部分将介绍急进高原环境胸腺组织随时间演变的主要病理变化。

4.1.0 胸腺正常组织结构

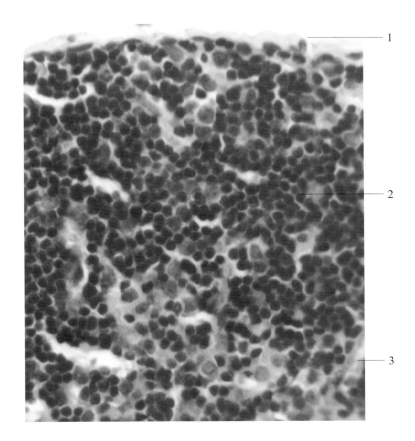

图 277　胸腺正常组织结构（1）

1. 被膜；
2. 皮质；
3. 皮髓交界毛细血管后微静脉

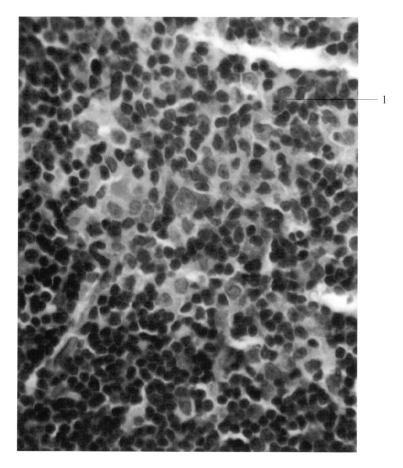

图 278 胸腺正常组织结构（2）

1. 髓质

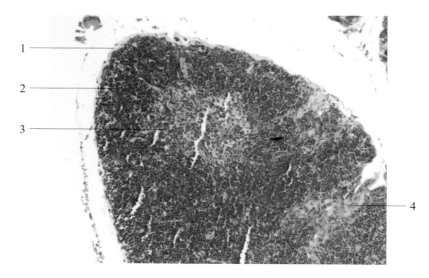

图 279 胸腺正常组织结构（3）

1. 被膜；
2. 皮质；
3. 髓质；
4. 小叶间间隔

4.1.1　急进高原环境第 1 天

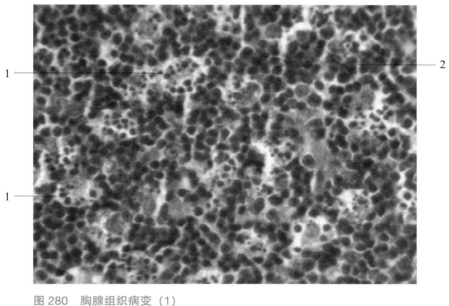

图 280　胸腺组织病变（1）

胸腺皮质中可见核浓缩细胞，呈巢状分布
1. 呈巢状分布的核浓缩细胞；2. 皮质

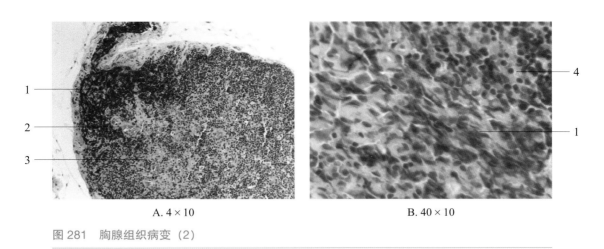

A. 4×10　　　　　　　　　　　　　　B. 40×10

图 281　胸腺组织病变（2）

部分皮质间质中有纤维细胞增生，增生部位淋巴细胞数量明显减少，髓质中毛细血管扩张充血
1. 增生的纤维细胞；2. 扩张充血的髓质毛细血管；3. 髓质；4. 皮质中的淋巴细胞

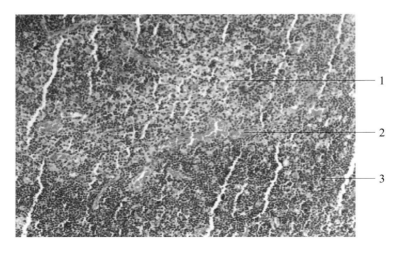

图 282　皮髓交界处血液循环障碍

部分胸腺皮质与髓质交界处血管扩张充血
1. 髓质；
2. 皮质与髓质交界处扩张充血的血管；
3. 皮质

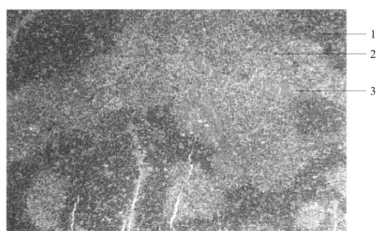

图 283　胸腺髓质血液循环障碍

部分髓质内可见血管扩张充血
1. 皮质；
2. 髓质；
3. 髓质内扩张充血的血管

4.1.2　急进高原环境第 2 天

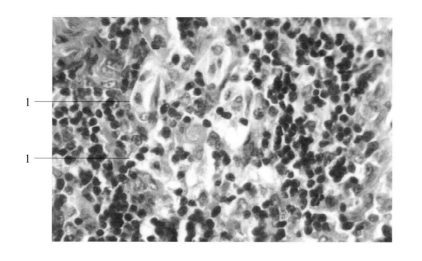

图 284　胸腺组织病变（1）

胸腺皮质中部分细胞水肿
1. 水肿的细胞

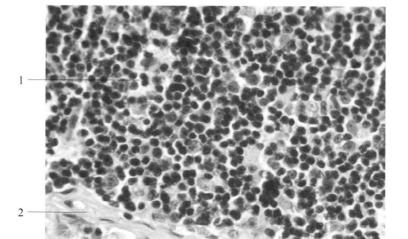

图 285　胸腺组织病变（2）

胸腺皮质中呈巢状分布的核
浓缩细胞已基本消失，空巢
被淋巴细胞占据，皮质中血
管收缩
1. 空巢中的淋巴细胞；
2. 收缩的血管

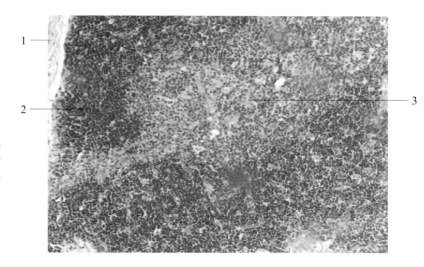

图 286　胸腺组织病变（3）

胸腺皮质与髓质静脉收缩，
不再扩张
1. 被膜；
2. 皮质；
3. 髓质

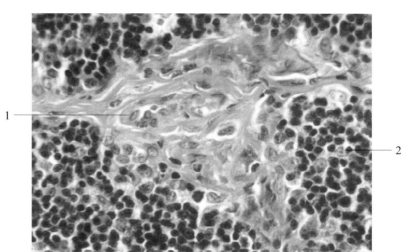

图 287　胸腺组织病变（4）

胸腺小叶间血管收缩
1. 收缩的小叶间血管；
2. 髓质

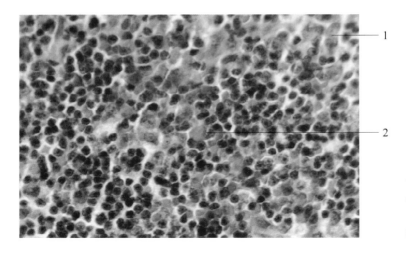

图 288　胸腺皮质出血

胸腺部分皮质中可见出血
1. 皮质；
2. 皮质间质中的血细胞

4.1.3　急进高原环境第 3 天

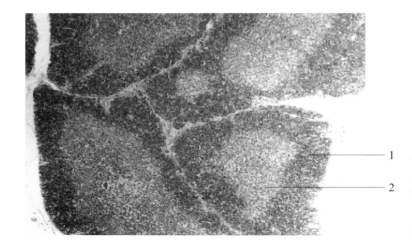

图 289　胸腺组织病变（1）

胸腺大部分小叶皮质与髓质
交界处血管不明显
1. 小叶皮质；
2. 小叶髓质

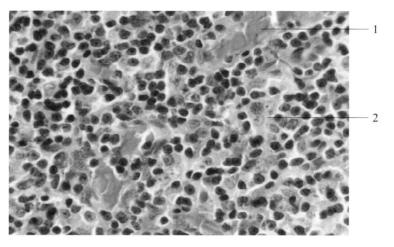

图 290　胸腺组织病变（2）

胸腺部分小叶髓质内可见较
多的毛细血管扩张充血
1. 扩张充血的毛细血管；
2. 小叶髓质

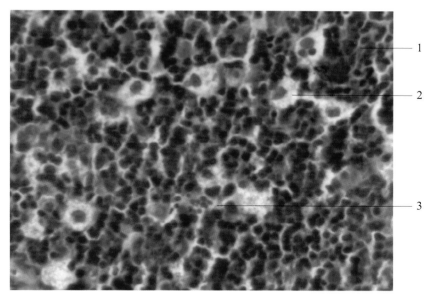

图 291　胸腺组织病变（3）

胸腺局部皮质中部分细胞水肿，部分水肿细胞周围可见呈巢状分布的核浓缩
细胞

1. 皮质；2. 水肿的细胞；3. 呈巢状分布的核浓缩细胞

4.1.4　急进高原环境第 4 天

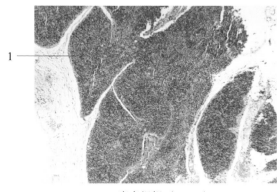

A. 病变组织（4×10）

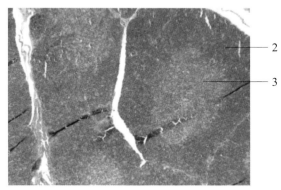

B. 正常组织（4×10）

图 292　胸腺组织病变（1）

胸腺皮质与髓质界限不清晰

1. 皮质与髓质界限不清晰的胸腺小叶；2. 正常小叶皮质；3. 正常小叶髓质

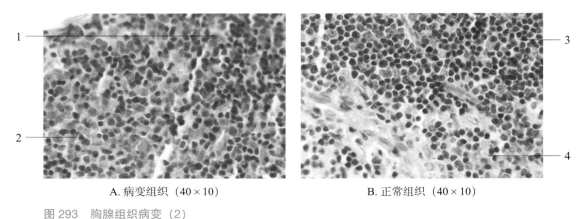

A. 病变组织（40×10）　　　　　B. 正常组织（40×10）

图 293　胸腺组织病变（2）

胸腺皮质中淋巴细胞数量明显减少，髓质中淋巴细胞数量增加
1. 皮质中淋巴细胞数量减少；2. 髓质中淋巴细胞数量增加；3. 正常皮质淋巴细胞数量较多；4. 正常髓质淋巴细胞数量较少

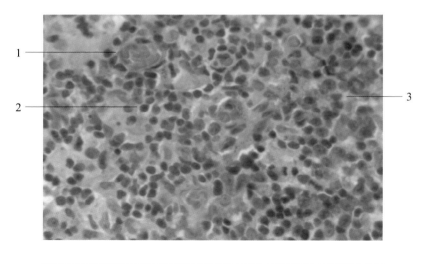

图 294　胸腺组织病变（3）

胸腺髓质中部分毛细血管扩张充血
1. 扩张充血的毛细血管；
2. 髓质中的淋巴细胞；
3. 髓质

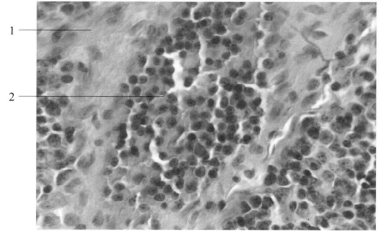

图 295　胸腺组织病变（4）

小叶间血管内可见较多淋巴细胞
1. 小叶间血管；
2. 血管内血液中的淋巴细胞

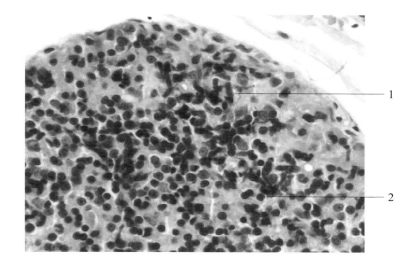

图 296　胸腺组织病变（5）

部分胸腺皮质中可见纤维细
胞增生

1. 增生的纤维细胞；
2. 皮质中的淋巴细胞

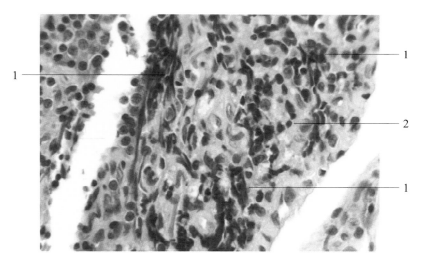

图 297　胸腺组织病变（6）

部分胸腺髓质中纤维细胞增
生，淋巴细胞数量减少

1. 增生的纤维细胞；
2. 髓质中的淋巴细胞

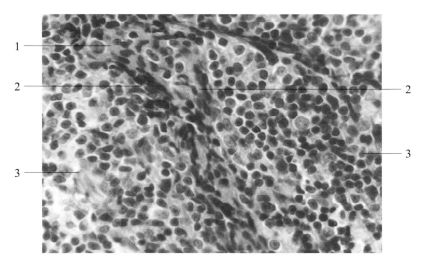

图 298　胸腺组织病变（7）

部分胸腺小叶间隔纤维细胞
增生

1. 胸腺小叶间隔；
2. 增生的纤维细胞；
3. 胸腺小叶

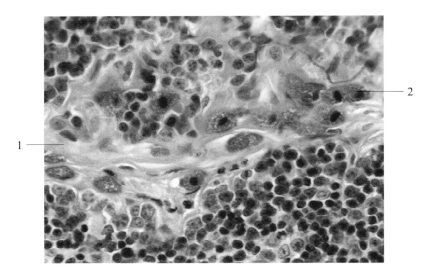

图 299 胸腺组织病变（8）

部分胸腺小梁内可见较多巨
噬细胞
1. 胸腺小梁；
2. 巨噬细胞

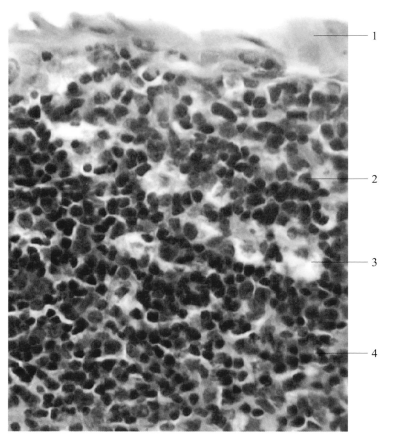

图 300 胸腺组织病变（9）

胸腺皮质中部分细胞水肿
1. 被膜；
2. 皮质；
3. 水肿的细胞；
4. 髓质

4.1.5　急进高原环境第 5 天

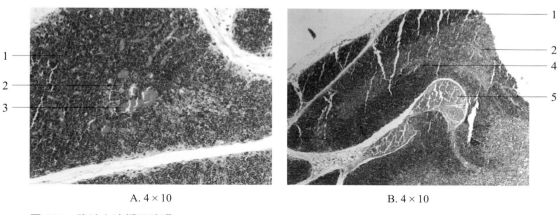

A. 4×10　　　　　　　　　　　　　　　B. 4×10

图 301　胸腺血液循环障碍

胸腺皮质、髓质以及皮质与髓质交界处血管扩张充血，皮质与髓质界限较为清晰
1. 胸腺皮质；2. 胸腺髓质；3. 扩张充血的髓质血管；4. 扩张充血的皮质与髓质交界处血管；5. 扩张充血的皮质血管

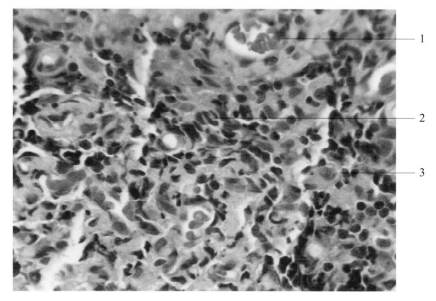

图 302　胸腺组织病变

部分髓质上皮细胞变性，毛细血管扩张充血，纤维细胞增生
1. 扩张充血的毛细血管；2. 增生的纤维细胞；3. 变性的髓质上皮细胞

4.1.6 急进高原环境第 6 天

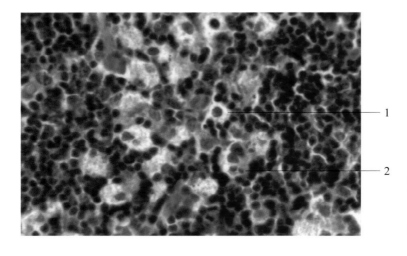

图 303 胸腺组织病变（1）

胸腺皮质中部分细胞水肿，
可见核浓缩细胞
1. 水肿的细胞；
2. 核浓缩的细胞

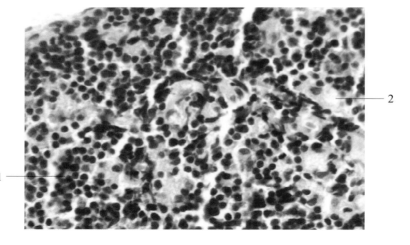

图 304 胸腺组织病变（2）

胸腺被膜下皮质中淋巴细胞
分布不均匀，淋巴细胞呈岛
状分布
1. 呈岛状分布的淋巴细胞；
2. 淋巴细胞缺乏区域

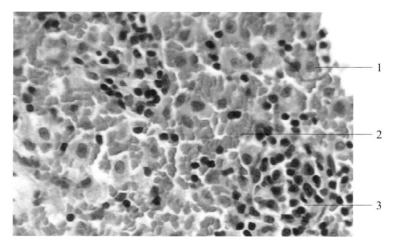

图 305 胸腺皮质出血

胸腺皮质中可见片状出血，
星形细胞肿胀，突起消失
1. 肿胀的星形细胞；
2. 片状出血；
3. 胸腺皮质

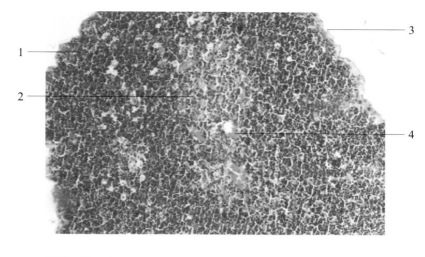

图 306　胸腺血液循环障碍（1）

胸腺皮质与髓质交界处血管扩张充血
1. 皮质；
2. 髓质；
3. 被膜；
4. 扩张充血的皮质与髓质交界处血管

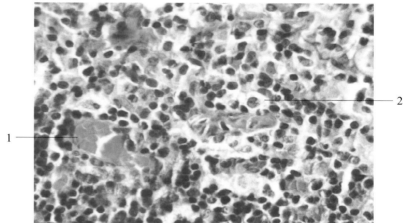

图 307　胸腺血液循环障碍（2）

胸腺髓质中部分上皮细胞水肿，部分毛细血管扩张充血
1. 扩张充血的毛细血管；
2. 髓质中水肿的上皮细胞

4.1.7　急进高原环境第 7 天

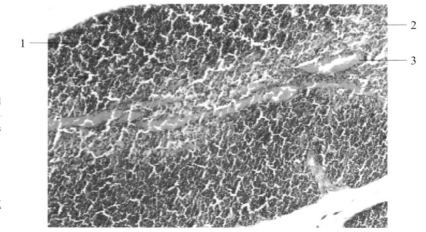

图 308　胸腺血液循环障碍

胸腺皮质与髓质交界处血管扩张充血
1. 皮质；
2. 髓质；
3. 皮质与髓质交界处扩张充血的毛细血管

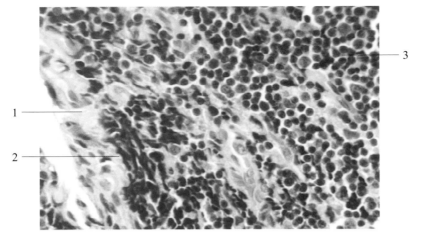

图 309　胸腺组织病变（1）

部分小叶中纤维细胞增生，
淋巴细胞减少
1.淋巴细胞减少；
2.增生的纤维细胞；
3.淋巴细胞

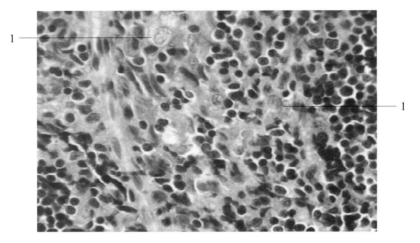

图 310　胸腺组织病变（2）

胸腺髓质部分上皮细胞肿胀
1.肿胀的上皮细胞

4.1.8　急进高原环境第 8 天

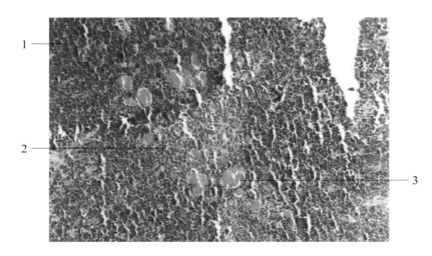

图 311　胸腺血液循环障碍

胸腺皮质以及皮质与髓质交
界处血管扩张充血
1.皮质；
2.髓质；
3.皮质与髓质交界处扩张充
　血的血管

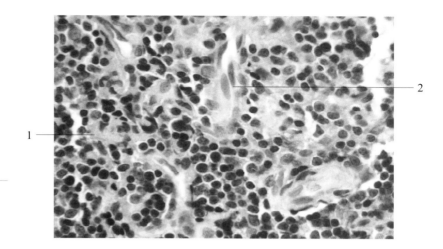

图 312　胸腺组织病变

胸腺髓质中纤维细胞增生
1. 髓质；
2. 增生的纤维细胞

4.1.9　急进高原环境第 9 天

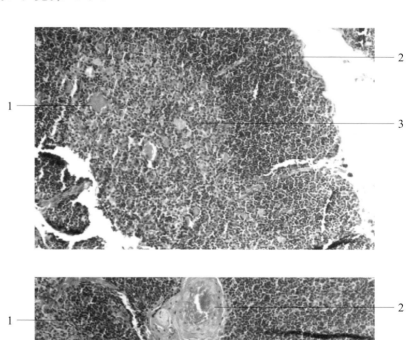

图 313　胸腺髓质血液循环
障碍（1）

胸腺小叶皮质与髓质界限清
晰，髓质中毛细血管扩张充血
1. 髓质中扩张充血的毛细
血管；
2. 皮质；
3. 髓质

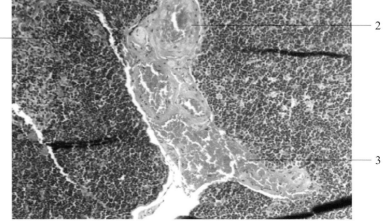

图 314　胸腺髓质血液循环
障碍（2）

胸腺小叶间血管扩张充血
1. 胸腺小叶；
2. 扩张充血的小叶间动脉；
3. 扩张充血的小叶间静脉

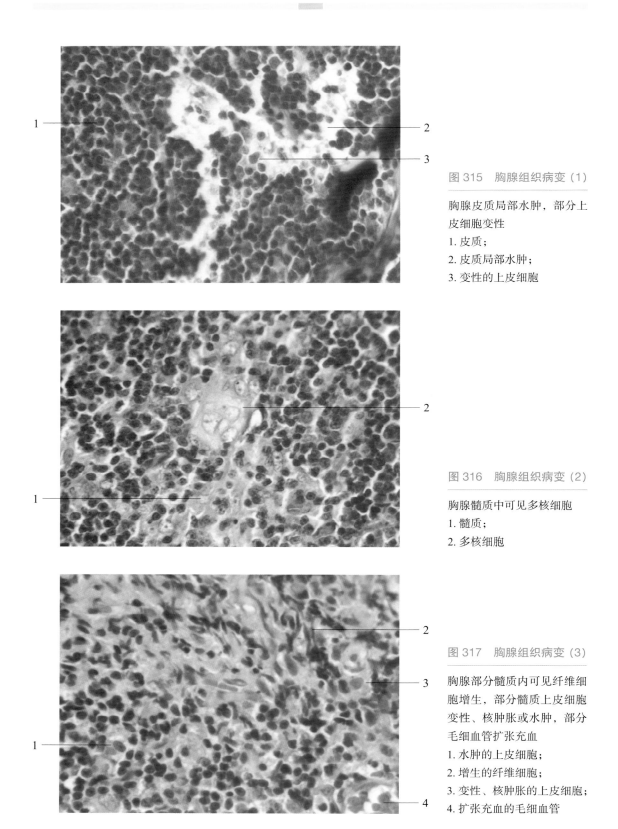

图 315　胸腺组织病变（1）

胸腺皮质局部水肿，部分上皮细胞变性
1. 皮质；
2. 皮质局部水肿；
3. 变性的上皮细胞

图 316　胸腺组织病变（2）

胸腺髓质中可见多核细胞
1. 髓质；
2. 多核细胞

图 317　胸腺组织病变（3）

胸腺部分髓质内可见纤维细胞增生，部分髓质上皮细胞变性、核肿胀或水肿，部分毛细血管扩张充血
1. 水肿的上皮细胞；
2. 增生的纤维细胞；
3. 变性、核肿胀的上皮细胞；
4. 扩张充血的毛细血管

4.2　淋巴结

　　淋巴结主要由淋巴组织和淋巴窦组成，外面包以致密结缔组织被膜，被膜向淋巴结内伸入，形成许多间隔或小梁，构成淋巴结的网状支架，并把淋巴结实质分隔成许多部分。淋巴结内靠近周围部分称为皮质，内含由淋巴细胞聚集而成的一些团块，称为淋巴小结。小结的中央常有细胞分裂增殖现象，故称生发中心。淋巴结的中央部分称为髓质，主要由淋巴组织构成条索状的髓索构成。淋巴结内，凡是淋巴所循行的通道，称为淋巴窦。淋巴从输入管进入淋巴结的淋巴窦，再经输出管流出。当淋巴流经淋巴窦时，淋巴才获得了由淋巴组织所产生的淋巴细胞。

　　本部分将介绍急进高原环境淋巴结组织随时间演变的主要病理学变化。

4.2.0　淋巴结正常组织结构

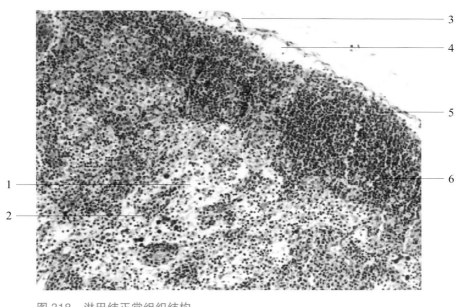

图 318　淋巴结正常组织结构

1.髓窦；2.髓索；3.被膜；4.被膜下淋巴窦；5.淋巴小结；6.副皮质区

4.2.1 急进高原环境第 1 天

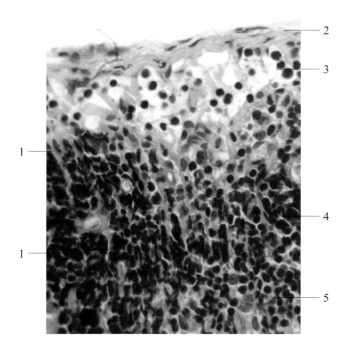

图 319　淋巴结病变

淋巴结部分淋巴小结、副皮质区，纤维细胞增生

1. 增生的纤维细胞；
2. 被膜；
3. 被膜下淋巴窦；
4. 淋巴小结；
5. 副皮质区

4.2.2 急进高原环境第 2 天

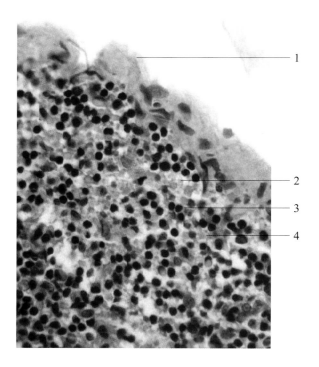

图 320　淋巴结病变（1）

淋巴结被膜下淋巴窦扩张，含有较多的淋巴细胞及红细胞

1. 被膜；
2. 扩张的被膜下淋巴窦；
3. 淋巴窦中的淋巴细胞；
4. 淋巴窦中的红细胞

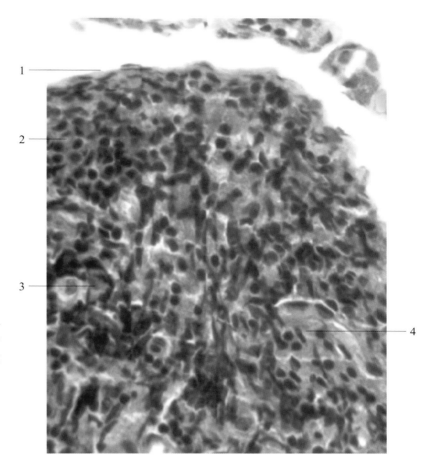

图 321 淋巴结病变（2）

淋巴结副皮质区部分区域纤
维细胞增生，淋巴细胞数量
减少

1. 被膜；
2. 淋巴小结；
3. 副皮质区；
4. 增生的纤维细胞

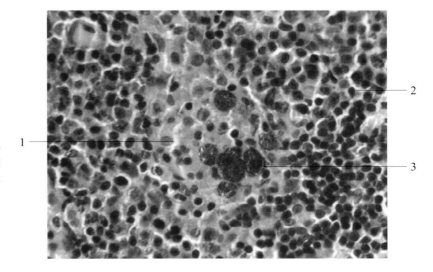

图 322 淋巴结病变（3）

淋巴结副皮质区周围区毛细
血管后微静脉周围可见较多
巨噬细胞

1. 毛细血管后微静脉；
2. 副皮质区周围区；
3. 巨噬细胞

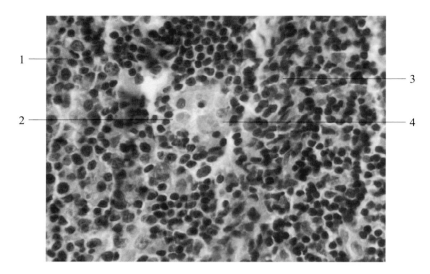

图 323 淋巴结病变 (4)

淋巴结副皮质区周围区部分高内皮的毛细血管后微静脉上皮细胞坏死，周围可见增生的纤维细胞

1. 副皮质区周围区；
2. 坏死的高内皮毛细血管后微静脉上皮细胞；
3. 增生的纤维细胞；
4. 高内皮的毛细血管后微静脉

4.2.3 急进高原环境第 3 天

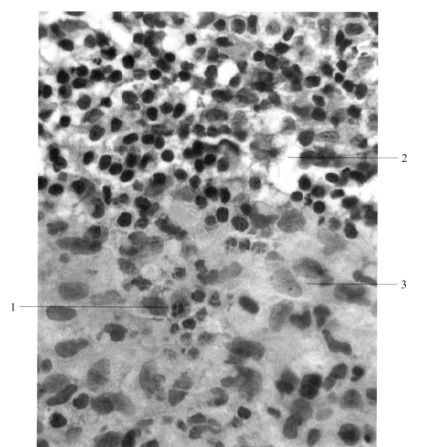

图 324 淋巴结病变 (1)

淋巴结皮质部分区域纤维母细胞增生，间质中可见中性粒细胞浸润

1. 浸润的中性粒细胞；
2. 被膜下淋巴窦；
3. 增生的纤维母细胞

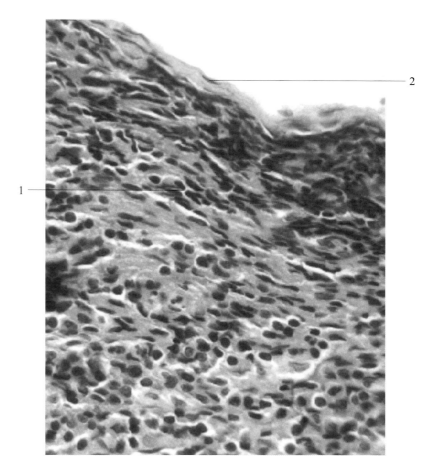

图 325　淋巴结病变（2）

淋巴结部分被膜下纤维细胞
增生
1. 增生的纤维细胞；
2. 被膜

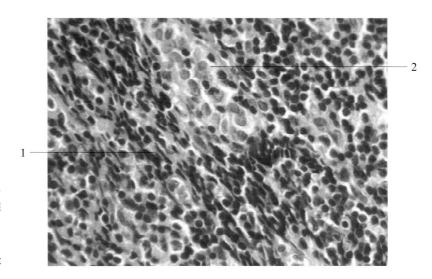

图 326　淋巴结病变（3）

淋巴结皮质部分间质中纤维
细胞增生
1. 增生的纤维细胞；
2. 高内皮的毛细血管后微静脉

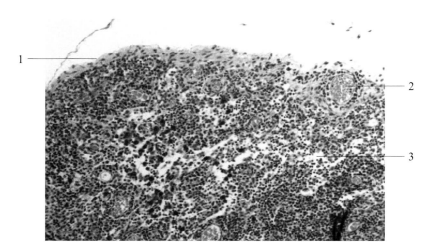

图 327 淋巴结皮质血液循环障碍

淋巴结皮质部分区域血管扩张充血，部分淋巴小结水肿
1. 被膜；
2. 扩张充血的血管；
3. 水肿的淋巴小结

4.2.4 急进高原环境第 4 天

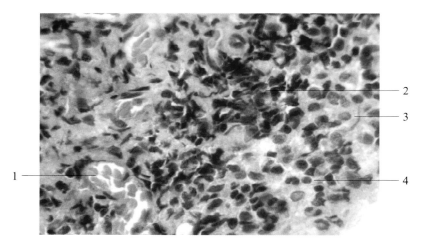

图 328 淋巴结病变（1）

淋巴结局部皮质间质中纤维细胞增生，淋巴细胞数量减少，间质毛细血管扩张充血
1. 扩张充血的毛细血管；
2. 增生的纤维细胞；
3. 网状细胞；
4. 淋巴细胞

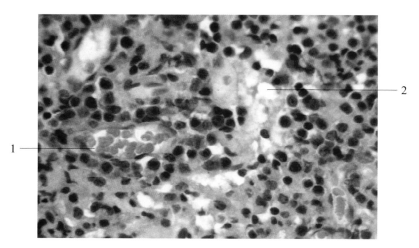

图 329 淋巴结病变（2）

淋巴结局部皮质间质水肿，毛细血管扩张充血
1. 扩张充血的毛细血管；
2. 皮质间质水肿

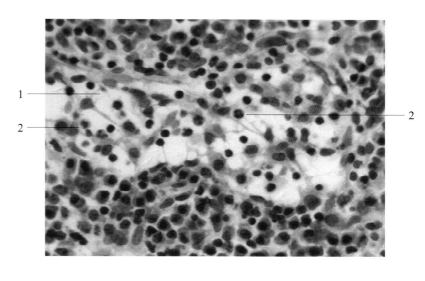

图 330　淋巴结病变（3）

淋巴结局部皮质高内皮微静脉水肿，可见嗜酸性粒细胞浸润

1. 水肿的高内皮微静脉；
2. 浸润的嗜酸性粒细胞

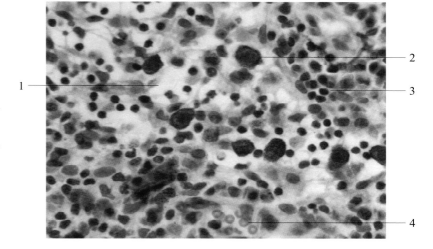

图 331　淋巴结病变（4）

淋巴结局部皮质间质水肿，可见较多巨噬细胞，毛细血管扩张充血

1. 皮质间质水肿；
2. 巨噬细胞；
3. 淋巴细胞；
4. 扩张充血的毛细血管

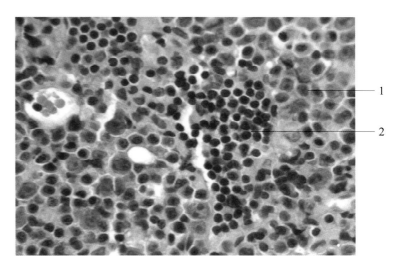

图 332　淋巴结病变（5）

淋巴结局部皮质淋巴细胞减少，呈巢状分布

1. 网状细胞；
2. 呈巢状分布的淋巴细胞

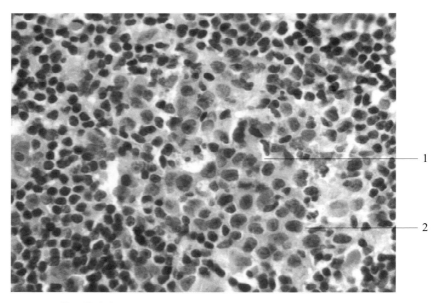

图 333　淋巴结病变（6）

淋巴结局部皮质淋巴小结的淋巴细胞明显减少
1. 淋巴细胞减少的淋巴小结；2. 网状细胞

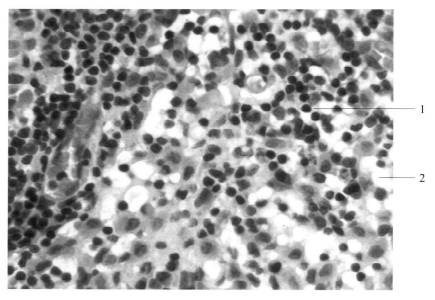

图 334　淋巴结病变（7）

淋巴结局部副皮质区水肿，淋巴细胞减少
1. 淋巴细胞减少的副皮质区；2. 水肿的副皮质区

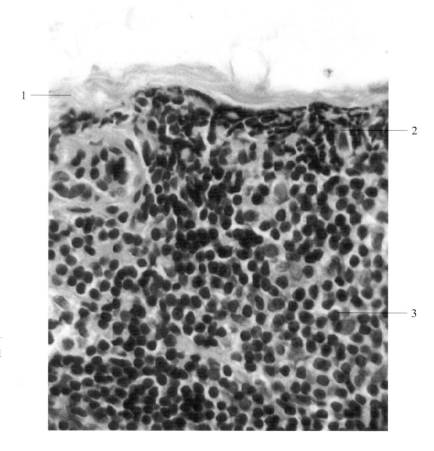

图 335　淋巴结病变（8）

淋巴结局部皮质被膜下纤维
细胞增生
1. 被膜；
2. 增生的纤维细胞；
3. 淋巴结皮质

4.2.5　急进高原环境第 5 天

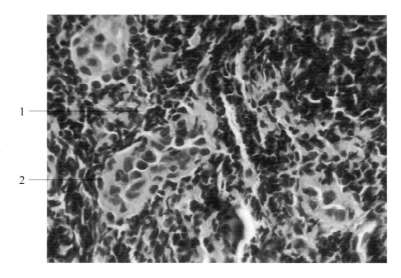

图 336　淋巴结病变（1）

副皮质区高内皮毛细血管后
微静脉闭合，淋巴细胞减少，
周围可见纤维细胞增生
1. 增生的纤维细胞；
2. 闭合的高内皮毛细血管后
　微静脉

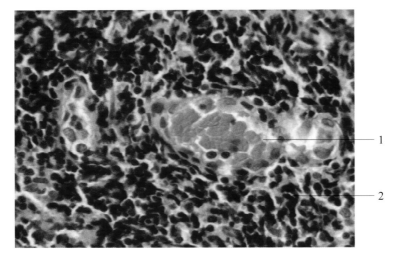

图 337　淋巴结病变（2）

部分高内皮毛细血管后微静脉扩张充血，淋巴细胞减少，周围可见纤维细胞增生
1. 扩张充血的高内皮毛细血管后微静脉；
2. 增生的纤维细胞

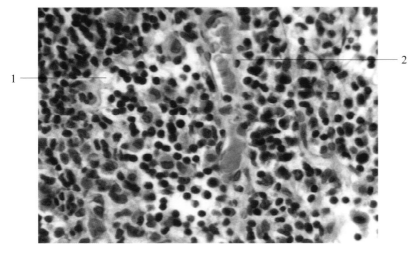

图 338　淋巴结病变（3）

部分皮质间质水肿，毛细血管扩张充血
1. 水肿的皮质间质；
2. 扩张充血的毛细血管

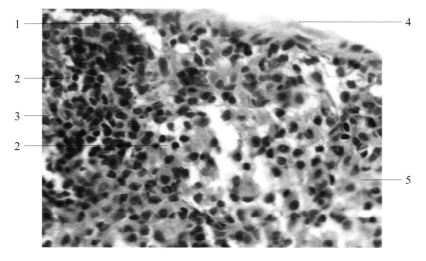

图 339　淋巴结病变（4）

部分淋巴小结及副皮质区淋巴细胞数量减少
1. 被膜下淋巴窦；
2. 淋巴细胞；
3. 淋巴小结；
4. 被膜；
5. 副皮质区

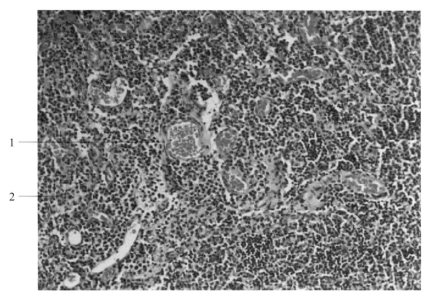

图 340   淋巴结皮质血液循环障碍

局部皮质间质血管扩张充血
1. 扩张充血的血管；2. 淋巴结皮质

4.2.6   急进高原环境第 6 天

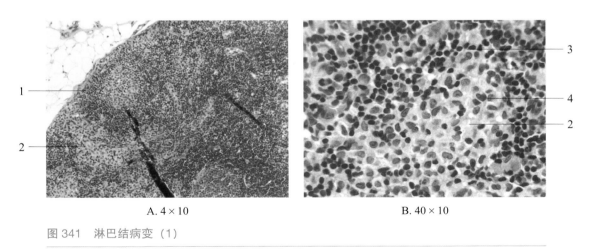

A. 4×10   B. 40×10

图 341   淋巴结病变（1）

淋巴结部分副皮质区淋巴细胞减少
1. 淋巴小结；2. 副皮质区；3 淋巴细胞；4. 网状细胞

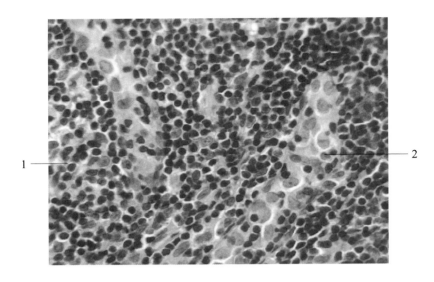

图 342　淋巴结病变（2）

淋巴结部分高内皮毛细血管后微静脉闭合

1. 副皮质区；
2. 闭合的高内皮毛细血管后微静脉

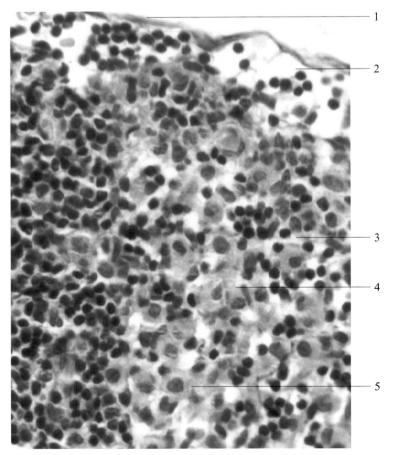

图 343　淋巴结病变（3）

淋巴结部分被膜下淋巴窦扩张，含有数量较多的淋巴细胞，被膜下部分皮质淋巴细胞数量较少

1. 被膜；
2. 扩张的被膜下淋巴窦；
3. 淋巴细胞；
4. 皮质；
5. 网状细胞

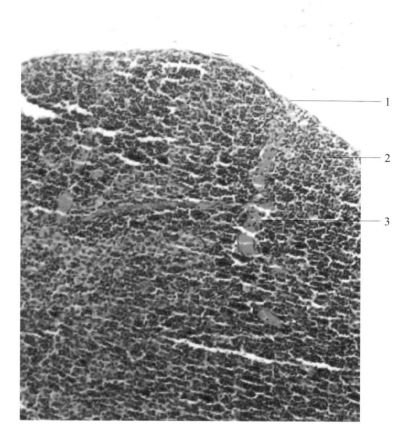

图 344　淋巴结皮质血液
循环障碍

淋巴结皮质部分血管扩张充血
1. 被膜；
2. 皮质；
3. 扩张充血的血管

4.2.7　急进高原环境第 7 天

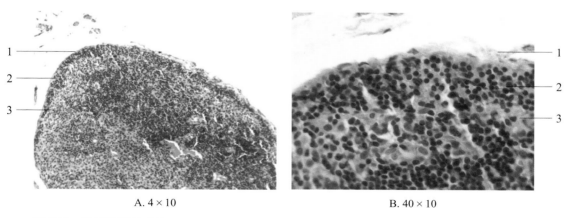

A. 4×10　　　　　　　　　　　　B. 40×10

图 345　淋巴结病变（1）

淋巴结被膜下部分皮质区形成一条独立的淋巴细胞带，副皮质区淋巴细胞数量较少
1. 被膜；2. 淋巴细胞带；3. 淋巴细胞数量较少的副皮质区

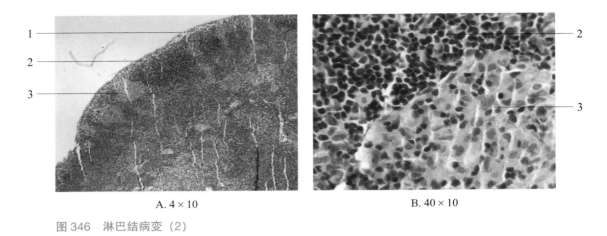

A. 4×10   B. 40×10

图 346   淋巴结病变 (2)

淋巴结淋巴小结淋巴细胞数量较多，周围的副皮质区淋巴细胞数量较少
1. 被膜；2. 细胞数量较多的淋巴小结；3. 淋巴细胞数量较少的副皮质区

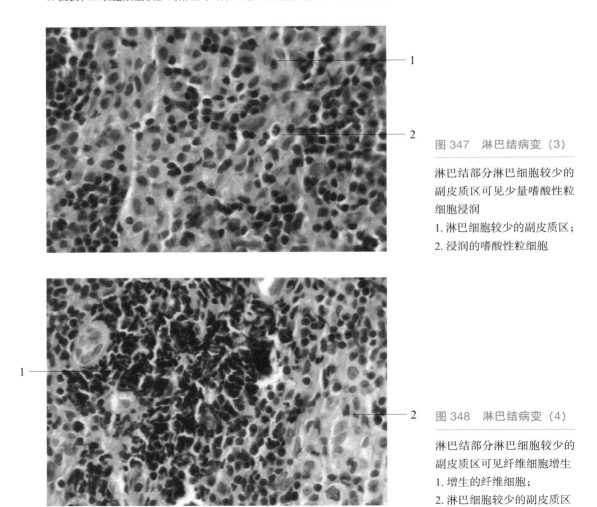

图 347   淋巴结病变 (3)

淋巴结部分淋巴细胞较少的
副皮质区可见少量嗜酸性粒
细胞浸润
1. 淋巴细胞较少的副皮质区；
2. 浸润的嗜酸性粒细胞

图 348   淋巴结病变 (4)

淋巴结部分淋巴细胞较少的
副皮质区可见纤维细胞增生
1. 增生的纤维细胞；
2. 淋巴细胞较少的副皮质区

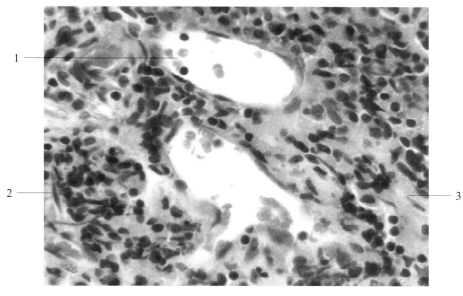

图 349　淋巴结病变（5）

淋巴结部分髓质血管扩张充血，间质可见纤维细胞增生
1. 扩张充血的血管；2. 增生的纤维细胞；3. 淋巴结髓质

4.2.8　急进高原环境第 8 天

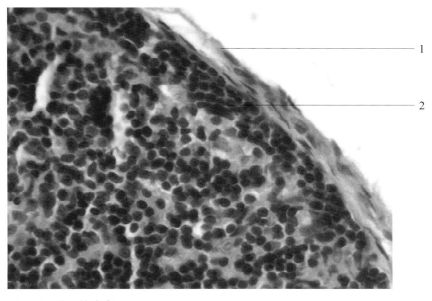

图 350　淋巴结病变（1）

淋巴结被膜下出现淋巴细胞密集带
1. 被膜；2. 淋巴细胞密集带

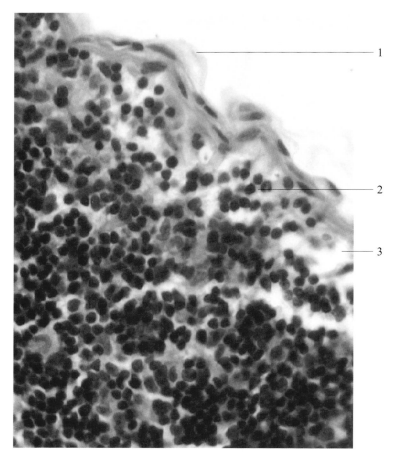

图 351　淋巴结病变（2）

淋巴结被膜下淋巴窦扩张，
含有较多淋巴细胞
1. 被膜；
2. 淋巴窦中的淋巴细胞；
3. 扩张的被膜下淋巴窦

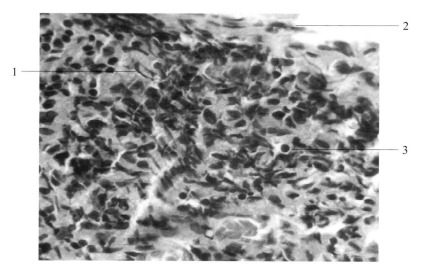

图 352　淋巴结病变（3）

淋巴结局部被膜下淋巴细胞
数量较少，纤维细胞增生
1. 增生的纤维细胞；
2. 被膜；
3. 淋巴细胞

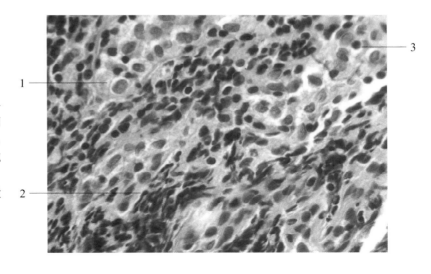

图 353　淋巴结病变（4）

淋巴结部分副皮质区淋巴细胞数量少，纤维细胞增生，毛细血管后微静脉上皮细胞轻度水肿

1. 轻度水肿的毛细血管后微静脉上皮细胞；
2. 增生的纤维细胞；
3. 淋巴细胞

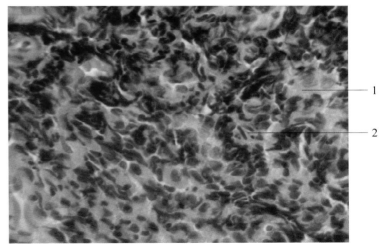

图 354　淋巴结病变（5）

淋巴结局部髓质纤维细胞增生
1. 淋巴结髓质；
2. 增生的纤维细胞

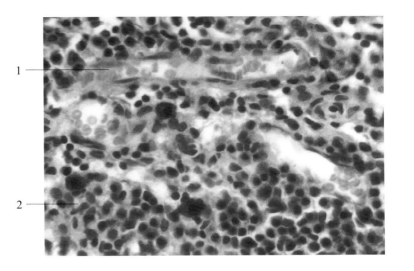

图 355　淋巴结皮质血液循环障碍

淋巴结皮质部分血管扩张充血
1. 扩张充血的血管；
2. 淋巴结皮质

4.2.9　急进高原环境第 9 天

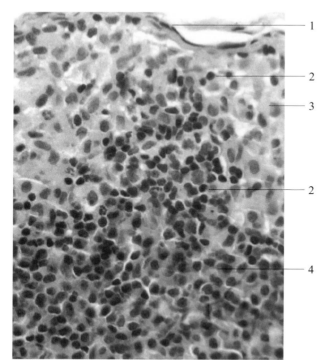

图 356　淋巴结病变（1）

淋巴结部分淋巴小结、副皮质区淋巴细胞较少
1. 被膜；
2. 淋巴细胞；
3. 淋巴细胞较少的副皮质区；
4. 淋巴细胞较少的淋巴小结

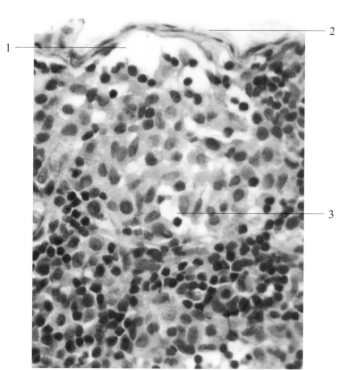

图 357　淋巴结病变（2）

淋巴结局部皮质间质轻度水肿
1. 被膜下淋巴窦；
2. 被膜；
3. 水肿的皮质间质

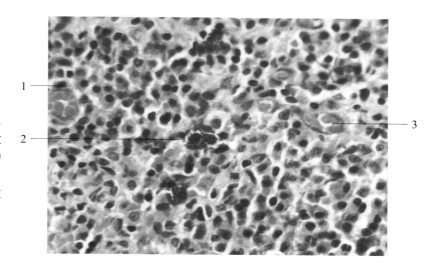

图 358　淋巴结病变（3）

淋巴结淋巴细胞较少处的皮质中可见巨噬细胞，间质中毛细血管扩张充血

1. 毛细血管后微静脉上皮细胞；
2. 巨噬细胞；
3. 扩张充血的毛细血管

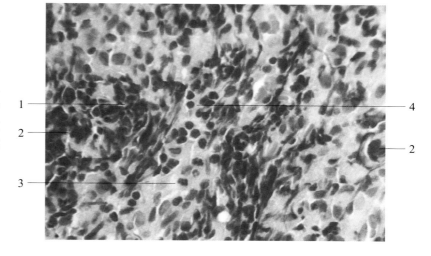

图 359　淋巴结病变（4）

淋巴结皮质中淋巴细胞较少处可见纤维细胞增生，间质中可见巨噬细胞、嗜酸性粒细胞

1. 增生的纤维细胞；
2. 巨噬细胞；
3. 嗜酸性粒细胞；
4. 淋巴细胞

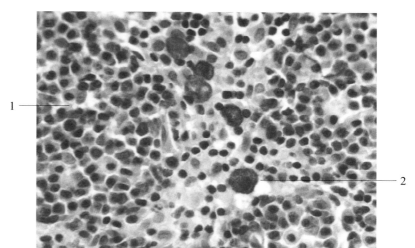

图 360　淋巴结病变（5）

淋巴结髓质中可见巨噬细胞

1. 髓索；
2. 巨噬细胞

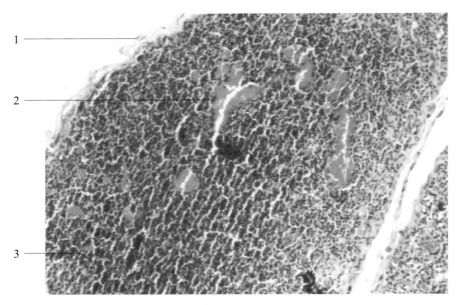

图 361　淋巴结皮质血液循环障碍

淋巴结皮质血管扩张充血
1. 被膜；2. 扩张充血的血管；3. 淋巴结皮质

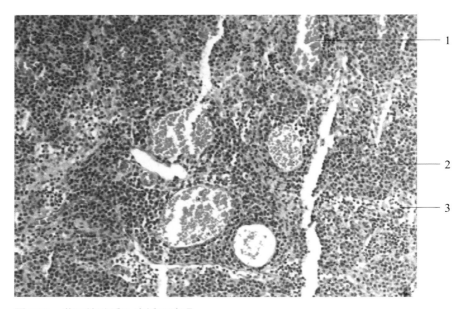

图 362　淋巴结髓质血液循环障碍

淋巴结髓质部分血管扩张充血
1. 扩张充血的血管；2. 髓索；3. 髓窦

4.3 脾脏

脾实质主要由淋巴组织构成，富含血管和血窦，分为白髓、边缘区和红髓三部分。脾的被膜较厚，伸入脾实质形成小梁，构成脾的粗支架。白髓分为动脉周围淋巴鞘和淋巴小结两部分。边缘区包绕动脉周围淋巴鞘和淋巴小结周围，与红髓交界。红髓分布于被膜下、脾小梁周围及边缘区外侧，含有大量血细胞，红髓由脾索及脾窦组成。

本部分将介绍急进高原环境脾脏组织随时间演变的主要病理学变化。

4.3.0 脾脏正常组织结构

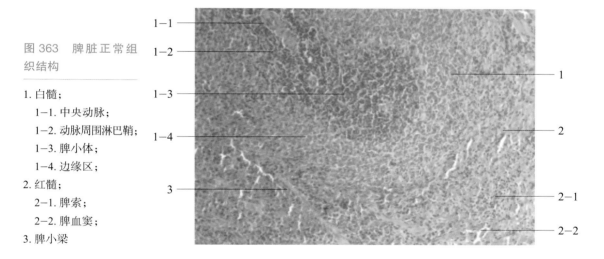

图 363　脾脏正常组织结构

1. 白髓；
　1-1. 中央动脉；
　1-2. 动脉周围淋巴鞘；
　1-3. 脾小体；
　1-4. 边缘区；
2. 红髓；
　2-1. 脾索；
　2-2. 脾血窦；
3. 脾小梁

4.3.1 急进高原环境第 1 天

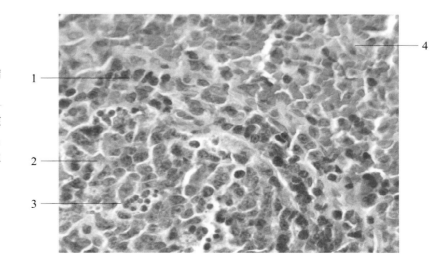

图 364　脾脏组织病变（1）

部分白髓脾小体出现核浓缩的细胞呈团分布，淋巴细胞明显减少，边缘区变薄

1. 边缘区；
2. 白髓；
3. 核浓缩的细胞团；
4. 红髓

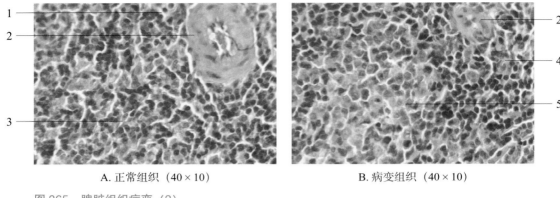

A. 正常组织（40×10）　　　　　　　B. 病变组织（40×10）

图 365　脾脏组织病变（2）

脾小体中淋巴细胞数量减少
1. 正常动脉周围淋巴鞘；2. 中央动脉；3. 正常脾小体淋巴细胞较多；4. 动脉周围淋巴鞘；5. 淋巴细胞减少的脾小体

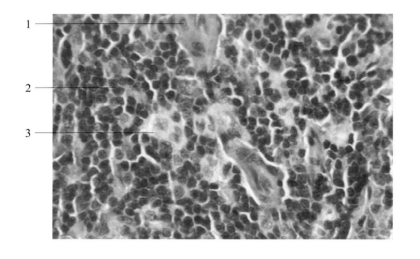

图366　脾脏组织病变（3）

动脉周围淋巴鞘部分上皮细胞变性
1. 中央动脉；
2. 动脉周围淋巴鞘；
3. 变性的上皮细胞

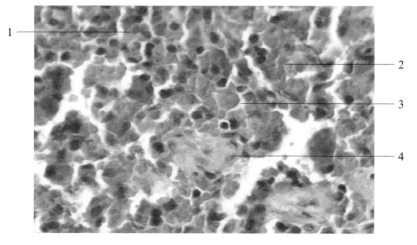

图367　脾脏组织病变（4）

红髓间质中可见黄色沉积物
1. 脾索；
2. 脾血窦；
3. 间质中的黄色沉积物；
4. 脾小梁

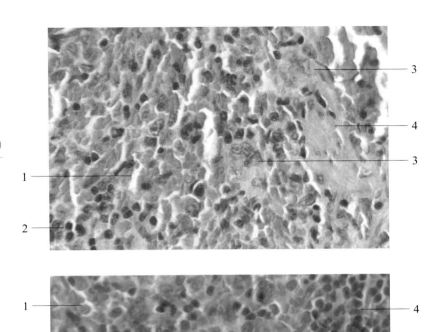

图368　脾脏组织病变（5）

红髓中多核巨细胞增多

1. 脾血窦；
2. 脾索；
3. 多核巨细胞；
4. 脾小梁

图369　脾脏组织病变（6）

红髓中网状细胞裸露、呈团
分布

1. 脾血窦；
2. 裸露、呈团分布的网状
   细胞；
3. 脾索；
4. 白髓

4.3.2　急进高原环境第 2 天

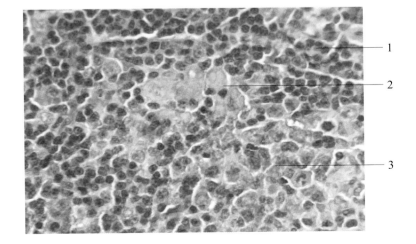

图370　脾脏组织病变（1）

白髓脾小体间质中可见黄色
沉淀物

1. 动脉周围淋巴鞘；
2. 间质中的黄色沉淀物；
3. 脾小体

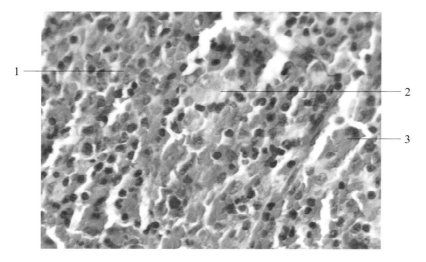

图 371 脾脏组织病变（2）

红髓间质中可见黄色沉淀物
1. 脾索；
2. 间质中的黄色沉淀物；
3. 脾血窦

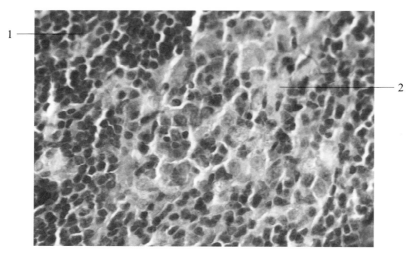

图 372 脾脏组织病变（3）

白髓中脾小体淋巴细胞数量减少
1. 动脉周围淋巴鞘；
2. 淋巴细胞数量减少的脾小体

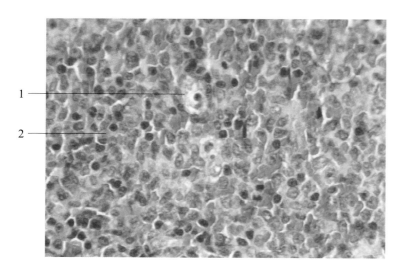

图 373 脾脏组织病变（4）

边缘区部分细胞水肿
1. 水肿的细胞；
2. 边缘区

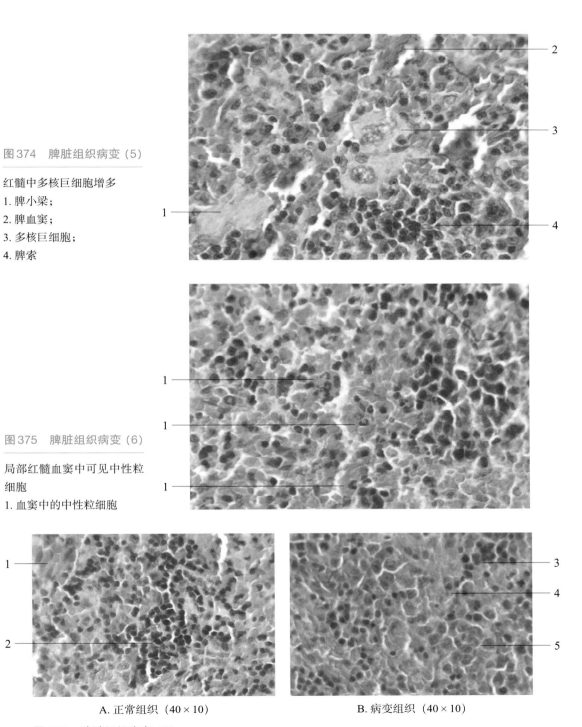

图374　脾脏组织病变（5）

红髓中多核巨细胞增多
1. 脾小梁；
2. 脾血窦；
3. 多核巨细胞；
4. 脾索

图375　脾脏组织病变（6）

局部红髓血窦中可见中性粒细胞
1. 血窦中的中性粒细胞

A. 正常组织（40×10）　　　　　　　　B. 病变组织（40×10）

图 376　脾脏组织病变（7）

与正常组织相比，病变组织红髓淋巴细胞数量和红细胞数量明显减少，网状细胞裸露
1. 正常红髓血窦；2. 正常红髓脾索中的淋巴细胞；3. 红髓淋巴细胞数量减少；4. 红髓红细胞数量减少；
5. 裸露的网状细胞

4.3.3 急进高原环境第 3 天

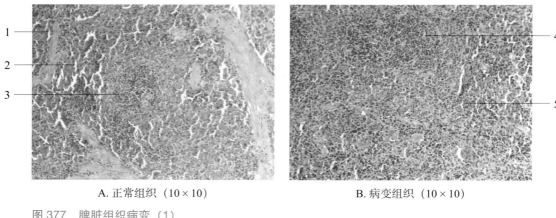

A. 正常组织（10×10）　　　　　　　B. 病变组织（10×10）

图 377　脾脏组织病变（1）

正常组织红髓较宽，红细胞数量较多，病变组织红髓变窄，红细胞数量明显减少
1. 正常脾小梁；2. 正常红髓；3. 正常白髓；4. 白髓；5. 红髓变窄，红细胞数量减少

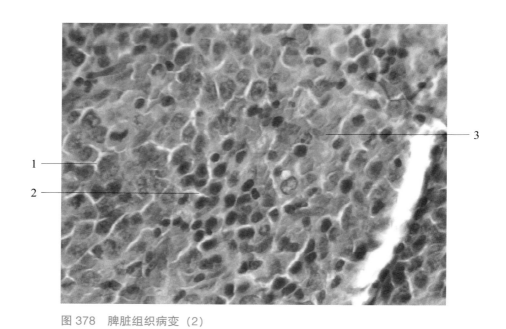

图 378　脾脏组织病变（2）

部分网状细胞肿胀
1. 肿胀的网状细胞；2. 脾索；3. 脾血窦

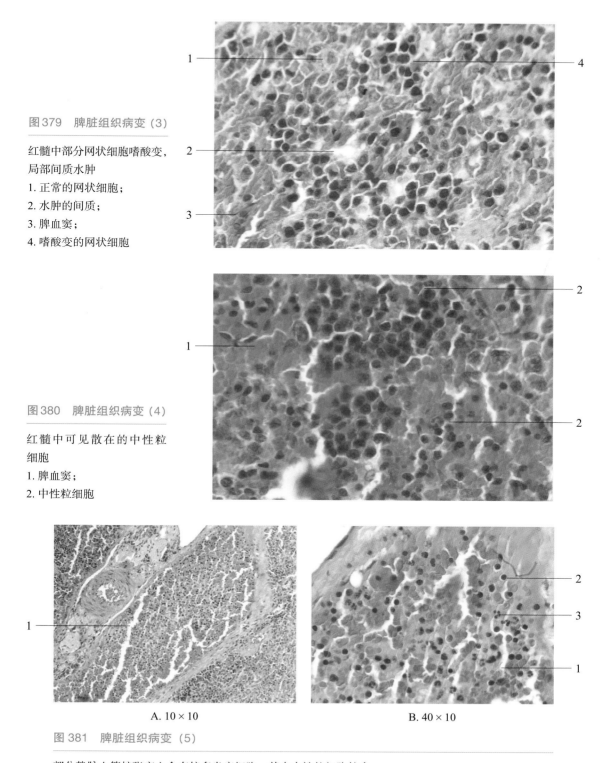

图379　脾脏组织病变（3）

红髓中部分网状细胞嗜酸变，局部间质水肿

1. 正常的网状细胞；
2. 水肿的间质；
3. 脾血窦；
4. 嗜酸变的网状细胞

图380　脾脏组织病变（4）

红髓中可见散在的中性粒细胞

1. 脾血窦；
2. 中性粒细胞

A. 10×10

B. 40×10

图381　脾脏组织病变（5）

部分静脉血管扩张充血含有较多炎症细胞，其中中性粒细胞较多

1. 扩张充血含有较多炎症细胞的静脉血管；2. 淋巴细胞；3. 中性粒细胞

4.3.4 急进高原环境第 4 天

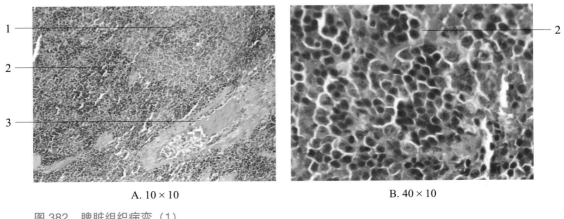

A. 10×10   B. 40×10

图 382 脾脏组织病变（1）

红髓中红细胞数量明显减少，部分网状细胞嗜酸变，部分血管中可见血栓形成
1. 白髓；2. 嗜酸变的网状细胞；3. 血栓形成

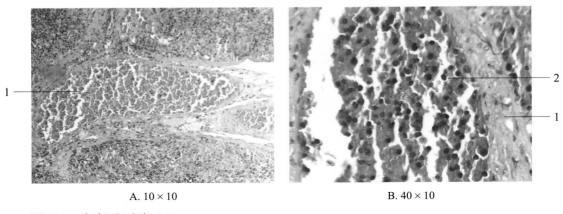

A. 10×10   B. 40×10

图 383 脾脏组织病变（2）

部分静脉扩张充血，含有较多淋巴细胞
1. 扩张充血的静脉；2. 淋巴细胞

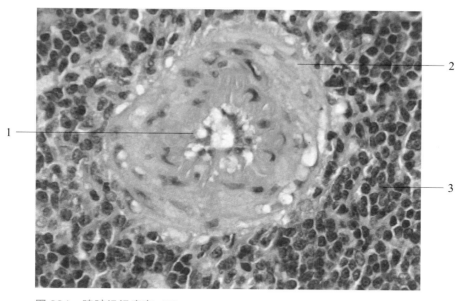

图 384　脾脏组织病变（3）

部分中央动脉内皮细胞水肿

1. 水肿的中央动脉内皮细胞；2. 中央动脉；3. 动脉周围淋巴鞘

4.3.5　急进高原环境第 5 天

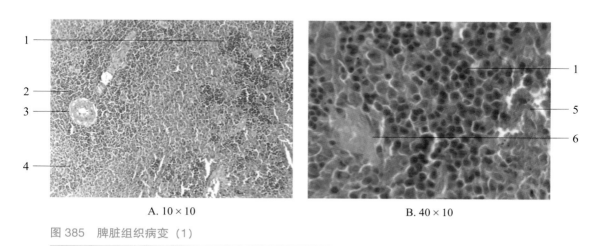

A. 10×10　　　　　　　　　　　　　　B. 40×10

图 385　脾脏组织病变（1）

部分中央动脉内皮细胞水肿，外膜纤维水肿，红髓中网状细胞嗜酸变、呈片状分布，红髓中红细胞数量减少

1. 嗜酸变的红髓网状细胞；2. 动脉周围淋巴鞘；3. 内皮及外膜水肿的中央动脉；4. 边缘区；5. 红髓血窦；

6. 脾小梁

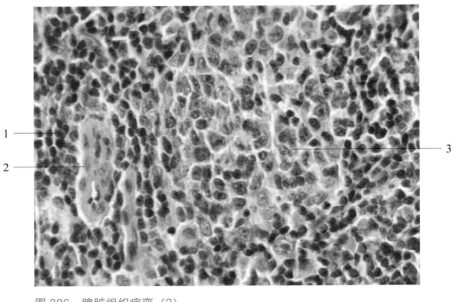

图 386　脾脏组织病变（2）

脾小体中淋巴细胞数量减少
1. 动脉周围淋巴鞘；2. 中央动脉；3. 淋巴细胞数量减少的脾小体

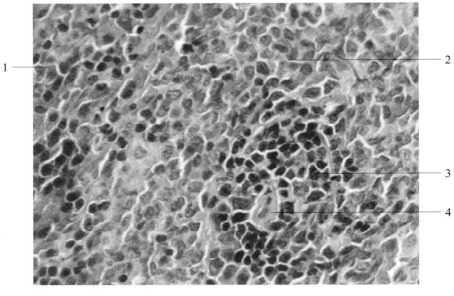

图 387　脾脏组织病变（3）

边缘区淋巴细胞明显减少
1. 淋巴细胞减少的边缘区；2. 脾小体；3. 动脉周围淋巴鞘；4. 中央动脉

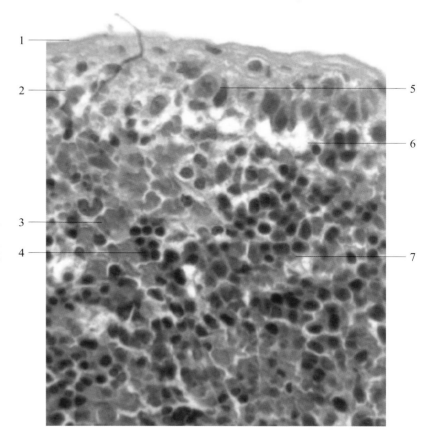

图 388　脾脏组织病变（4）

被膜下部分网状细胞水肿或
细胞核肿胀，间质水肿，部
分网状细胞嗜酸变，血窦中
红细胞数量较少

1. 被膜；
2. 水肿的网状细胞；
3. 脾脏红髓血窦；
4. 脾索；
5. 细胞核肿胀的网状细胞；
6. 间质水肿；
7. 嗜酸变的网状细胞

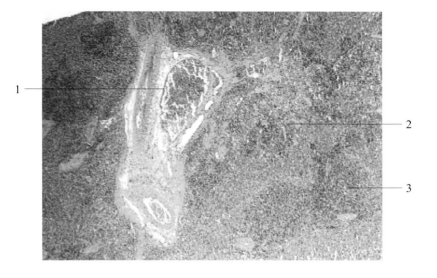

图 389　脾脏组织血液循
环障碍（1）

部分血管扩张充血
1. 扩张充血的血管；
2. 红髓；
3. 白髓

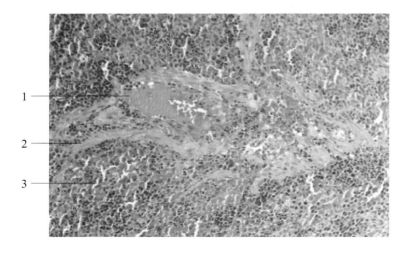

图 390　脾脏组织血液循环障碍（2）

部分血管内可见血栓形成
1. 含有血栓的血管；
2. 脾小梁；
3. 红髓

4.3.6　急进高原环境第 6 天

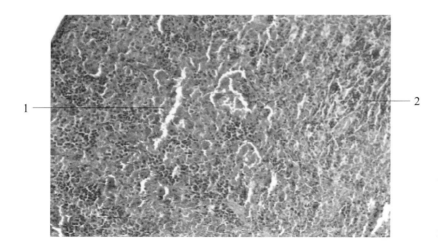

图 391　脾脏组织病变（1）

红髓血窦明显扩张充血
1. 扩张充血的红髓血窦；
2. 白髓

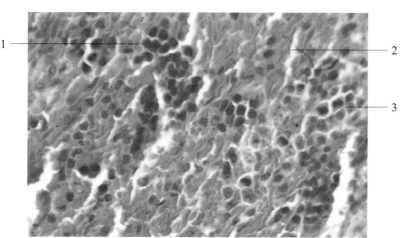

图 392　脾脏组织病变（2）

红髓红细胞数量增加，淋巴细胞数量也增加，红髓网状细胞仍有部分嗜酸变
1. 淋巴细胞数量增加；
2. 红髓血窦；
3. 嗜酸变的网状细胞

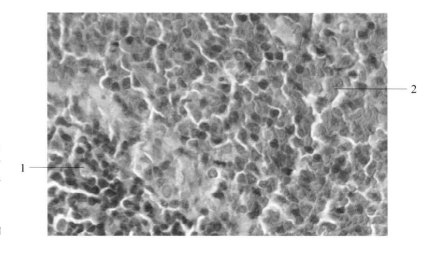

图 393　脾脏组织病变（3）

白髓边缘区红细胞数量明显
增加

1. 白髓脾小体；
2. 白髓边缘区红细胞数量增加

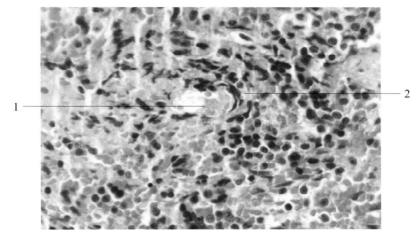

图 394　脾脏组织病变（4）

偶见红髓局部网状细胞变性
坏死，纤维细胞增生

1. 变性坏死的网状细胞；
2. 增生的纤维细胞

4.3.7　急进高原环境第 7 天

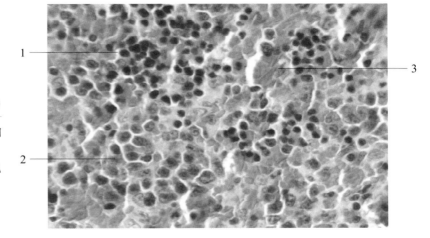

图 395　脾脏组织病变（1）

红髓中淋巴细胞数量和血细
胞数量均有较明显的增加

1. 红髓中数量增加的淋巴
   细胞；
2. 红髓中的网状细胞；
3. 红髓血窦

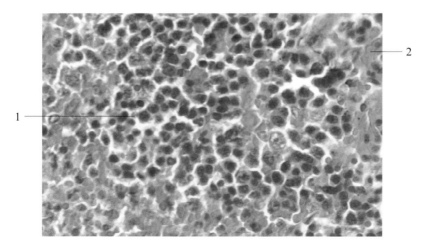

图 396 脾脏组织病变（2）

红髓中血细胞数量明显增加，局部仍有部分网状细胞嗜酸变
1. 红髓中嗜酸变的网状细胞；
2. 红髓血窦

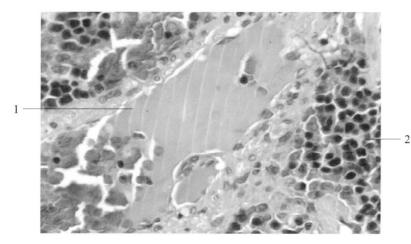

图 397 脾脏组织血液循环障碍

红髓中部分静脉有血栓形成
1. 红髓中静脉有血栓形成；
2. 白髓

4.3.8 急进高原环境第 8 天

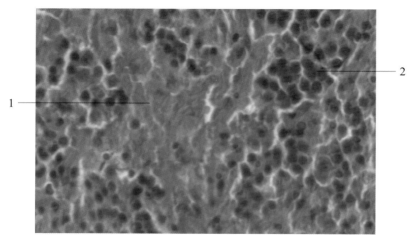

图 398 脾脏组织病变（1）

红髓血窦扩张充血
1. 扩张充血的红髓血窦；
2. 红髓网状细胞

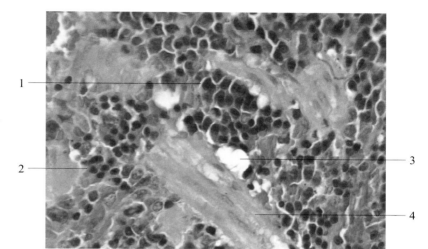

图 399　脾脏组织病变（2）

红髓小梁周围出现水肿，部分网状细胞嗜酸变，淋巴细胞数量增加

1. 嗜酸变的网状细胞；
2. 数量增加的淋巴细胞；
3. 小梁周围出现水肿；
4. 脾小梁

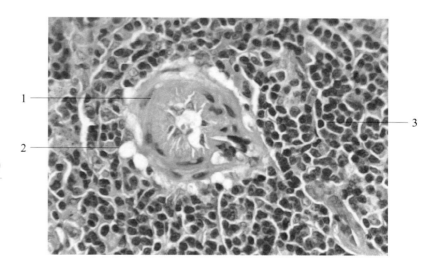

图 400　脾脏组织病变（3）

部分中央动脉外膜水肿

1. 中央动脉；
2. 中央动脉外膜水肿；
3. 白髓

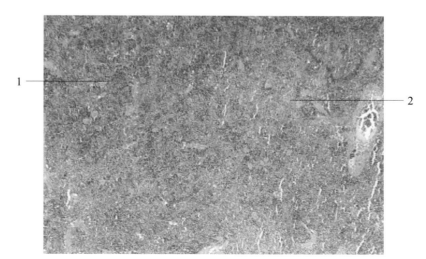

图 401　脾脏组织病变（4）

局部区域白髓与红髓界限不清晰

1. 白髓；
2. 红髓

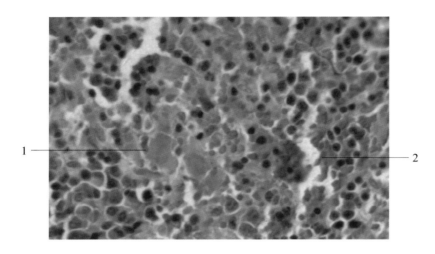

图 402　脾脏组织病变（5）

局部区域红髓细胞变性坏死
1. 变性坏死的红髓细胞；
2. 红髓血窦

4.3.9　急进高原环境第 9 天

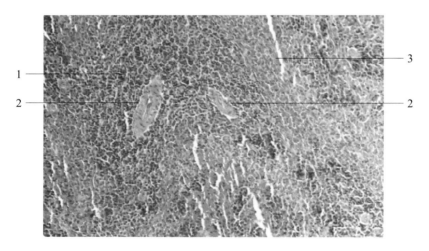

图 403　脾脏组织病变（1）

部分白髓中出现双中央动脉
1. 白髓；
2. 白髓中央动脉；
3. 红髓

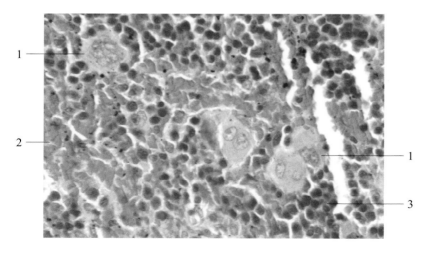

图 404　脾脏组织病变（2）

红髓中多核细胞数量增多
1. 多核细胞；
2. 红髓血窦；
3. 红髓脾索

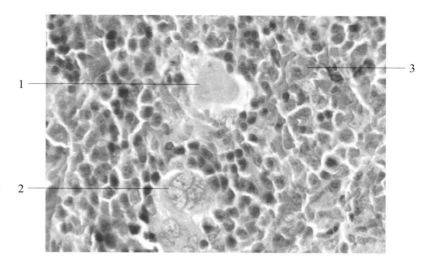

图 405　脾脏组织病变（3）

红髓中部分多核细胞水肿，
细胞核消失

1. 水肿、细胞核消失的多核
　 细胞；
2. 红髓中的多核细胞；
3. 红髓血窦

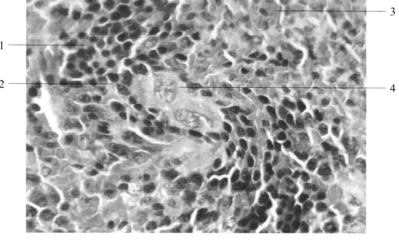

图 406　脾脏组织病变（4）

红髓中多核细胞周围可见嗜
酸性网状细胞

1. 脾脏红髓脾索；
2. 多核细胞周围的嗜酸性网
　 状细胞；
3. 红髓血窦；
4. 红髓中的多核细胞

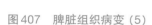
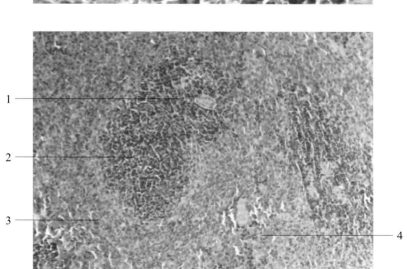

图 407　脾脏组织病变（5）

部分白髓中央动脉周围淋巴
鞘、脾小体、边缘区基本
正常

1. 脾脏白髓中央动脉周围淋
　 巴鞘；
2. 白髓脾小体；
3. 白髓边缘区；
4. 红髓

5 | 急进高原环境泌尿系统（肾脏）组织病理学变化

肾脏表面有被膜包绕，肾实质分为浅层的皮质和深层的髓质两部分。显微镜下观察，肾实质主要由许多弯曲的小管组成，即泌尿小管。泌尿小管包括肾单位和集合管系两部分，肾单位起始部膨大，称为肾小体，与肾小体相连的弯曲管道称肾小管，分为近端小管、细段和远端小管，远端小管末端通入集合管系，集合管系又分三段，分别为集合小管、皮质集合管和髓质集合管。

本部分将介绍急进高原环境肾脏组织随时间演变的主要病理学变化。

5.0 肾脏正常组织结构

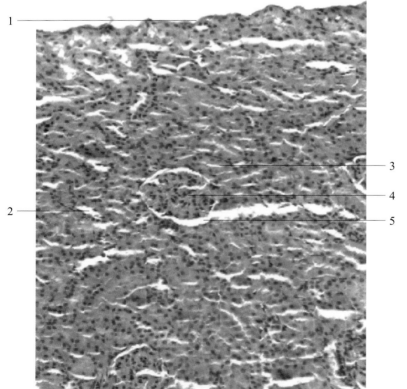

图 408 肾脏正常组织结构（1）

皮质浅表肾单位
1. 被膜；
2. 远曲小管；
3. 近曲小管；
4. 肾小体血管球；
5. 肾小囊

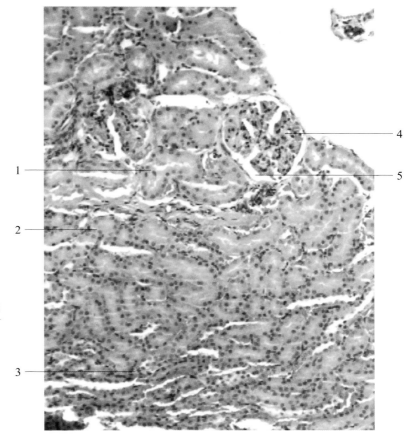

图 409 肾脏正常组织结构（2）

皮质髓旁肾单位
1. 近曲小管；
2. 远曲小管；
3. 髓质；
4. 肾小体血管球；
5. 肾小囊

5.1 急进高原环境第 1 天

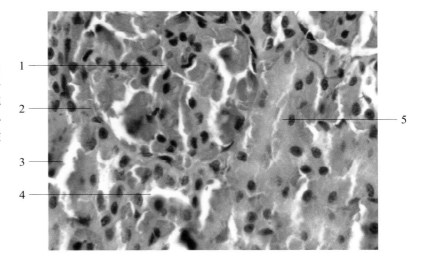

图 410 皮质浅表肾单位病变

少数浅表肾小体肾小球轻度充血，囊腔狭窄，周围近曲小管，管腔狭窄，远曲小管管腔清晰，间质血管扩张充血
1. 充血的肾小体血管球；
2. 肾小囊；
3. 扩张充血的间质血管；
4. 远曲小管；
5. 近曲小管

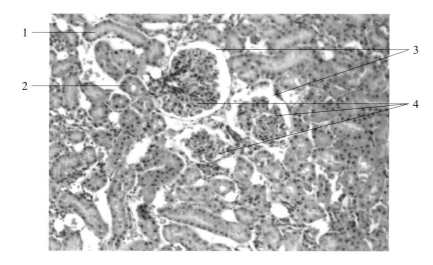

图 411 皮质髓旁肾单位病变

髓旁肾单位，未见明显病理改变
1. 远曲小管；
2. 近曲小管；
3. 肾小囊；
4. 肾小体血管球

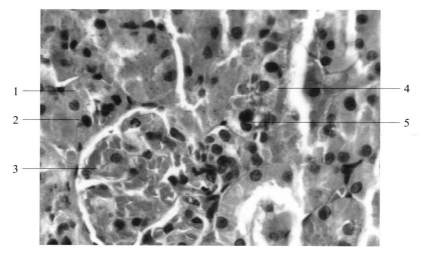

图 412 皮质肾小管病变

皮质部分肾小管上皮变性、核浓缩
1. 近曲小管；
2. 核浓缩的近曲小管上皮细胞；
3. 肾小体血管球；
4. 远曲小管；
5. 核浓缩的远曲小管上皮细胞

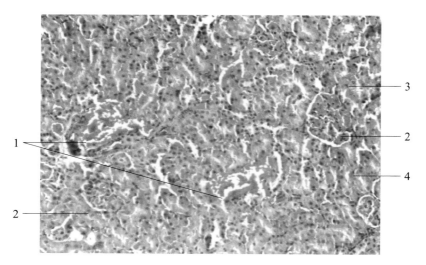

图 413 皮质间质病变

部分间质血管扩张充血
1. 扩张充血的皮质间质血管；
2. 肾小体血管球；
3. 远曲小管；
4. 近曲小管

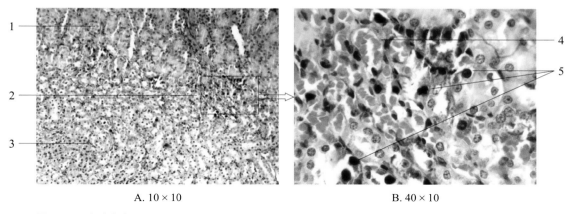

A. 10 × 10   B. 40 × 10

图 414　髓质病变（1）

皮质与髓质交界处可见部分集合管上皮细胞变性、核深染，部分间质毛细血管扩张充血
1. 肾脏皮质；2. 肾脏皮质与髓质交界处；3. 肾脏髓质；4. 扩张充血的毛细血管；5. 核深染的集合管上皮细胞

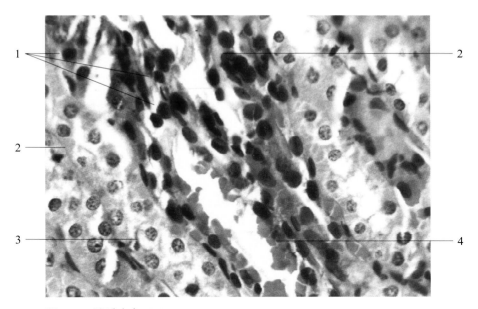

图 415　髓质病变（2）

髓质髓放线部分上皮细胞核肿胀、深染，部分上皮细胞水肿，部分间质血管扩张充血
1. 核肿胀、深染的髓放线上皮细胞；2. 髓放线；3. 水肿的髓放线上皮细胞；4. 扩张充血的间质血管

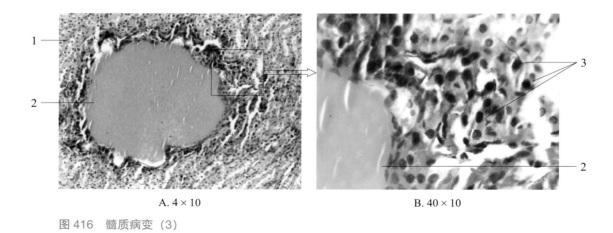

A. 4×10   B. 40×10

图 416 髓质病变（3）

髓质中，偶见静脉血管扩张、有血栓形成，髓放线上皮细胞变性，核深染、肿胀
1. 皮质髓放线；2. 静脉血栓；3. 核深染、肿胀的髓放线上皮细胞

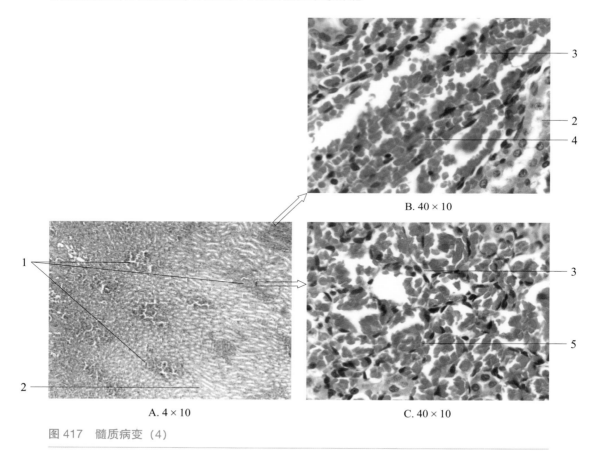

B. 40×10

A. 4×10   C. 40×10

图 417 髓质病变（4）

髓质髓放线局部间质血管扩张充血、呈丛状分布，部分血管上皮细胞核浓缩
1. 呈丛状分布、扩张充血的血管；2. 髓放线；3. 核浓缩的血管上皮细胞；4. 纵切的扩张充血的血管丛；
5. 横切的扩张充血的血管丛

5.2　急进高原环境第 2 天

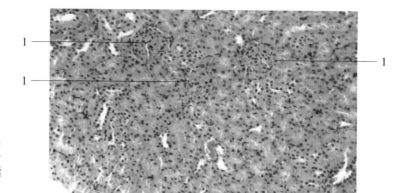

图 418　皮质浅表肾单位病变 (1)

多数浅表肾小体，血管球肿胀、囊腔狭窄

1. 血管球肿胀、囊腔狭窄的肾小体；
2. 被膜

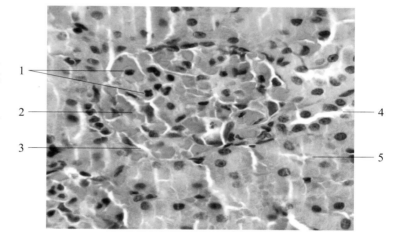

图 419　皮质浅表肾单位病变 (2)

部分浅表肾单位，肾小体血管球充血肿胀，部分血管球细胞核浓缩，囊腔狭窄，周围近曲小管上皮细胞肿胀，管腔不清晰

1. 核浓缩的血管球细胞；
2. 充血肿胀的肾小体血管球；
3. 狭窄的肾小体囊腔；
4. 远曲小管；
5. 上皮细胞肿胀的近曲小管

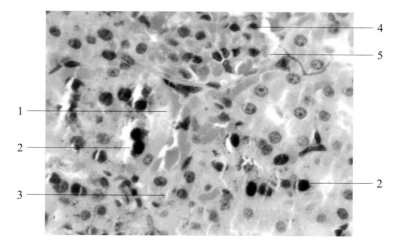

图 420　皮质浅表肾单位病变 (3)

部分近曲小管上皮细胞肿胀，管腔狭窄，部分细胞核深染，间质毛细血管扩张充血，肾小体血管球充血肿胀，囊腔狭窄

1. 扩张充血的间质毛细血管；
2. 细胞核深染的近曲小管上皮细胞；
3. 上皮细胞肿胀，管腔狭窄的近曲小管；
4. 充血肿胀的肾小体血管球；
5. 狭窄的肾小体囊腔

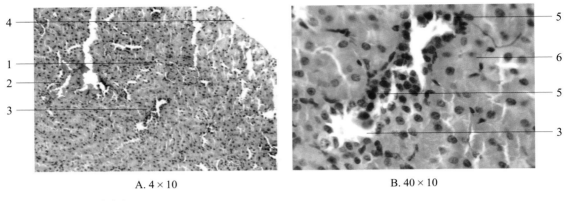

A. 4×10   B. 40×10

图 421　皮质病变（1）

肾脏皮质部分集合管，上皮细胞肿胀，核浓缩、深染
1. 充血肿胀、囊腔狭窄的浅表肾小体；2. 扩张充血的间质血管；3. 皮质中的集合管；4. 被膜；5. 核浓缩的集合管上皮细胞；6. 上皮细胞肿胀的近曲小管

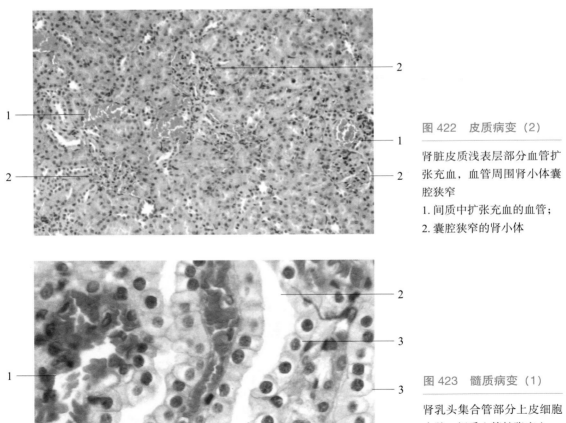

图 422　皮质病变（2）

肾脏皮质浅表层部分血管扩张充血，血管周围肾小体囊腔狭窄
1. 间质中扩张充血的血管；
2. 囊腔狭窄的肾小体

图 423　髓质病变（1）

肾乳头集合管部分上皮细胞水肿，间质血管扩张充血
1. 扩张充血的间质血管；
2. 髓质集合管；
3. 水肿的集合管上皮细胞

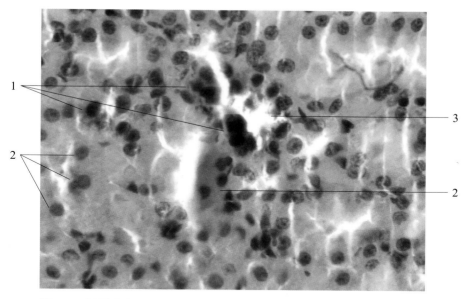

图 424　髓质病变（2）

髓质集合管部分上皮细胞肿胀、核深染，部分上皮细胞嗜酸变，间质毛细血管扩张充血

1. 肿胀、核深染的髓质集合管上皮细胞；2. 嗜酸变的髓质集合管上皮细胞；3. 髓质集合管

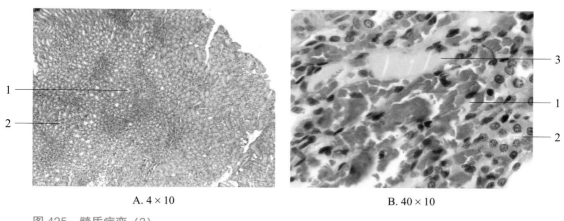

A. 4×10　　　　　　　　　　　　B. 40×10

图 425　髓质病变（3）

髓质间质血管丛扩张充血，部分可见血栓形成

1. 髓质间质中的血管丛；2. 髓质集合管；3. 血管丛中形成的血栓

5.3 急进高原环境第 3 天

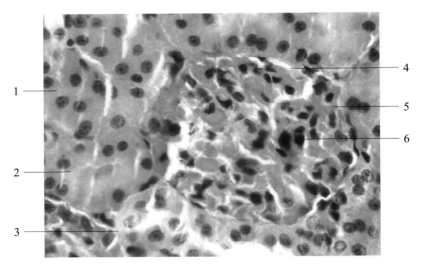

图 426 皮质病变

肾小体血管球充血，部分上皮细胞核肿胀、深染，囊腔狭窄；肾小体周围近曲小管上皮细胞肿胀，管腔狭窄，部分管腔内可见脱落的上皮细胞；远曲小管未见明显病变

1.上皮细胞肿胀，管腔狭窄的近曲小管；2.近曲小管管腔内脱落的上皮细胞；3.远曲小管；4.狭窄的肾小体囊腔；5.充血的肾小体血管球；6.肾小体血管球中核肿胀、深染的上皮细胞

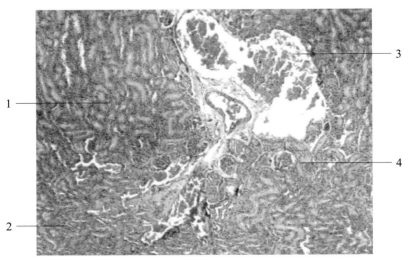

图 427 皮质血液循环障碍（1）

皮质与髓质交界处部分血管扩张充血较为严重
1.皮质；2.髓质；3.扩张充血的血管；4.髓旁肾小体

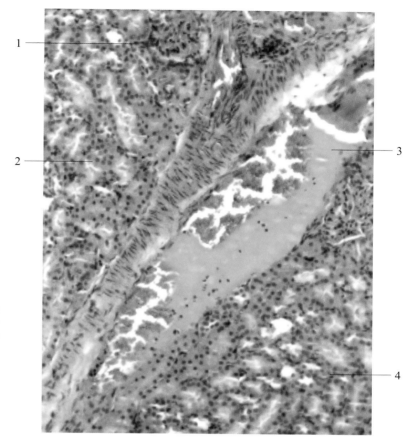

图 428 皮质血液循环障碍 (2)

皮质与髓质交界处部分血管中
可见血栓形成
1. 髓旁肾小体；
2. 皮质；
3. 形成血栓的血管；
4. 髓质

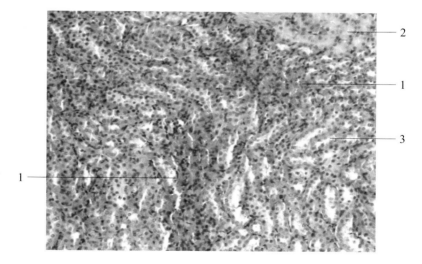

图 429 髓质病变（1）

髓质血管丛扩张充血
1. 扩张充血的髓质血管丛；
2. 皮质；
3. 髓质集合管

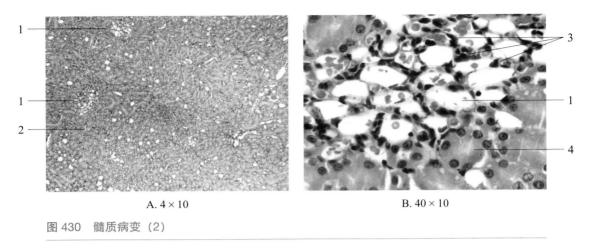

A. 4×10　　　　　　　　　　B. 40×10

图 430　髓质病变（2）

髓质血管丛扩张，部分血管内皮细胞肿胀；髓质集合管上皮细胞肿胀，管腔不清晰

1. 扩张的肾脏髓质血管丛；2. 髓质；3. 肿胀的血管内皮细胞；4. 管腔不清晰的髓质集合管

5.4　急进高原环境第 4 天

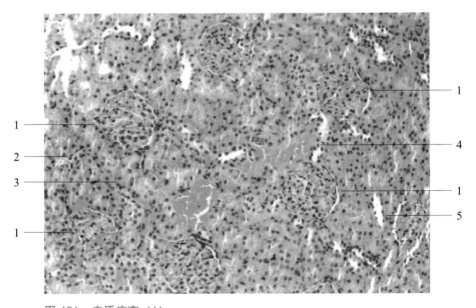

图 431　皮质病变（1）

皮质浅表层，部分肾小体血管球充血肿胀，囊腔狭窄，周围近曲小管、远曲小管管腔不清晰，部分间质血管扩张充血

1. 充血肿胀的肾小体血管球；2. 管腔不清晰的远曲小管；3. 管腔不清晰的近曲小管；4. 扩张充血的间质血管；5. 肾脏皮质集合管

图 432　皮质病变（2）

皮质浅表层，部分肾小体囊腔
狭窄的血管球充血肿胀，上皮
细胞变性、核深染，部分近曲
小管上皮细胞嗜酸变、核深
染，部分间质血管扩张充血

1. 扩张充血的间质血管；
2. 核深染的肾小体血管球上皮
　细胞；
3. 嗜酸变、核深染的近曲小管
　上皮细胞；
4. 充血肿胀的皮质浅表层肾小
　体血管球；
5. 狭窄的肾小体囊腔

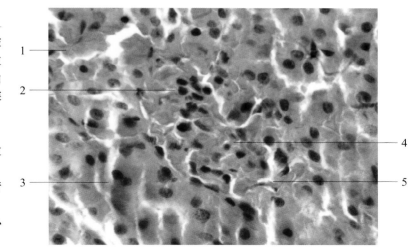

图 433　皮质病变（3）

部分浅表层近曲小管、远曲小
管上皮细胞变性，核肿胀、深
染，管腔不清晰

1. 核肿胀、深染的近曲小管上
　皮细胞；
2. 核肿胀、深染的远曲小管上
　皮细胞

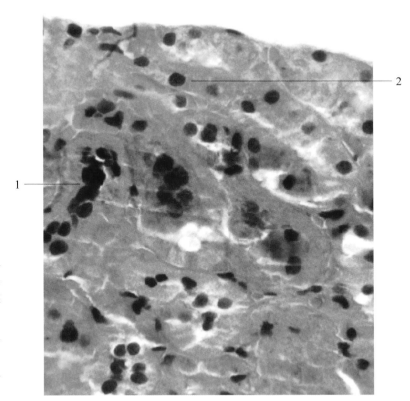

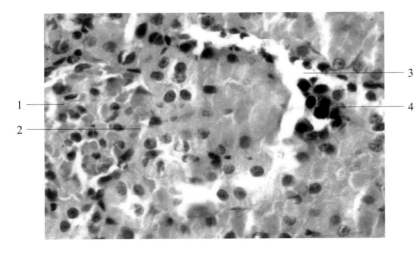

图 434 皮质病变（4）

皮质浅表层部分肾小体囊腔狭窄，周围集合管部分上皮细胞核肿胀、深染、脱落

1. 皮质浅表层肾小体血管球；
2. 狭窄的肾小体囊腔；
3. 集合管管腔；
4. 核肿胀、深染、脱落的集合管上皮细胞

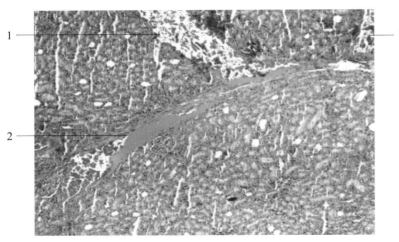

图 435 皮质血液循环障碍（1）

弓形静脉可见血栓形成，小叶间静脉扩张充血

1. 扩张充血的小叶间静脉；
2. 弓形静脉中形成的血栓

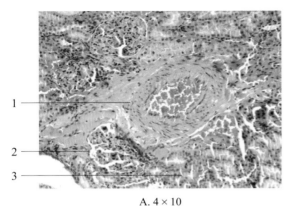

A. 4×10

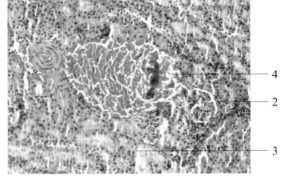

B. 10×10

图 436 皮质血液循环障碍（2）

皮质与髓质交界处，部分动脉和静脉扩张充血

1. 扩张充血的动脉；2. 髓旁肾小体；3. 髓质；4. 扩张充血的静脉

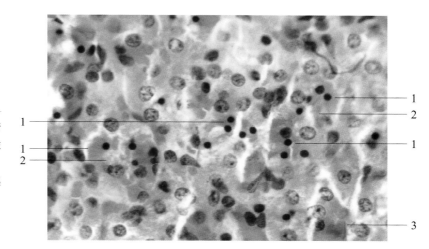

图 437　髓质病变（1）

髓质部分集合管管腔不清晰，上皮细胞嗜酸变、核浓缩，间质毛细血管扩张充血

1. 嗜酸变，核浓缩的髓质集合管上皮细胞；
2. 髓质集合管；
3. 扩张充血的间质毛细血管

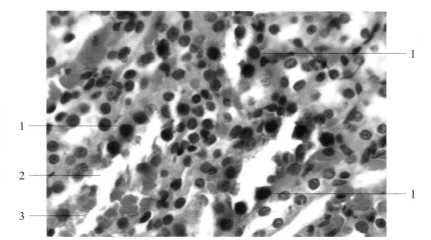

图 438　髓质病变（2）

髓质中部分集合管上皮细胞变性，核肿胀、深染，间质血管扩张充血

1. 核肿胀、深染的髓质集合管上皮细胞；
2. 髓质集合管；
3. 扩张充血的间质血管

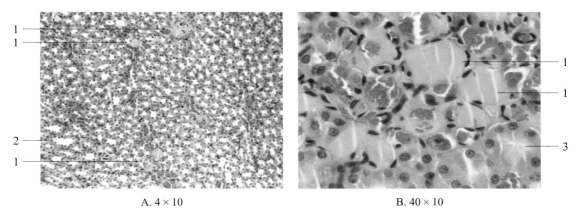

A. 4×10　　　　　　　　　　　　　B. 40×10

图 439　髓质病变（3）

髓质集合管间质可见血管丛内有血栓形成；其周围部分集合管管腔狭窄

1. 髓质血管丛内形成的血栓；2. 髓质中正常的集合管；3. 有血栓形成的血管丛周围管腔狭窄的集合管

5.5　急进高原环境第 5 天

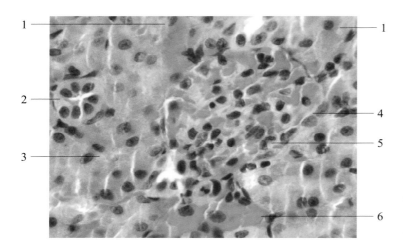

图 440　皮质病变（1）

浅表层肾小体部分血管球充血肿胀，囊腔狭窄，近曲小管上皮细胞肿胀，部分细胞嗜酸变，管腔不清晰，远曲小管未见明显病理改变，间质毛细血管扩张充血

1. 嗜酸变的近曲小管上皮细胞；
2. 远曲小管；
3. 上皮细胞肿胀的近曲小管；
4. 狭窄的肾小体囊腔；
5. 充血肿胀的肾小体血管球；
6. 扩张充血的间质毛细血管

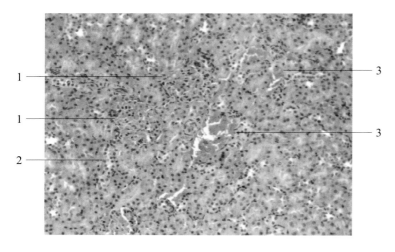

图 441　皮质病变（2）

浅表层皮质间质中部分血管扩张充血，周围肾小体血管球充血肿胀，囊腔狭窄，集合管未见明显病理改变

1. 血管球充血肿胀，囊腔狭窄的肾小体；
2. 皮质集合管；
3. 扩张充血的血管

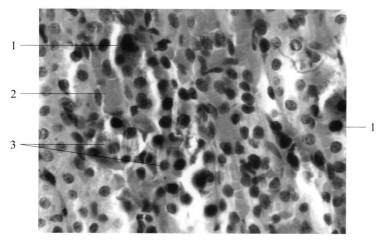

图 442　髓质病变（1）

髓质中部分集合管上皮细胞变性、核深染，部分管腔内可见脱落的上皮细胞，间质毛细血管扩张充血

1. 核深染的髓质集合管上皮细胞；
2. 扩张充血的间质毛细血管；
3. 管腔内脱落的上皮细胞

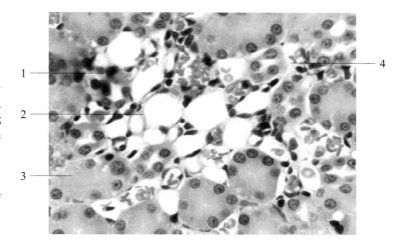

图 443　髓质病变（2）

髓质间质中，血管丛扩张，部分血
管上皮细胞核肿胀、深染，周围部
分集合管上皮细胞肿胀，管腔不清晰
1. 核肿胀、深染的血管上皮细胞；
2. 髓质间质中扩张的血管丛；
3. 上皮细胞肿胀管腔不清晰的集
   合管；
4. 未见明显病理改变的髓质集合管

5.6　急进高原环境第 6 天

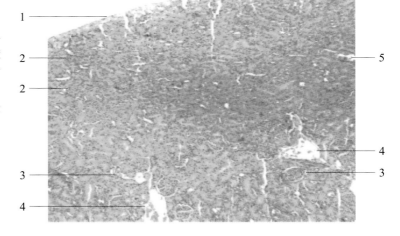

图 444　皮质病变（1）

皮质浅表层肾小体囊腔狭窄，近髓
肾小体，囊腔清晰可见，肾脏皮质
浅层间质血管扩张充血数量较少，
而皮质近髓处扩张充血的血管数量
较多
1. 被膜；
2. 囊腔狭窄的皮质浅表层肾小体；
3. 囊腔清晰可见的髓旁肾小体；
4. 皮质近髓处扩张充血的血管；
5. 皮质浅表层扩张充血的血管

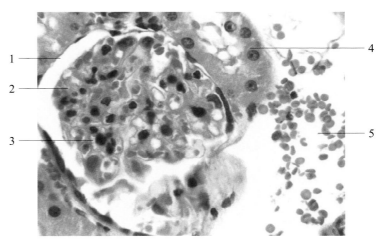

图 445　皮质病变（2）

皮质与髓质交界处部分髓旁肾小球
血管扩张，部分上皮细胞核肿胀、
深染，间质血管扩张充血
1. 髓旁肾小体囊腔；
2. 髓旁肾小体血管球；
3. 核肿胀、深染的肾小体血管球上
   皮细胞；
4. 肾小管；
5. 扩张充血的血管

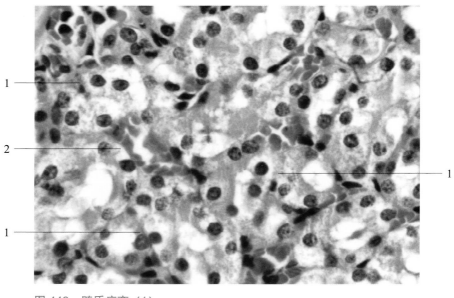

图 446　髓质病变（1）

髓质中部分集合管上皮细胞水肿，间质血管扩张充血
1. 水肿的髓质集合管上皮细胞；2. 扩张充血的间质血管

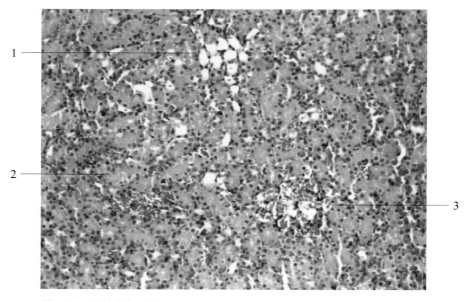

图 447　髓质病变（2）

肾脏髓质部分血管丛扩张或充血，部分集合管管腔不清晰
1. 扩张的肾脏髓质血管丛；2. 管腔不清晰的髓质集合管；3. 充血的肾脏髓质血管丛

5.7　急进高原环境第 7 天

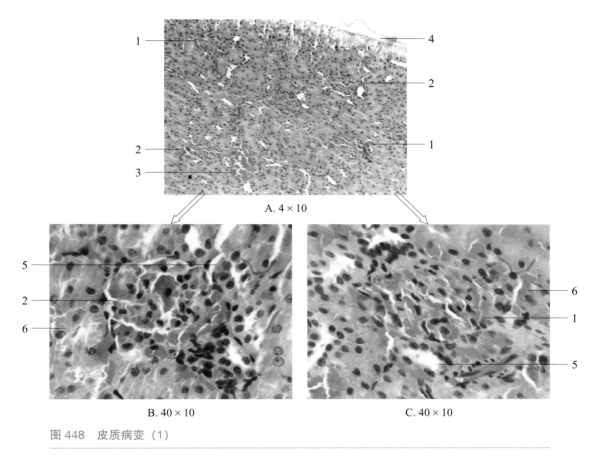

图 448　皮质病变（1）

皮质浅表层部分肾小体囊腔逐渐恢复，近曲小管、远曲小管管腔较为清晰，部分间质血管扩张充血

1.囊腔狭窄的肾小体；2.囊腔恢复的肾小体；3.扩张充血的间质血管；4.被膜；5.远曲小管；6.近曲小管

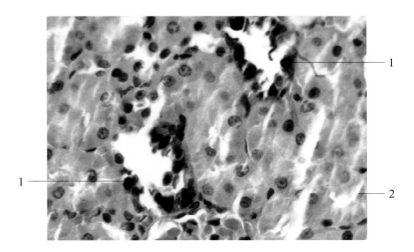

图 449　皮质病变（2）

皮质中部分集合管上皮细胞核深染

1.核深染的集合管上皮细胞；

2.近曲小管

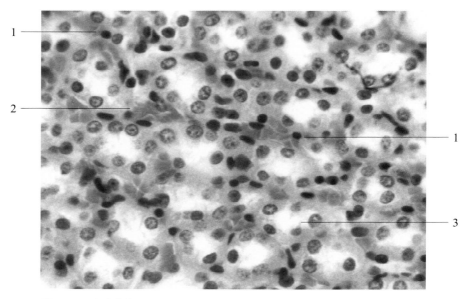

图 450　髓质病变（1）

髓质集合管间质可见散在淋巴细胞浸润，毛细血管扩张充血
1. 间质中浸润的淋巴细胞；2. 扩张充血的毛细血管；3. 髓质集合管

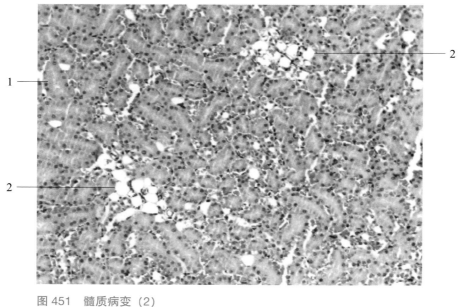

图 451　髓质病变（2）

髓质间质血管丛扩张
1. 髓质集合管；2. 扩张的血管丛

5.8　急进高原环境第 8 天

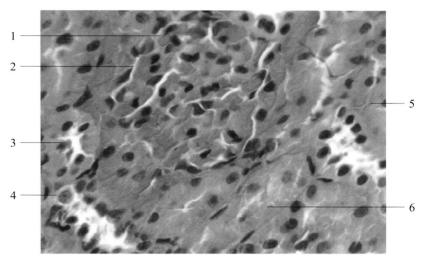

图 452　皮质病变（1）

浅表层肾小体血管球充血，囊腔逐渐显现，周围近曲小管、远曲小管管腔较为明显，部分集合管上皮细胞肿胀，部分间质毛细血管轻度扩张充血

1. 充血的肾小体血管球；2. 逐渐显现的肾小体囊腔；3. 远曲小管；4. 上皮细胞肿胀的集合管；5. 扩张充血的间质毛细血管；6. 近曲小管

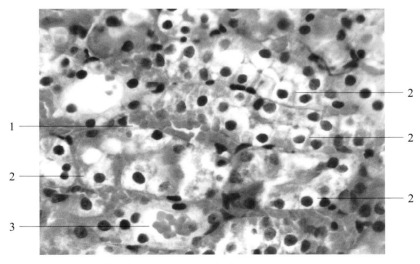

图 453　皮质病变（2）

皮质与髓质交界处，部分集合管上皮细胞水肿，个别管腔内可见红细胞，间质血管扩张充血

1. 扩张充血的间质血管；2. 水肿的集合管上皮细胞；3. 管腔内的红细胞

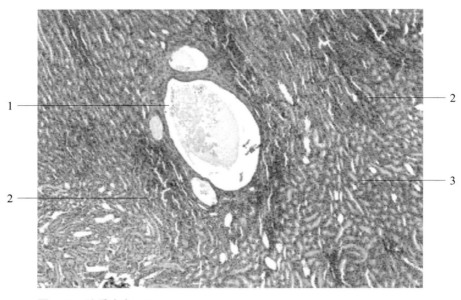

图 454　髓质病变（1）

髓质中可见淋巴管扩张，间质血管丛扩张充血
1.扩张的淋巴管；2.扩张充血的血管丛；3.髓质集合管

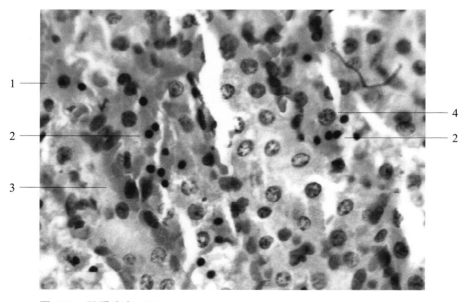

图 455　髓质病变（2）

髓质集合管部分上皮细胞嗜酸变，部分细胞核肿胀，间质中可见少量散在淋巴细胞浸润，间质毛细血管扩张充血
1.嗜酸变的集合管上皮细胞；2.浸润的淋巴细胞；3.扩张充血的毛细血管；4.细胞核肿胀的集合管上皮细胞

5.9　急进高原环境第 9 天

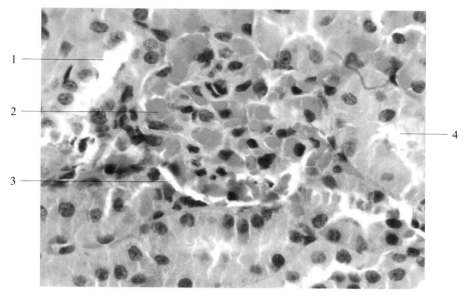

图 456　皮质病变

皮质浅层部分肾小体血管球充血，囊腔基本恢复正常，部分肾小球上皮细胞核肿胀，近曲小管、远曲小管未见明显病理改变

1. 远曲小管；2. 充血的肾小体血管球；3. 基本恢复正常的肾小体囊腔；4. 近曲小管

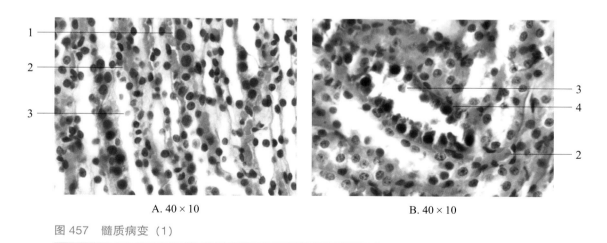

A. 40×10　　　　　　　　　　　B. 40×10

图 457　髓质病变（1）

髓质部分集合管上皮细胞核肿胀、核深染，集合管管腔内可见脱落的上皮细胞，间质血管扩张充血

1. 核肿胀的集合管上皮细胞；2. 扩张充血的间质血管；3. 集合管管腔内脱落的上皮细胞；4. 核深染的集合管上皮细胞

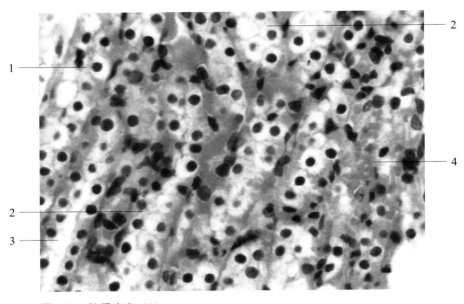

图 458 髓质病变（2）

髓质肾乳头部分集合管上皮细胞水肿，管腔狭窄，间质血管扩张充血

1. 水肿的集合管上皮细胞；2. 上皮细胞水肿管腔狭窄的集合管；3. 正常集合管管腔；4. 扩张充血的间质血管

6 急进高原环境生殖系统（雄性）组织病理学变化

6.1 睾丸

睾丸表面覆以被膜，睾丸被膜包括鞘膜脏层、白膜和血管膜三层。白膜为致密结缔组织，在睾丸后缘局部增厚形成睾丸纵隔，纵隔的结缔组织呈放射状伸入睾丸实质，形成小叶隔，将睾丸实质分成若干锥体形的睾丸小叶。每个小叶内有数条弯曲细长的生精小管，生精小管在近睾丸纵隔处汇入变为短而直的直精小管。直精小管进入睾丸纵隔后相互吻合形成睾丸网。血管膜位于睾丸白膜深层，薄而疏松，富含血管。生精小管之间的组织称睾丸间质。

本部分将介绍急进高原环境睾丸组织随时间演变的主要病理学变化。

6.1.0 睾丸正常组织结构

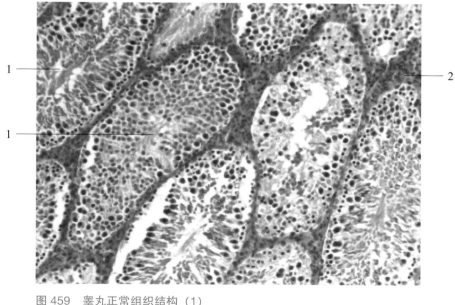

图 459　睾丸正常组织结构（1）

1. 不同发展阶段的生精小管；2. 间质

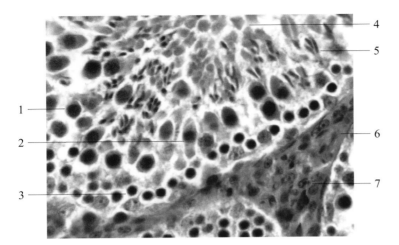

图 460　睾丸正常组织结构（2）

1. 初级精母细胞；
2. 支持细胞；
3. 精原细胞；
4. 残余体；
5. 精子细胞；
6. 间质；
7. 间质细胞

6.1.1　急进高原环境第 1 天

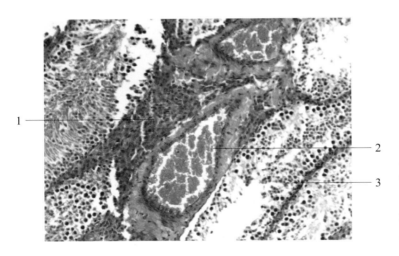

图 461　睾丸间质血液循环障碍

部分间质血管扩张充血
1. 间质；
2. 扩张充血的血管；
3. 生精小管

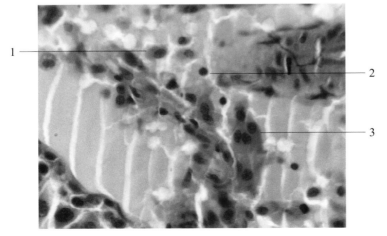

图 462　睾丸间质病变

部分间质细胞轻度肿胀，并有少量
淋巴细胞浸润
1. 轻度肿胀的间质细胞；
2. 浸润的淋巴细胞；
3. 间质

6.1.2 急进高原环境第 2 天

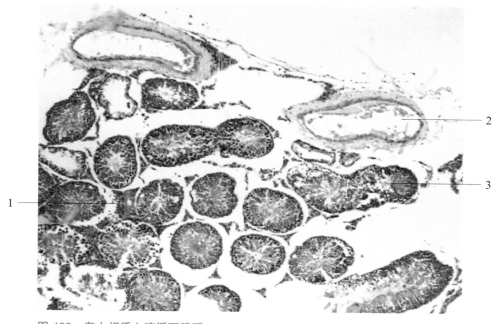

图 463 睾丸间质血液循环障碍

被膜下血管膜血管扩张充血，间质血管扩张充血

1. 扩张充血的间质血管；2. 扩张充血的血管膜血管；3. 生精小管

6.1.3 急进高原环境第 3 天

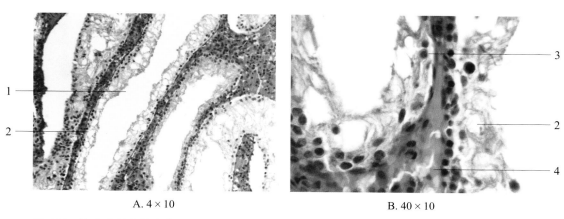

A. 4×10   B. 40×10

图 464 睾丸生精小管病变

部分生精小管细胞层水肿，缺乏初级精母细胞和支持细胞

1. 生精小管；2. 水肿的生精小管细胞层；3. 精原细胞；4. 间质

6.1.4 急进高原环境第 4 天

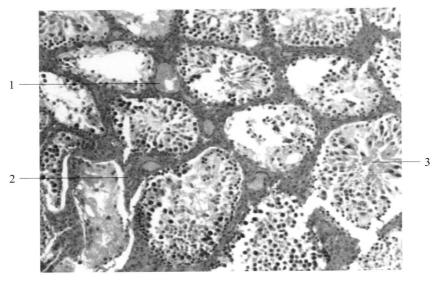

图 465 睾丸间质血液循环障碍

间质血管扩张充血
1. 扩张充血的间质血管；2. 间质；3. 生精小管

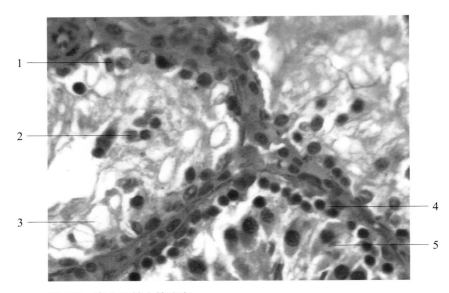

图 466 睾丸生精小管病变

部分生精小管细胞层水肿，缺乏初级精母细胞和支持细胞，精原细胞核肿胀，部分细胞脱落
1. 核肿胀的精原细胞；2. 脱落的精原细胞；3. 水肿的生精小管细胞层；4. 正常精原细胞；5. 支持细胞

6.1.5　急进高原环境第 5 天

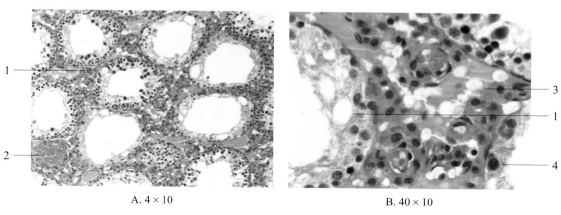

A. 4×10   B. 40×10

图 467　睾丸生精小管病变

生精细胞层可见水肿，初级精母细胞、支持细胞缺失，精原细胞肿胀的生精小管数量增多，间质可见水肿，部分间质血管扩张充血

1. 生精小管细胞层水肿；2. 扩张充血的间质血管；3. 间质水肿；4. 正常精原细胞

6.1.6　急进高环境第 6 天

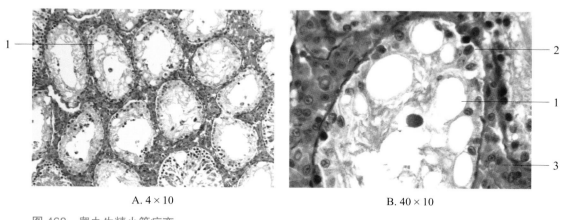

A. 4×10   B. 40×10

图 468　睾丸生精小管病变

生精细胞层水肿，精原细胞肿胀，缺乏初级精母细胞、支持细胞的生精小管数量较多

1. 生精小管细胞层水肿；2. 肿胀的精原细胞；3. 间质

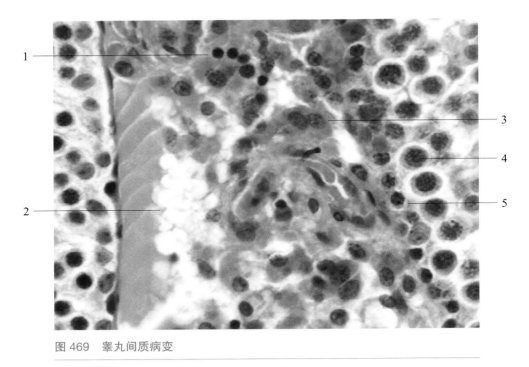

图 469　睾丸间质病变

间质水肿，部分间质细胞肿胀，有淋巴细胞浸润
1.浸润的淋巴细胞；2.间质水肿；3.肿胀的间质细胞；4.初级精母细胞；5.精原细胞

6.1.7　急进高原环境第 7 天

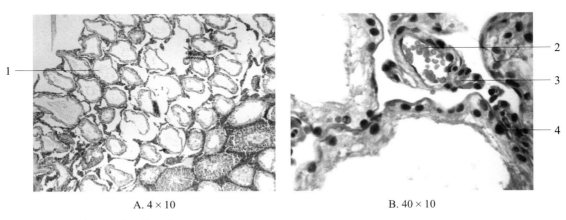

A. 4×10　　　　　　　　　　　　　B. 40×10

图 470　睾丸生精小管病变

只含有精原细胞的生精小管数量明显增多，部分精原细胞核肿胀，间质血管扩张充血
1.只含有精原细胞的生精小管；2.扩张充血的间质血管；3.间质；4.核肿胀的精原细胞

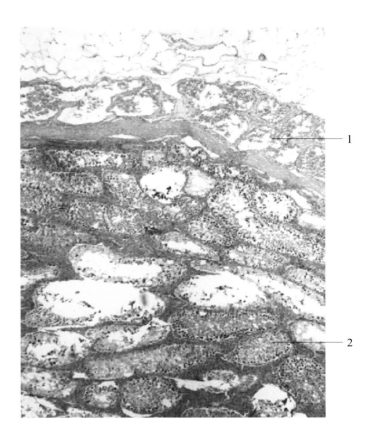

图 471　睾丸被膜血液循环障碍

睾丸被膜血管层血管扩张充血
1. 扩张充血的血管层血管；
2. 生精小管

6.1.8　急进高原环境第 8 天

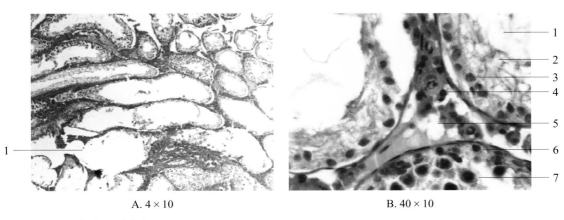

A. 4×10　　　　　　　　　　　　B. 40×10

图 472　睾丸间质病变

仅含有精原细胞的生精小管数量明显增多，部分生精小管的精原细胞肿胀，生精细胞层水肿，缺乏初级精母细胞和支持细胞，间质水肿，间质细胞数量减少
1. 仅含有精原细胞的生精小管；2. 水肿的生精细胞层；3. 肿胀的精原细胞；4. 间质细胞；5. 间质水肿；
6. 正常精原细胞；7. 初级精母细胞

6.1.9　急进高原环境第 9 天

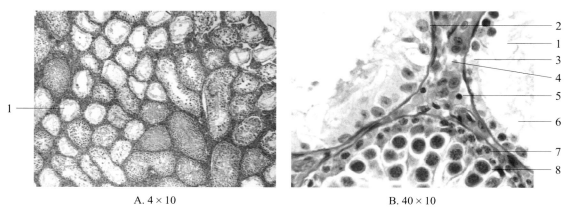

A. 4×10　　　　　　　　　　B. 40×10

图 473　睾丸间质病变

仅含有精原细胞的生精小管数量明显增多，部分生精小管的精原细胞肿胀甚至缺失，生精细胞层水肿，缺乏初级精母细胞和支持细胞，间质水肿，间质细胞核肿胀，少量炎症细胞浸润

1. 仅含有精原细胞的生精小管；2. 肿胀的精原细胞；3. 精原细胞缺失；4. 间质水肿；5. 浸润的炎症细胞；6. 水肿的生精细胞层；7. 正常精原细胞；8. 初级精母细胞

6.2　附睾

　　附睾分为头、体和尾三部分。组织学观察显示附睾由输出小管和附睾管组成，输出小管位于附睾头部，附睾体部和尾部由附睾管组成。

　　本部分将介绍急进高原环境附睾组织随时间演变的主要病理学变化。

6.2.0　附睾正常组织结构

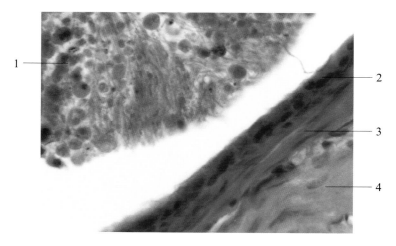

图 474　附睾正常组织结构

1. 附睾管内容物；
2. 附睾管内皮（假复层柱状上皮）；
3. 肌层（平滑肌）；
4. 结缔组织

6.2.1　急进高原环境第 1 天

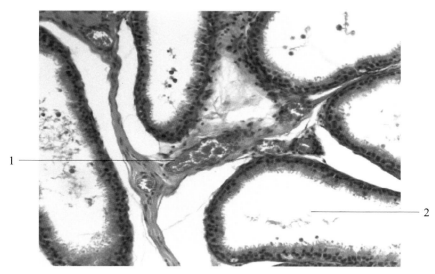

图 475　附睾间质血液循环障碍

附睾间质血管扩张充血
1. 扩张充血的血管；2. 附睾管

6.2.2　急进高原环境第 2 天

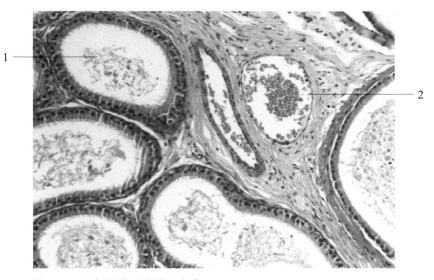

图 476　附睾间质血液循环障碍

附睾间质血管扩张充血
1. 附睾管；2. 扩张充血的血管

6.2.3 急进高原环境第 3 天

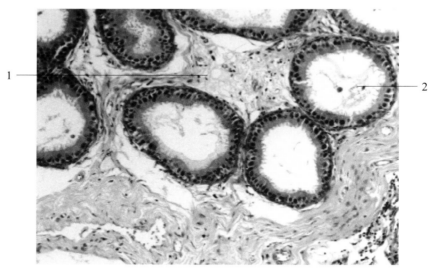

图 477 附睾间质病变

附睾间质轻度水肿
1.附睾间质轻度水肿；2.附睾管

6.2.4 急进高原环境第 4 天

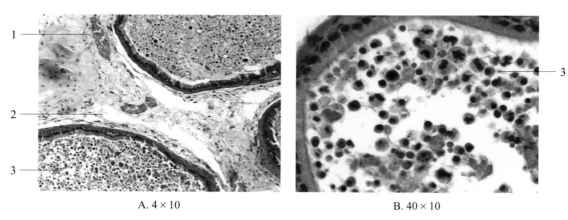

A. 4×10   B. 40×10

图 478 附睾组织病变

附睾管腔内脱落的生精上皮细胞较多，间质血管扩张充血，间质水肿
1.扩张充血的间质血管；2.间质水肿；3.管腔内脱落的生精上皮细胞较多

6.2.5 急进高原环境第 5 天

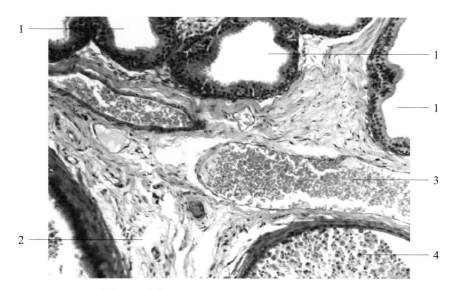

图 479 附睾组织病变（1）

附睾间质血管扩张充血，间质水肿，部分附睾管无内容物，部分附睾管腔内有较多脱落的生精上皮细胞

1. 附睾管无内容物；2. 间质水肿；3. 扩张充血的间质血管；4. 管腔内有较多脱落的生精上皮细胞

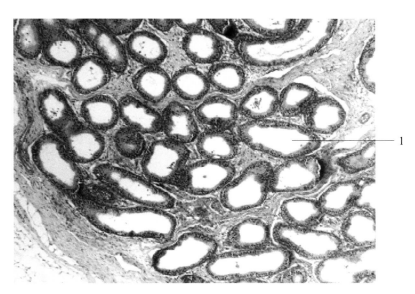

图 480 附睾组织病变（2）

无内容物的附睾管数量明显增多

1. 无内容物的附睾管

6.2.6 急进高原环境第 6 天

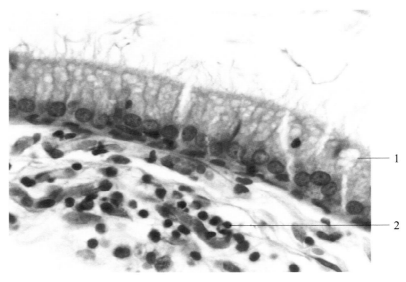

图 481 附睾管病变 (1)

附睾管部分上皮细胞脂变，结缔组织有炎症细胞浸润
1. 脂变的上皮细胞；2. 浸润的炎症细胞

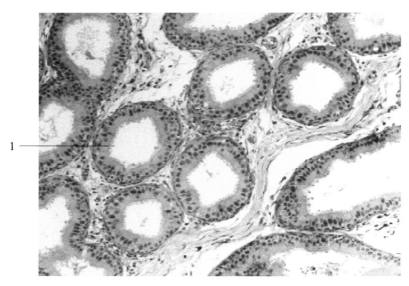

图 482 附睾管病变 (2)

无内容物的附睾管数量明显增多
1. 无内容物的附睾管

6.2.7 急进高原环境第 7 天

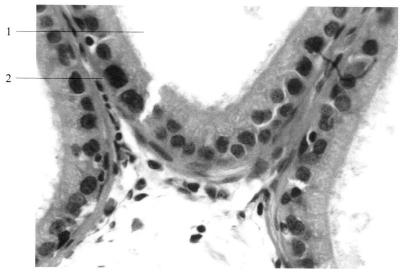

图 483 附睾管病变

部分附睾管上皮细胞核肿胀
1. 附睾管；2. 核肿胀的附睾管上皮细胞

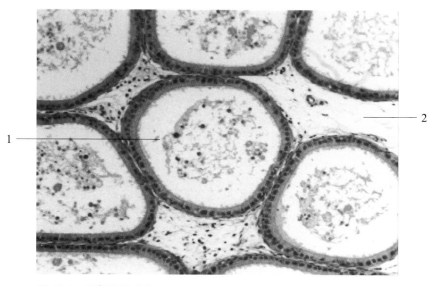

图 484 附睾间质病变

附睾管腔内含有少量内容物，间质水肿
1. 有少量内容物的附睾管；2. 间质水肿

6.2.8 急进高原环境第 8 天

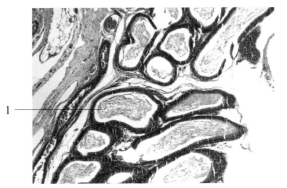

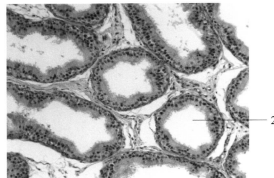

A. 充满精子的附睾管腔（10×10）　　B. 无内容物的附睾管腔（10×10）

图 485　附睾管病变（1）

部分附睾管腔充满精子，部分附睾管腔无内容物

1. 充满精子的附睾管腔；2. 无内容物的附睾管腔

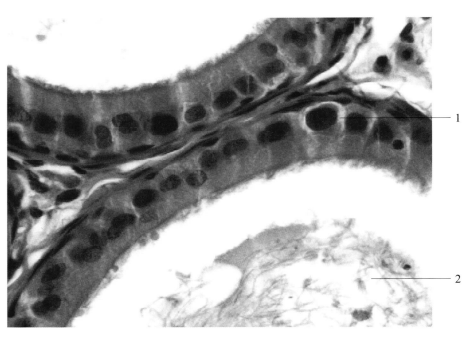

图 486　附睾管病变（2）

部分附睾管上皮细胞核肿胀

1. 核肿胀的附睾管上皮细胞；2. 附睾管腔内容物

6.2.9 急进高原环境第 9 天

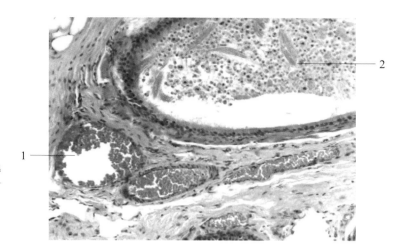

图 487 附睾管间质血液循环障碍

部分附睾管间质血管扩张充血
1. 扩张充血的间质血管；
2. 含有内容物的附睾管

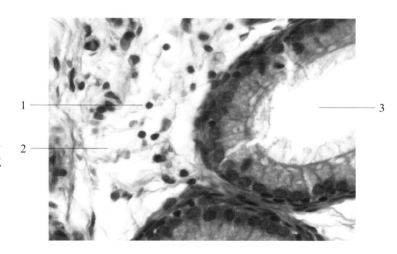

图 488 附睾间质病变

部分附睾管间质水肿，有淋巴细胞浸润
1. 浸润的淋巴细胞；
2. 间质水肿；
3. 附睾管

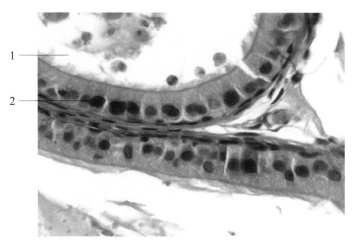

图 489 附睾管病变

部分附睾管上皮细胞核肿胀
1. 附睾管；
2. 核肿胀的附睾管上皮细胞

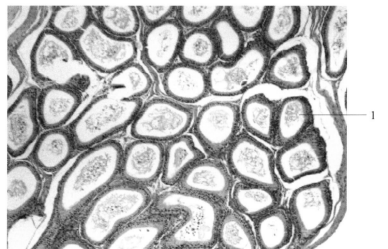

图 490　有精子存在的附睾管

多数附睾管中有精子存在
1. 有精子存在的附睾管

6.3　精囊

　　精囊是一对盘曲的囊状器官。黏膜向腔内突起形成高大的皱襞，皱襞又彼此融合，将囊腔分隔为许多彼此通连的小腔，大大增加了黏膜的分泌表面积。黏膜表面是假复层柱状上皮。黏膜外有薄的平滑肌层和结缔组织外膜。

　　本部分将介绍急进高原环境精囊组织随时间演变的主要病理学变化。

6.3.0　精囊正常组织结构

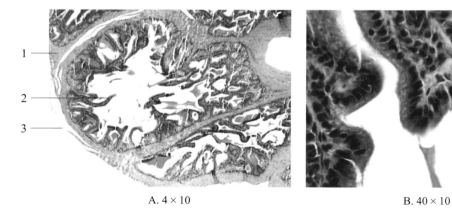

A. 4 × 10　　　　　　　　　　　　　B. 40 × 10

图 491　精囊正常组织结构

1. 平滑肌层；2. 皱襞；3. 结缔组织外膜；4. 精囊分泌液；5. 假复层柱状上皮

6.3.1　急进高原环境第 1 天

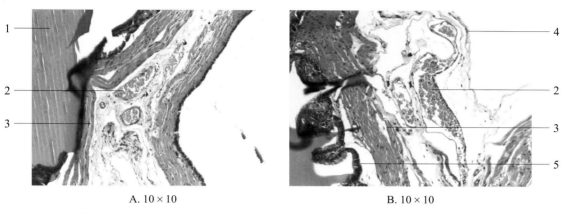

A. 10×10　　　　　　　　　　　B. 10×10

图 492　精囊间质病变

平滑肌间质血管轻度扩张充血，结缔组织外膜中血管扩张充血

1. 精囊分泌液；2. 扩张充血的血管；3. 平滑肌层；4. 结缔组织外膜；5. 黏膜皱襞

6.3.2　急进高原环境第 2 天

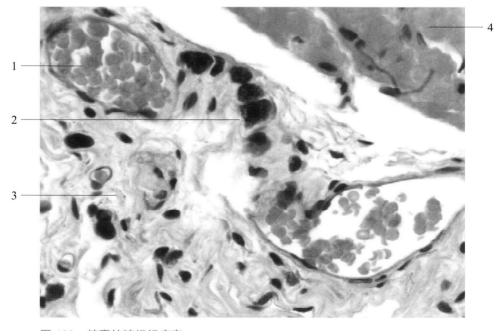

图 493　精囊结缔组织病变

结缔组织外膜巨噬细胞增多，血管扩张充血

1. 扩张充血的血管；2. 巨噬细胞；3. 结缔组织外膜；4. 平滑肌层

6.3.3 急进高原环境第 3 天

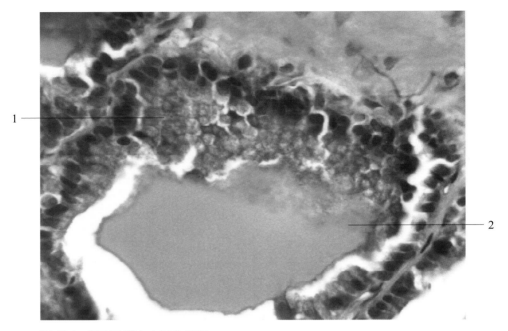

图 494 精囊黏膜上皮细胞病变

局部黏膜上皮细胞颗粒样变
1. 颗粒样变的黏膜上皮细胞；2. 精囊分泌物

6.3.4 急进高原环境第 4 天

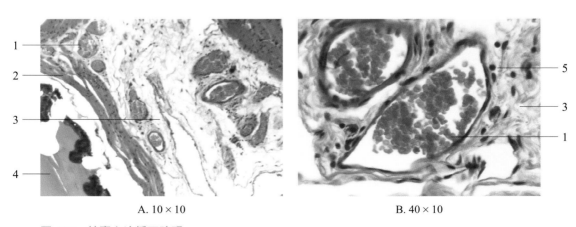

A. 10×10　　　　　　　　B. 40×10

图 495 精囊血液循环障碍

结缔组织外膜血管扩张充血，血管周围可见淋巴细胞浸润
1. 扩张充血的血管；2. 平滑肌层；3. 结缔组织外膜；4. 精囊分泌物 5. 浸润的淋巴细胞

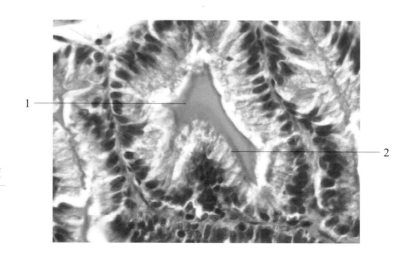

图 496   精囊黏膜上皮细胞病变

局部黏膜上皮细胞颗粒样变
1. 精囊分泌物；
2. 颗粒样变的黏膜上皮细胞

6.3.5   急进高原环境第 5 天

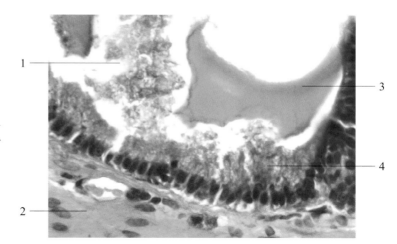

图 497   精囊黏膜上皮细胞病变

黏膜上皮细胞普遍颗粒样变，部分
胞质脱落进入腺腔内
1. 脱落的胞质；
2. 平滑肌层；
3. 精囊分泌物；
4. 颗粒样变的黏膜上皮细胞

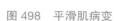

图 498   平滑肌病变

部分平滑肌纤维变性断裂，间质
水肿
1. 间质水肿；
2. 变性断裂的平滑肌纤维

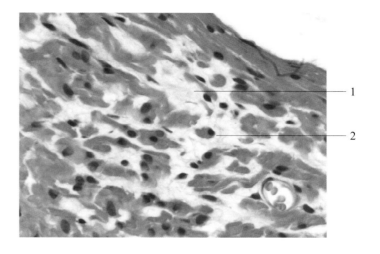

6.3.6 急进高原环境第 6 天

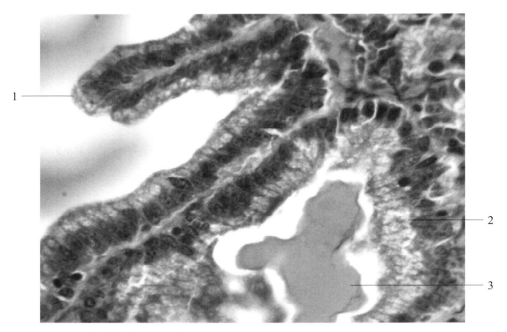

图 499 精囊黏膜上皮细胞病变

黏膜上皮细胞普遍颗粒样变
1. 黏膜皱襞；2. 颗粒样变的黏膜上皮细胞；3. 精囊分泌物

6.3.7 急进高原环境第 7 天

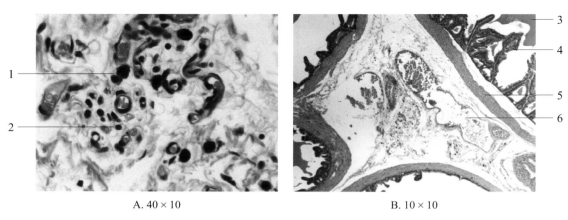

A. 40 × 10　　　　　　　　　　　　B. 10 × 10

图 500 精囊间质病变

结缔组织外膜血管扩张充血，血管周围可见较多的巨噬细胞、淋巴细胞浸润
1. 浸润的巨噬细胞；2. 浸润的淋巴细胞；3. 精囊分泌物；4. 黏膜皱襞；5. 平滑肌层；6. 扩张充血的血管

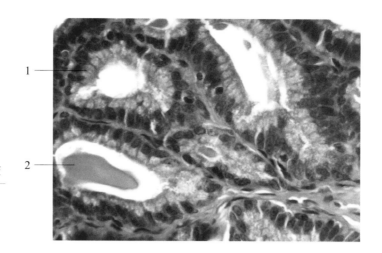

图 501   精囊黏膜上皮细胞病变

黏膜上皮细胞普遍颗粒样变
1. 颗粒样变的黏膜上皮细胞；
2. 精囊分泌物

6.3.8   急进高原环境第 8 天

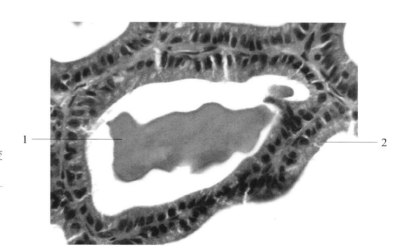

图 502   精囊黏膜上皮细胞病变
（1）

黏膜上皮细胞颗粒样变程度较轻
1. 精囊分泌物；
2. 颗粒样变较轻的黏膜上皮细胞

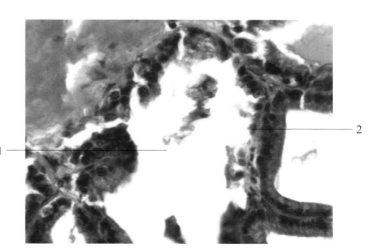

图 503   精囊黏膜上皮细胞病变
（2）

部分黏膜上皮细胞缺失，腺腔内无
分泌物
1. 腺腔；
2. 黏膜上皮细胞缺失

6.3.9 急进高原环境第 9 天

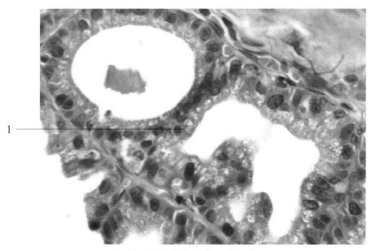

A. 颗粒样变严重的黏膜上皮细胞 （40×10）

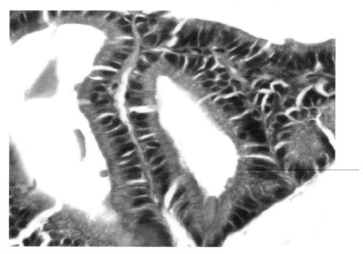

B. 颗粒样变较轻的黏膜上皮细胞 （40×10）

图 504 精囊黏膜上皮细胞病变

黏膜上皮细胞部分颗粒样变较轻，部分较为严重

1. 颗粒样变严重的黏膜上皮细胞；
2. 颗粒样变较轻的黏膜上皮细胞

6.4 前列腺

前列腺呈栗形，环绕于尿道起始段。腺的被膜与支架组织均由富含弹性纤维和平滑肌的结缔组织组成。腺实质主要由若干复管泡状腺组成，有数条导管开口于尿道精阜的两侧。腺实质可分三个带：尿道周带、内带和外带，其中外带构成前列腺的大部。腺分泌部由单层立方上皮、单层柱状上皮及假复层柱状上皮等交错构成，腔内可见分泌物浓缩形成圆形或卵圆形的嗜酸性环层小体，称前列腺凝固体。

本部分将介绍急进高原环境前列腺组织随时间演变的主要病理学变化。

6.4.0　前列腺正常组织结构

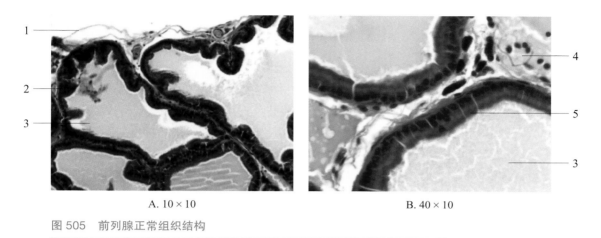

A. 10×10　　　　　　　　　　　　　B. 40×10

图 505　前列腺正常组织结构

1. 前列腺被膜；2. 黏膜上皮；3. 腺腔及分泌物；4. 结缔组织；5. 单层柱状上皮

6.4.1　急进高原环境第 1 天

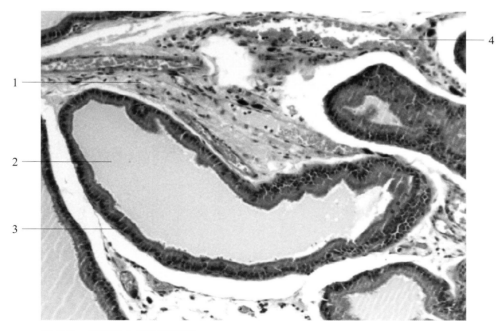

图 506　前列腺血液循环障碍

间质血管扩张充血，腺上皮未见明显病理改变

1. 结缔组织；2. 腺腔及分泌物；3. 黏膜上皮；4. 扩张充血的间质血管

6.4.2　急进高原环境第 2 天

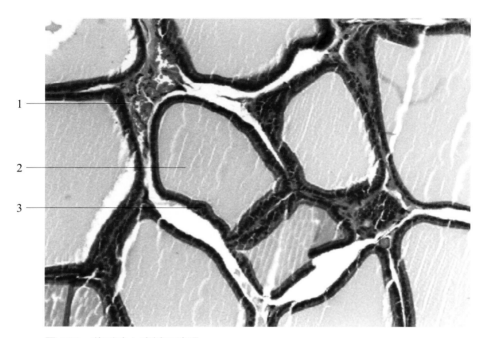

图 507　前列腺血液循环障碍

间质血管扩张充血，腺上皮未见明显病理改变
1.扩张充血的间质血管；2.腺腔及分泌物；3.黏膜上皮

6.4.3　急进高原环境第 3 天

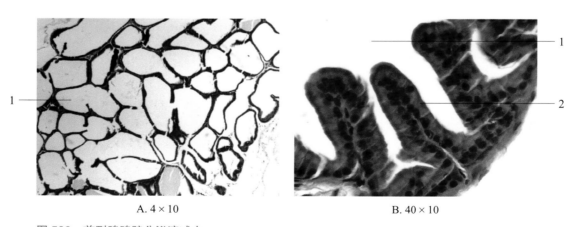

A. 4×10　　　　　　　　　　　　　B. 40×10

图 508　前列腺腺腔分泌液减少

前列腺上皮细胞未见明显病理改变，腺腔内分泌液明显减少
1.分泌液明显减少的腺腔；2.黏膜单层柱状上皮细胞

6.4.4　急进高原环境第 4 天

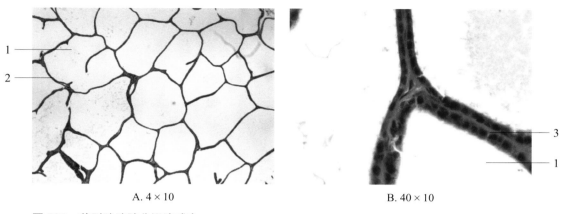

A. 4 × 10　　　　　　　　　　　　B. 40 × 10

图 509　前列腺腺腔分泌液减少

多数腺腔内分泌液较少，黏膜上皮细胞为单层立方上皮
1. 分泌液明显减少的腺腔；2. 腺体黏膜上皮；3. 单层柱状上皮细胞

6.4.5　急进高原环境第 5 天

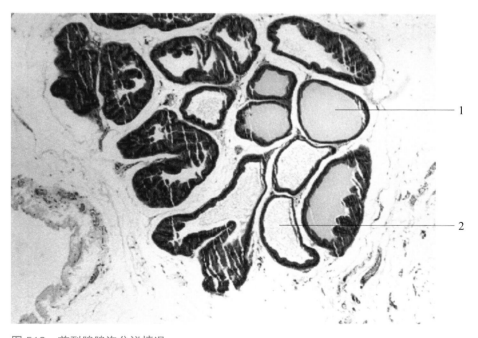

图 510　前列腺腺泡分泌情况

部分腺腔空，部分腺腔充满分泌液
1. 充满分泌液的腺腔；2. 分泌液减少的腺腔

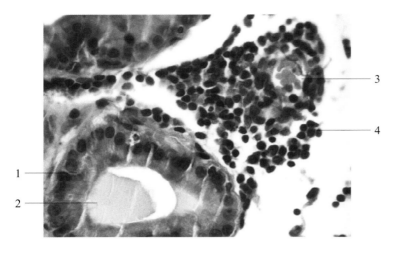

图 511　前列腺间质病变

间质血管周围淋巴细胞浸润

1. 黏膜上皮；
2. 有分泌液的腺腔；
3. 间质血管；
4. 浸润的淋巴细胞

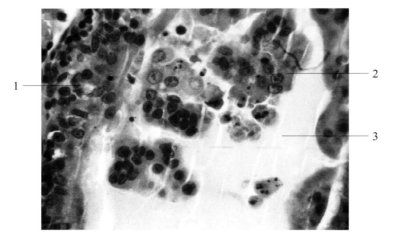

图 512　前列腺上皮细胞病变

部分腺腔中可见脱落的黏膜上皮
细胞

1. 黏膜假复层柱状上皮；
2. 脱落的黏膜上皮细胞；
3. 有分泌液的腺腔

6.4.6　急进高原环境第 6 天

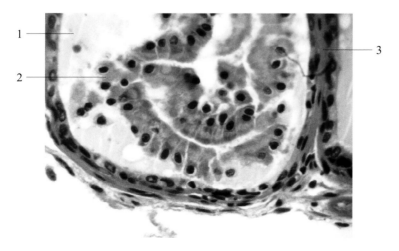

图 513　前列腺腺泡上皮细胞病
变（1）

部分腺腔中可见脱落的黏膜上皮
细胞

1. 腺泡腔；
2. 脱落的黏膜上皮细胞；
3. 平滑肌

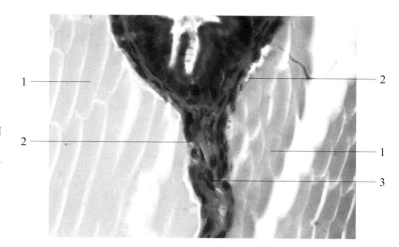

图 514　前列腺腺泡上皮细胞病变（2）

部分腺泡上皮细胞缺失
1. 腺泡腔；
2. 上皮细胞缺失腺泡基底膜；
3. 平滑肌

6.4.7　急进高原环境第 7 天

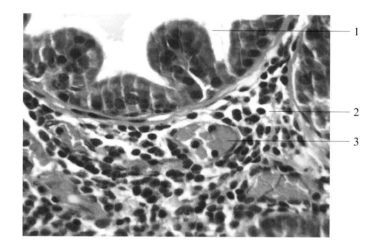

图 515　前列腺间质病变

间质毛细血管扩张充血，淋巴细胞浸润，腺体上皮细胞未见明显病理改变
1. 腺体上皮细胞；
2. 浸润的淋巴细胞；
3. 扩张充血的间质毛细血管

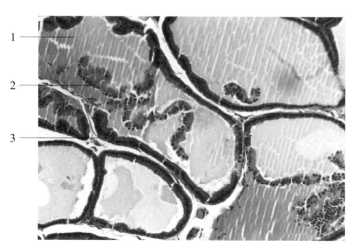

图 516　前列腺腺泡上皮细胞病变（1）

部分腺泡腔可见脱落的上皮细胞
1. 腺泡腔；
2. 脱落的黏膜上皮细胞；
3. 腺体黏膜

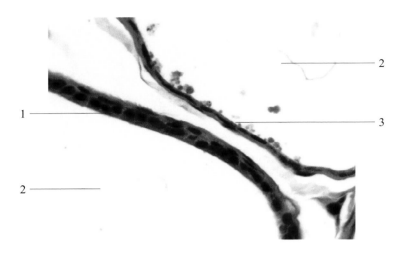

图 517 前列腺腺泡上皮细胞病变（2）

部分腺泡黏膜上皮细胞缺失
1. 腺体黏膜的立方上皮；
2. 腺泡腔；
3. 腺体黏膜上皮细胞缺失的基底层

6.4.8 急进高原环境第 8 天

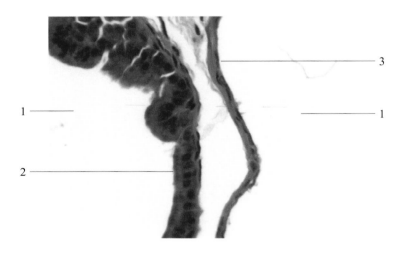

图 518 前列腺腺泡上皮细胞病变

部分腺泡黏膜上皮细胞缺失
1. 腺泡腔；
2. 腺体黏膜的柱状上皮；
3. 腺体黏膜上皮细胞缺失的基底层

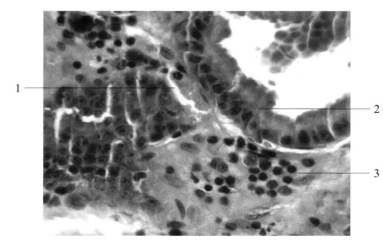

图 519 前列腺间质病变

间质毛细血管扩张充血，淋巴细胞浸润，腺体上皮细胞未见明显病理改变
1. 扩张充血的间质毛细血管；
2. 腺体上皮细胞；
3. 浸润的淋巴细胞

6.4.9　急进高原环境第 9 天

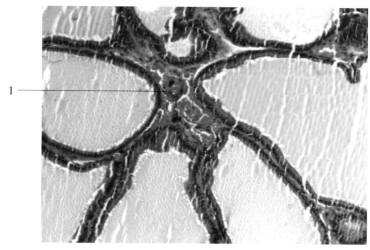

A. 4×10

图 520　前列腺血液循环障碍

间质血管扩张充血，腺体黏膜
上皮细胞未见明显病理改变
1. 扩张充血的间质毛细血管；
2. 腺体柱状上皮细胞；
3. 腺泡腔

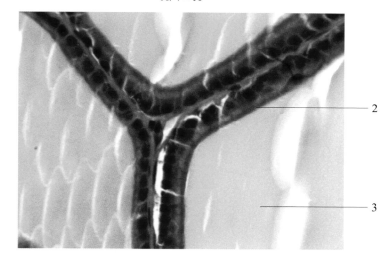

B. 40×10

7 急进高原环境消化系统组织病理学变化

7.1 胃

胃黏膜上皮为单层柱状上皮，主要由表面黏液细胞构成，其间夹杂少量内分泌细胞。固有层内有紧密排列的大量管状腺，根据所在部位和结构的不同，分为胃底腺、贲门腺和幽门腺。黏膜肌层由内环行与外纵行两薄层平滑肌组成。黏膜下层为较致密的结缔组织，内含较粗的血管、淋巴管和神经，尚可见成群的脂肪细胞。肌层较厚，一般由内斜行、中环行和外纵行三层平滑肌构成。外膜为浆膜。

本部分将介绍急进高原环境胃组织随时间演变的主要病理学变化。

7.1.0 胃正常组织结构

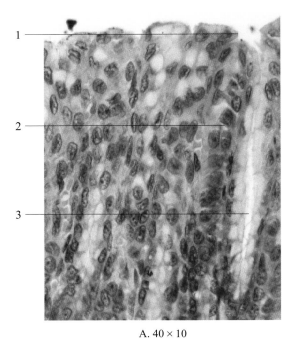
A. 40×10

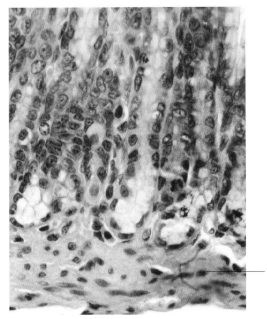
B. 40×10

图 521　胃正常组织结构

1. 黏膜上皮；2. 黏膜固有层；3. 胃底腺；4. 黏膜肌

7.1.1　急进高原环境第 1 天

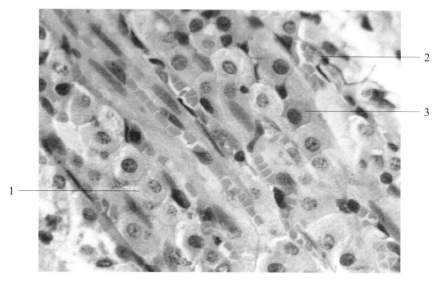

图 522　胃小弯固有层血液循环障碍

胃小弯固有层局部毛细血管扩张充血
1. 胃底腺主细胞；2. 扩张充血的毛细血管；3. 胃底腺壁细胞

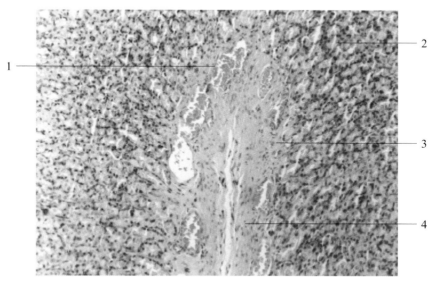

图 523　胃小弯黏膜下层血液循环障碍

胃小弯黏膜下层血管扩张充血
1. 扩张充血的血管；2. 胃黏膜；3. 黏膜下层；4. 肌层

7.1.2　急进高原环境第 2 天

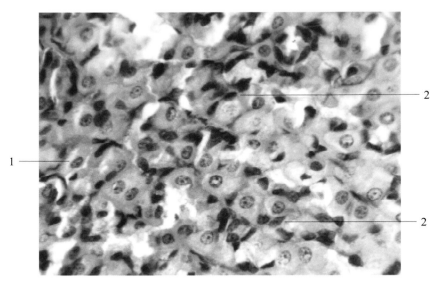

图 524　胃小弯固有层病变

胃小弯固有层间质中有纤维细胞增生
1. 胃底腺细胞；2. 增生的纤维细胞

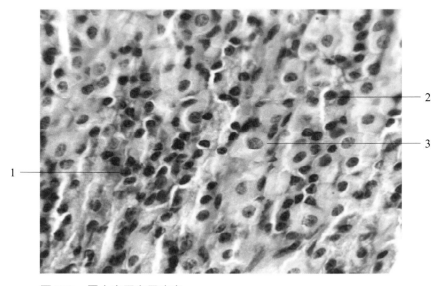

图 525　胃大弯固有层病变

胃大弯固有层部分腺体上皮细胞核浓缩
1. 核浓缩的腺体上皮细胞；2. 主细胞；3. 壁细胞

7.1.3　急进高原环境第 3 天

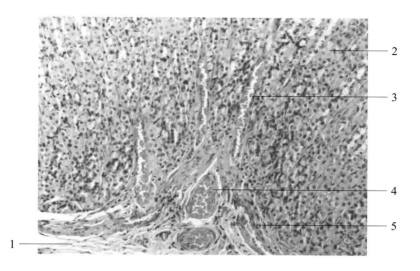

图 526　胃小弯血液循环障碍

胃小弯固有层、黏膜下层血管扩张充血

1. 黏膜下层；
2. 胃黏膜；
3. 扩张充血的固有层血管；
4. 扩张充血的黏膜下层血管；
5. 黏膜肌

7.1.4　急进高原环境第 4 天

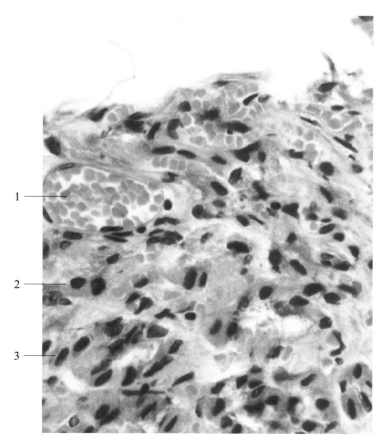

图 527　胃小弯病变

胃小弯局部，固有层顶部毛细血管扩张充血，腺体细胞变性、核浓缩，腺体结构不清晰，间质中可见纤维细胞增生

1. 扩张充血的固有层毛细血管；
2. 变性、核浓缩的腺体细胞；
3. 增生的纤维细胞

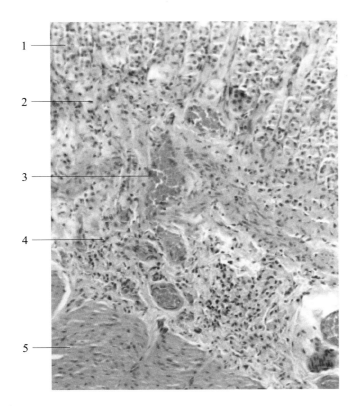

图 528　胃小弯血液循环障碍

胃小弯黏膜下层部分血管扩张充血
1. 胃黏膜；
2. 黏膜肌；
3. 扩张充血的血管；
4. 黏膜下层；
5. 肌层

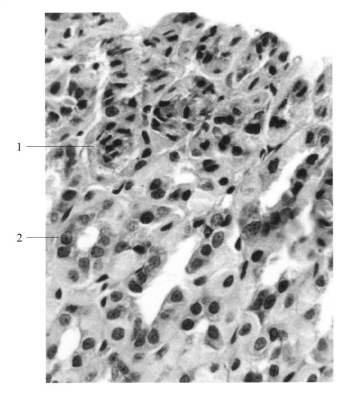

图 529　胃大弯病变（1）

胃大弯固有层部分腺体上皮细胞核浓缩
1. 核浓缩的腺体上皮细胞；
2. 正常腺体上皮细胞

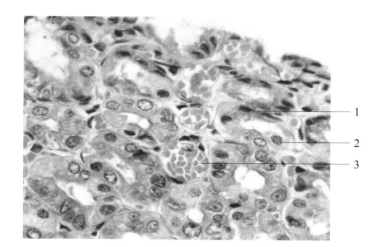

图 530　胃大弯病变（2）

胃大弯固有层毛细血管扩张充血，
部分腺体上皮细胞核浓缩

1. 核浓缩的腺体上皮细胞；
2. 正常腺体上皮细胞；
3. 扩张充血的毛细血管

7.1.5　急进高原环境第 5 天

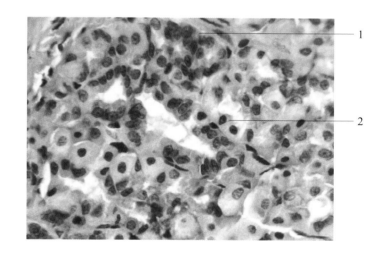

图 531　胃小弯病变（1）

胃小弯固有层部分腺体细胞核肿
胀，部分腺体细胞核浓缩

1. 核肿胀的腺体上皮细胞；
2. 核浓缩的腺体上皮细胞

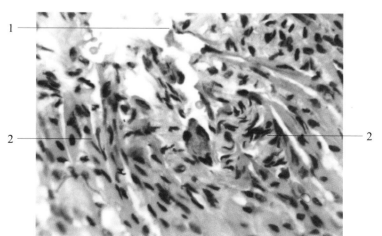

图 532　胃小弯病变（2）

胃小弯黏膜上皮缺失，间质中可见
纤维细胞增生

1. 黏膜上皮缺失；
2. 增生的纤维细胞

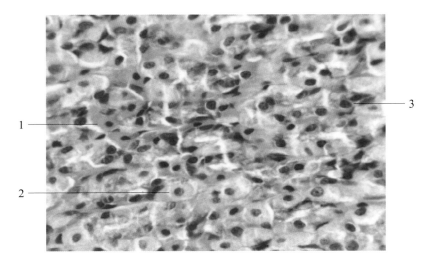

图 533　胃大弯病变（1）

胃大弯固有层部分腺体细胞核浓缩
1. 核浓缩的腺体细胞；
2. 壁细胞；
3. 主细胞

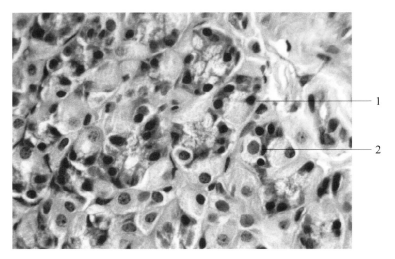

图 534　胃大弯病变（2）

胃大弯部分腺体细胞水肿，部分腺体细胞核浓缩
1. 核浓缩的腺体细胞；
2. 水肿的腺体细胞

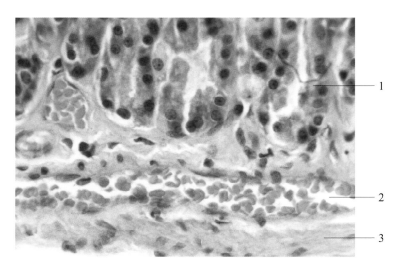

图 535　胃大弯血液循环障碍

胃大弯黏膜肌血管扩张充血
1. 黏膜层；
2. 扩张充血的血管；
3. 黏膜肌

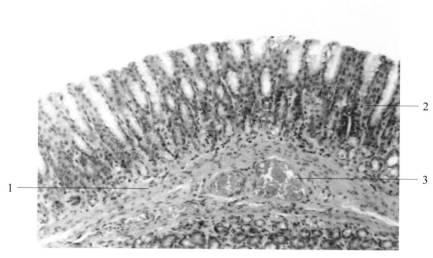

图 536　幽门血液循环障碍

幽门黏膜肌血管扩张充血

1. 黏膜肌；2. 黏膜层；3. 扩张充血的血管

7.1.6　急进高原环境第 6 天

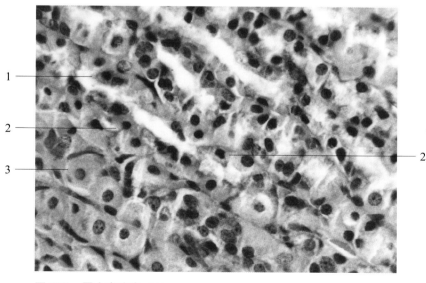

图 537　胃小弯病变（1）

胃小弯固有层局部腺体上皮细胞核浓缩

1. 主细胞；2. 核浓缩的腺体上皮细胞；3. 壁细胞

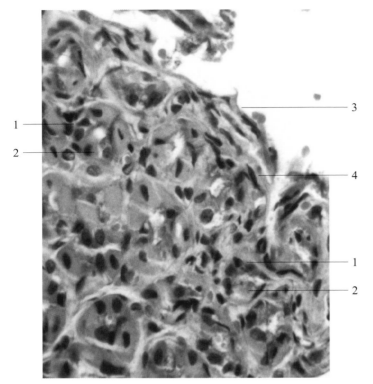

图 538　胃小弯病变（2）

胃小弯局部上皮缺失，固有层纤维细胞增生，腺体上皮细胞变性、核浓缩，腺体结构不清晰

1. 变性、核浓缩的腺体上皮细胞；
2. 结构不清晰的腺体；
3. 上皮缺失；
4. 增生的纤维细胞

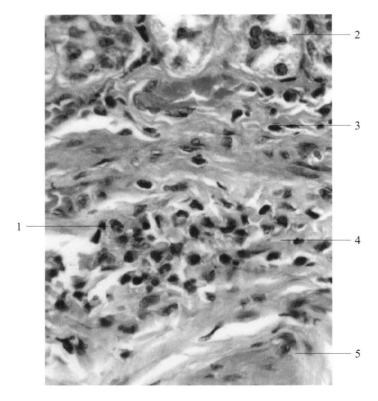

图 539　胃小弯病变（3）

胃小弯黏膜下层嗜酸性粒细胞增多
1. 嗜酸性粒细胞；
2. 黏膜固有层；
3. 黏膜肌；
4. 黏膜下层；
5. 肌层

图 540　胃小弯血液循环障碍

胃小弯黏膜固有层、黏膜肌及黏膜下层血管扩张充血
1. 黏膜固有层；
2. 扩张充血的黏膜固有层血管；
3. 黏膜肌；
4. 扩张充血的黏膜肌血管；
5. 黏膜下层；
6. 扩张充血的黏膜下层血管；
7. 肌层

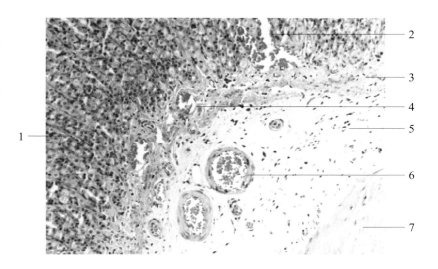

图 541　胃大弯血液循环障碍

胃大弯黏膜固有层、黏膜肌及黏膜下层血管扩张充血
1. 黏膜固有层；
2. 扩张充血的黏膜固有层血管；
3. 扩张充血的黏膜肌血管；
4. 黏膜肌；
5. 扩张充血的黏膜下层血管；
6. 黏膜下层

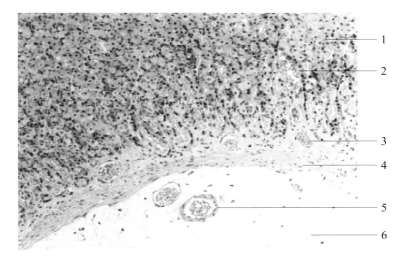

图 542　胃大弯病变（1）

胃大弯黏膜固有层部分血管扩张充血，周围部分腺体上皮细胞核浓缩
1. 核浓缩的腺体上皮细胞；
2. 壁细胞；
3. 主细胞；
4. 扩张充血的黏膜固有层血管

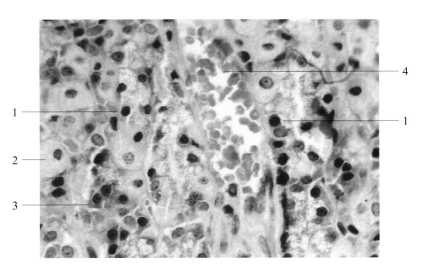

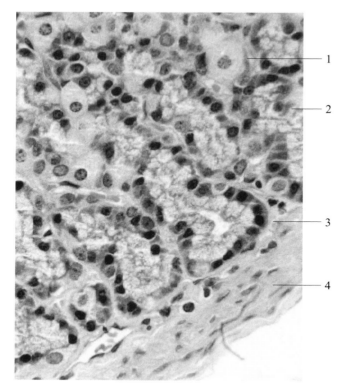

图 543　胃大弯病变（2）

胃大弯黏膜固有层部分腺体上皮细胞核浓缩

1. 壁细胞；
2. 主细胞；
3. 核浓缩的腺体上皮细胞；
4. 黏膜肌

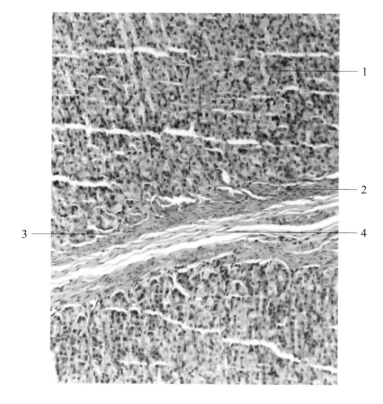

图 544　幽门血液循环障碍

幽门黏膜固有层基底部血管扩张充血

1. 黏膜固有层；
2. 扩张充血的黏膜固有层基底部血管；
3. 黏膜肌；
4. 黏膜下层

7.1.7　急进高原环境第 7 天

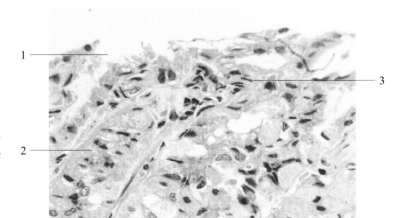

图 545　胃小弯病变（1）

胃小弯黏膜部分上皮缺失，固有层纤维细胞增生，腺体结构不清晰

1. 上皮缺失的黏膜；
2. 结构不清晰的腺体；
3. 增生的纤维细胞

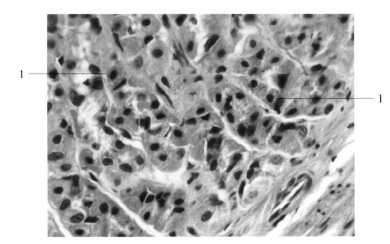

图 546　胃小弯病变（2）

胃小弯固有层部分腺体上皮细胞核浓缩

1. 核浓缩的腺体上皮细胞

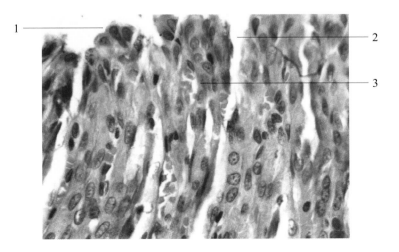

图 547　胃小弯病变（3）

胃小弯上皮间质毛细血管扩张充血

1. 黏膜上皮；
2. 胃小凹；
3. 扩张充血的间质毛细血管

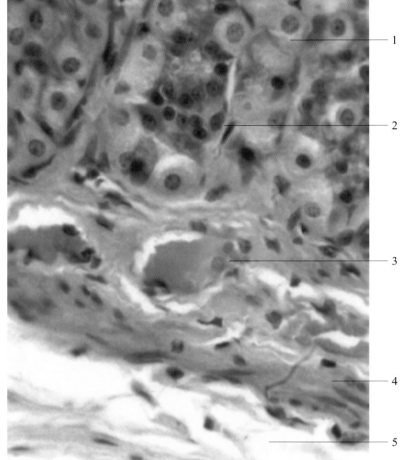

图 548　胃小弯病变（4）

胃小弯黏膜肌血管扩张充血，部分腺体细胞核浓缩

1. 黏膜固有层；
2. 核浓缩的腺体细胞；
3. 扩张充血的黏膜肌血管；
4. 黏膜肌；
5. 黏膜下层

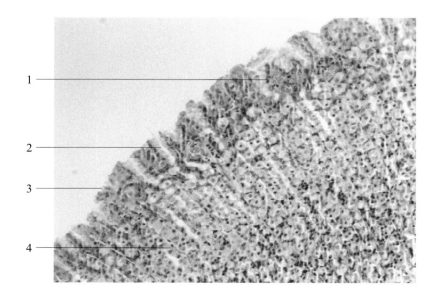

图 549　胃大弯病变（1）

胃大弯上皮间质毛细血管扩张充血

1. 扩张充血的上皮间质毛细血管；
2. 胃小凹；
3. 胃黏膜上皮；
4. 黏膜固有层

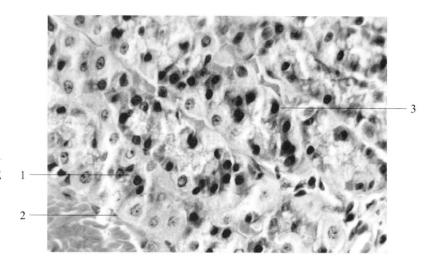

　　　　　　　　　　　　　　　　　　　　　3

图 550　胃大弯病变（2）

胃大弯部分胃底腺上皮细胞
核浓缩

1. 胃底腺主细胞；

2. 胃底腺壁细胞；

3. 核浓缩的胃底腺上皮细胞

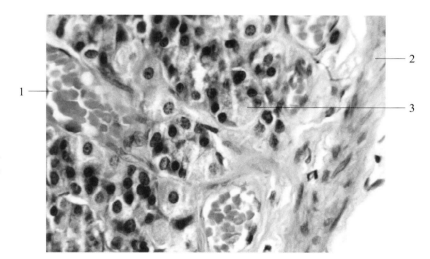

图 551　胃大弯病变（3）

胃大湾固有层底部毛细血管
扩张充血

1. 扩张充血的毛细血管；

2. 黏膜肌；

3. 胃底腺

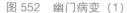

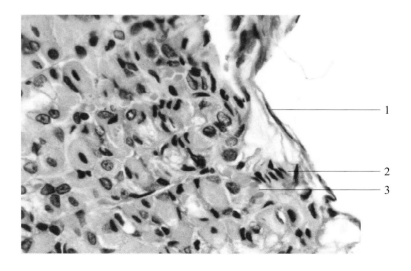

图 552　幽门病变（1）

幽门部分上皮结构不完整，
间质毛细血管扩张充血，纤
维细胞增生

1. 上皮结构不完整；

2. 增生的纤维细胞；

3. 扩张充血的毛细血管

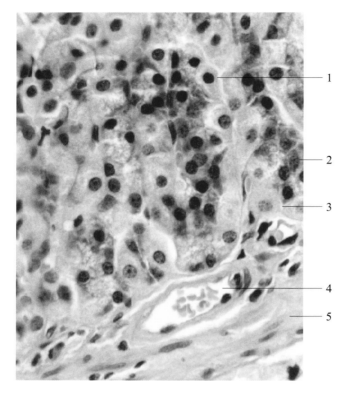

图 553　幽门病变（2）

幽门部分腺体上皮细胞核浓缩，黏膜肌
血管扩张充血
1. 核浓缩的腺体上皮细胞；
2. 主细胞；
3. 壁细胞；
4. 扩张充血的毛细血管；
5. 黏膜肌

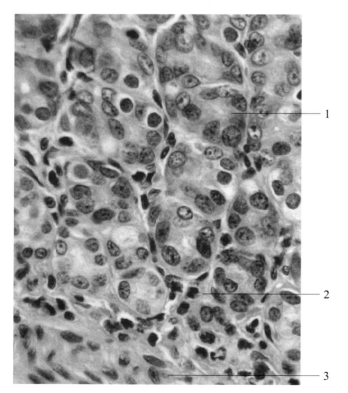

图 554　幽门病变（3）

幽门固有层基部嗜酸性粒细胞增多
1. 腺体；
2. 嗜酸性粒细胞；
3. 黏膜肌

7.1.8　急进高原环境第 8 天

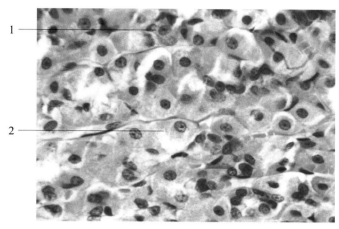

A. 正常组织 （40×10）

图 555　胃小弯病变（1）

胃小弯胃底腺细胞核浓缩数量较多
1. 正常主细胞；
2. 正常壁细胞；
3. 核浓缩的主细胞；
4. 核浓缩的壁细胞

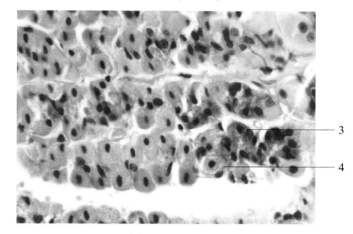

B. 病变组织 （40×10）

图 556　胃小弯病变（2）

胃小弯上皮间质中有纤维细胞增生
1. 胃小凹；
2. 增生的纤维细胞；
3. 胃小弯上皮

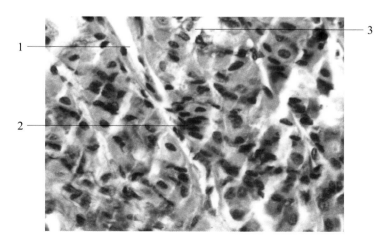

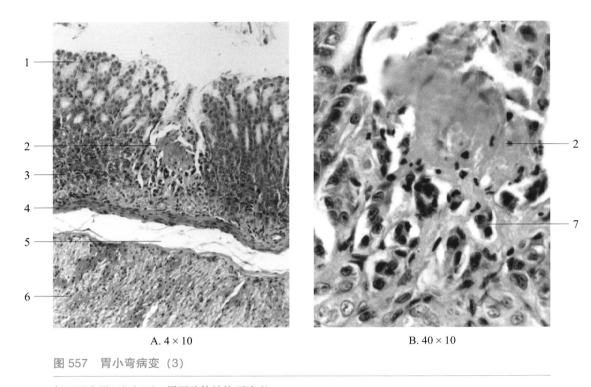

A. 4×10   B. 40×10

图 557   胃小弯病变（3）

偶见固有层组织坏死，周围腺体结构不清晰
1. 胃黏膜上皮；2. 坏死的组织；3. 固有层；4. 黏膜肌；5. 黏膜下层；6. 肌层；7. 结构不清晰的腺体

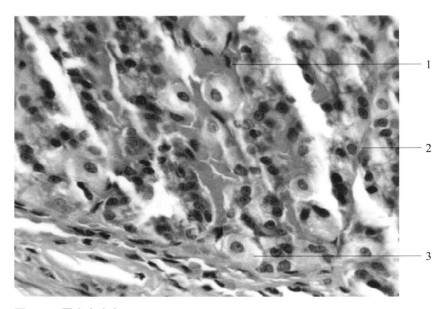

图 558   胃小弯病变（4）

胃小弯固有层间质毛细血管扩张充血
1. 扩张充血的毛细血管；2. 主细胞；3. 壁细胞

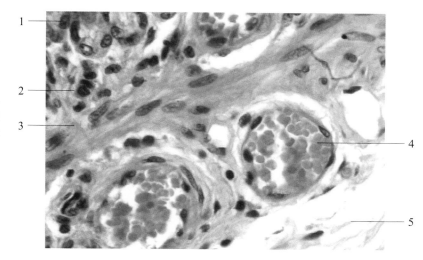

图 559　胃小弯病变（5）

黏膜肌层血管扩张充血，固
有层基底部嗜酸性粒细胞略
有增多
1. 黏膜固有层；
2. 嗜酸性粒细胞；
3. 黏膜肌；
4. 黏膜肌层血管扩张充血；
5. 黏膜下层

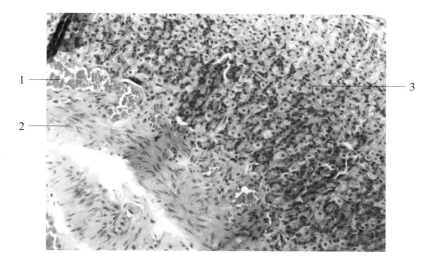

图 560　胃大弯血液循环
障碍（1）

胃大弯黏膜肌层血管扩张
充血
1. 扩张充血的黏膜肌血管；
2. 黏膜肌；
3. 黏膜固有层

图 561　胃大弯血液循环
障碍（2）

胃大弯黏膜下层血管扩张
充血
1. 黏膜固有层；
2. 黏膜肌；
3. 黏膜下层；
4. 扩张充血的血管

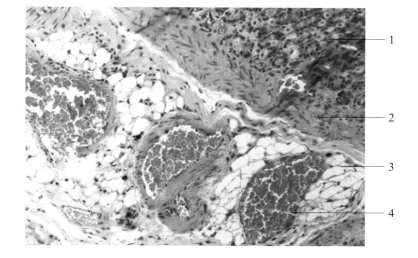

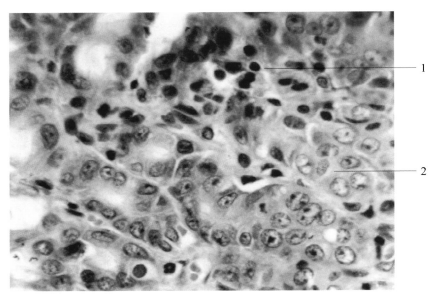

图 562　幽门病变（1）

幽门固有层部分腺体上皮细胞核浓缩
1. 核浓缩的腺体上皮细胞；2. 腺体

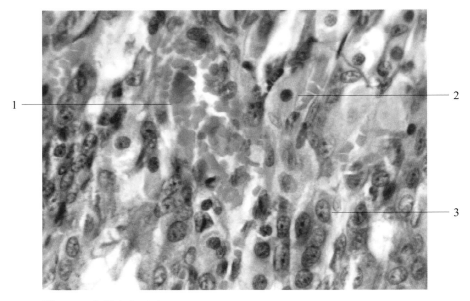

图 563　幽门病变（2）

幽门固有层间质血管扩张充血
1. 扩张充血的间质血管；2. 主细胞；3. 壁细胞

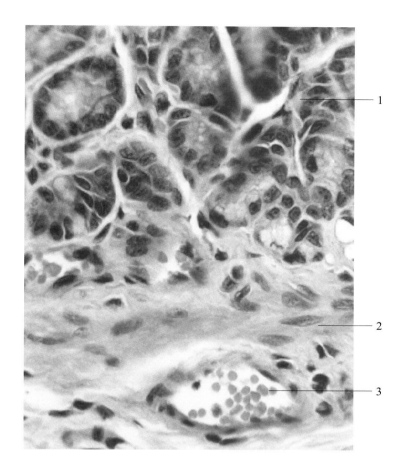

图 564　幽门病变（3）

幽门黏膜肌层血管扩张充血

1. 黏膜固有层；

2. 黏膜肌；

3. 扩张充血的黏膜肌层血管

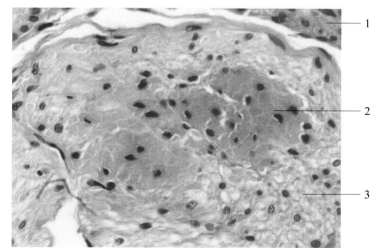

图 565　胃肌层病变

肌层部分平滑肌细胞嗜酸变

1. 黏膜肌；

2. 嗜酸变的平滑肌细胞；

3. 肌层

7.1.9 急进高原环境第 9 天

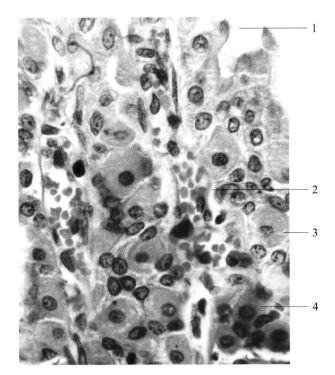

图 566　胃小弯血液循环障碍

胃小弯固有层间质毛细血管扩张充血
1. 胃黏膜上皮；
2. 扩张充血的毛细血管；
3. 壁细胞；
4. 主细胞

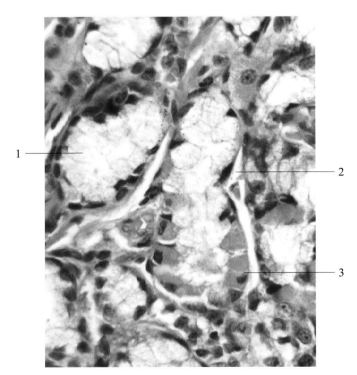

图 567　胃大弯病变（1）

胃大弯固有层部分腺体上皮细胞缺失，可见腺体基底细胞
1. 上皮细胞缺失的腺体；
2. 腺体基底细胞；
3. 腺体上皮细胞

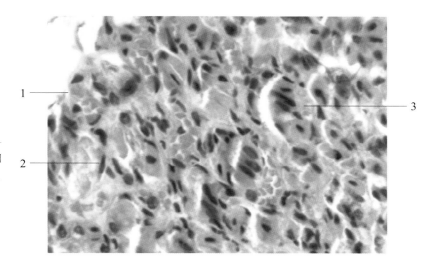

图 568 胃大弯病变（2）

胃大弯固有层间质中纤维细
胞增生，毛细血管扩张充血，
腺体结构不清晰

1. 扩张充血的毛细血管；
2. 增生的纤维细胞；
3. 结构不清晰的腺体

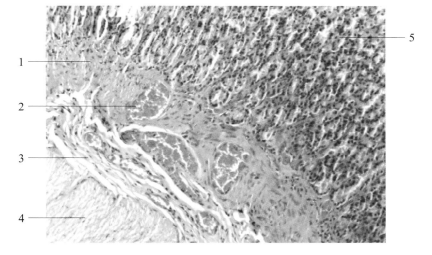

图 569 胃大弯血液循环
障碍

胃大弯部分黏膜肌及黏膜下
层血管扩张充血

1. 黏膜肌；
2. 扩张充血的黏膜肌血管；
3. 黏膜下层；
4. 肌层；
5. 胃黏膜固有层

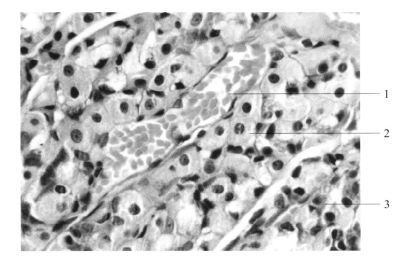

图 570 幽门血液循环障碍

幽门固有层间质毛细血管扩
张充血

1. 扩张充血的毛细血管；
2. 壁细胞；
3. 主细胞

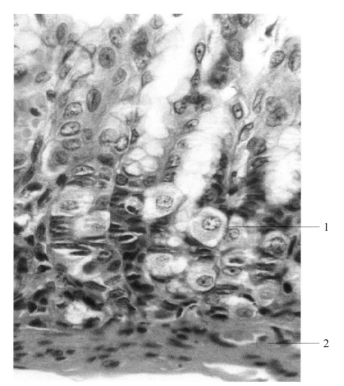

图 571 幽门病变（1）

幽门固有层部分腺体上皮细胞肿胀变性
1. 肿胀变性的腺体上皮细胞；
2. 黏膜肌

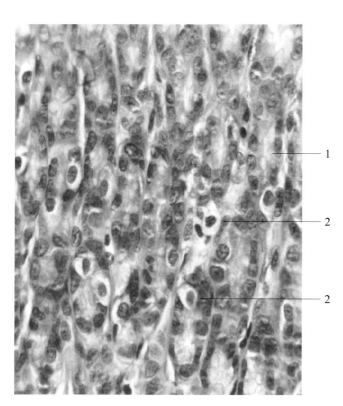

图 572 幽门病变（2）

幽门固有层部分腺体上皮细胞轻度水肿
1. 腺体；
2. 水肿的腺体上皮细胞

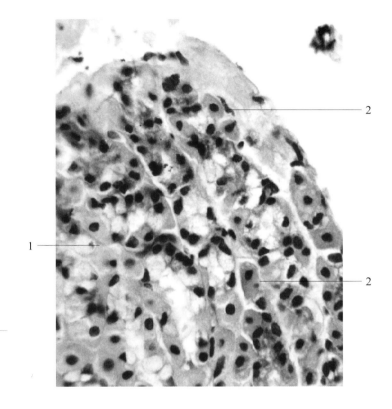

图 573　幽门病变（3）

幽门固有层部分腺体上皮细胞核浓缩
1. 固有层；
2. 核浓缩的腺体上皮细胞

7.2　小肠

　　小肠包括空肠、回肠和十二指肠，十二指肠末段和空肠头段的黏膜极发达，向下逐渐减少、变矮，至回肠中段以下基本消失。黏膜表面还有许多细小的肠绒毛，绒毛在十二指肠呈宽大的叶状，在空肠呈指状，在回肠则较短呈锥体形。绒毛根部的上皮和下方固有层中的小肠腺上皮相连续。小肠腺（隐窝）呈单管状，直接开口于肠腔。在固有层细密的结缔组织中除有大量小肠腺外，还有丰富的淋巴细胞、浆细胞、巨噬细胞、嗜酸性粒细胞和肥大细胞。绒毛中轴的固有层结缔组织内，有 1 ～ 2 条纵行毛细淋巴管，称中央乳糜管。在肠壁固有层中除有大量分散的淋巴细胞外，尚有淋巴小结。在十二指肠和空肠多为孤立淋巴小结，在回肠多为若干淋巴小结聚集形成的集合淋巴小结，可穿过黏膜肌抵达黏膜下层。黏膜肌层由内环行和外纵行两薄层平滑肌组成。黏膜下层在结缔组织中有较多较大的血管和淋巴管。十二指肠的黏膜下层内有大量十二指肠腺。肌层由内环行和外纵行两层平滑肌组成。外膜除部分十二指肠壁为纤维膜外，余均为浆膜。

　　本部分将介绍急进高原环境小肠组织随时间演变的主要病理学变化。

7.2.0　小肠正常组织结构

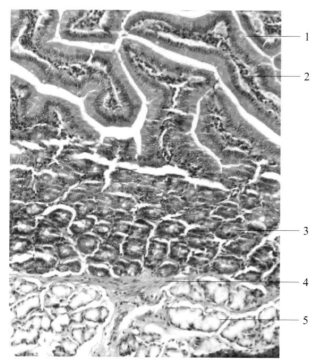

图 574　十二指肠正常组织结构

1. 黏膜上皮；
2. 黏膜固有层；
3. 小肠腺；
4. 黏膜肌；
5. 十二指肠腺

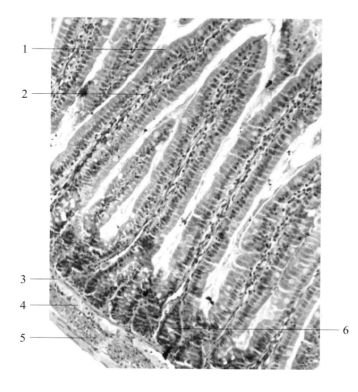

图 575　空肠正常组织结构

1. 黏膜上皮；
2. 黏膜固有层；
3. 黏膜肌；
4. 黏膜下层；
5. 肌层；
6. 小肠腺

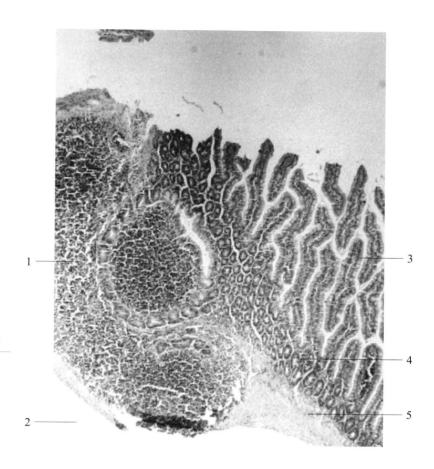

图 576 回肠正常组织结构

1. 集合淋巴小结；
2. 黏膜下层；
3. 绒毛；
4. 小肠腺；
5. 黏膜肌

7.2.1 急进高原环境第 1 天

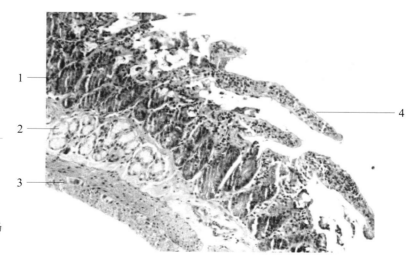

图 577 十二指肠病变

十二指肠绒毛上皮缺失
1. 小肠腺；
2. 十二指肠腺；
3. 肌层；
4. 上皮细胞缺失的十二指肠
   绒毛

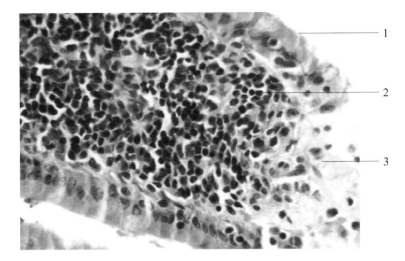

图 578　空肠病变（1）

偶见空肠绒毛固有层中淋巴细胞明显增多
1. 绒毛上皮细胞；
2. 固有层中淋巴细胞；
3. 绒毛固有层

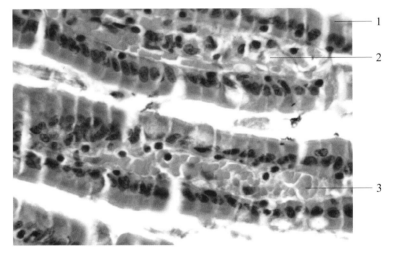

图 579　空肠病变（2）

部分空肠绒毛固有层毛细血管扩张充血
1. 绒毛上皮细胞；
2. 绒毛固有层；
3. 固有层中扩张充血的毛细血管

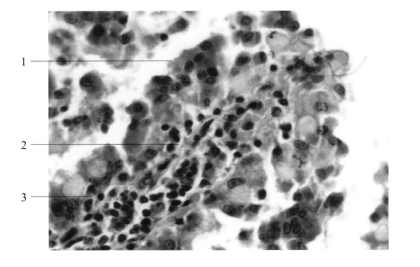

图 580　空肠病变（3）

部分空肠绒毛上皮细胞变性脱落，固有层淋巴细胞较多
1. 变性脱落的绒毛上皮细胞；
2. 绒毛固有层；
3. 固有层中的淋巴细胞

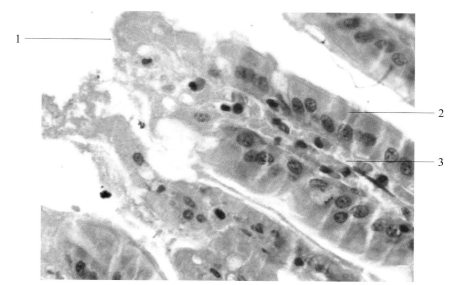

图 581 空肠病变 (4)

部分空肠绒毛顶部上皮
细胞脱落，固有层裸露
1. 裸露的绒毛固有层；
2. 正常绒毛上皮细胞；
3. 绒毛固有层

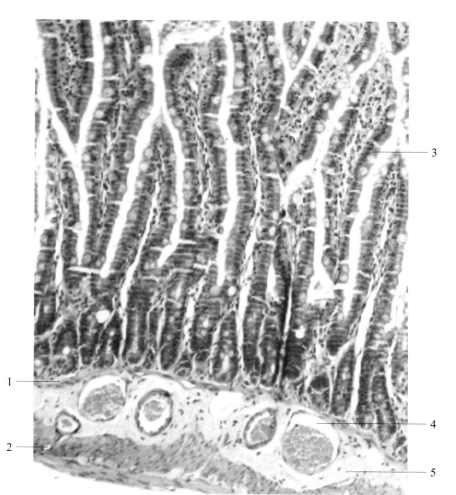

图 582 空肠病变 (5)

空肠黏膜下层部分血
管扩张充血
1. 黏膜肌；
2. 肌层；
3. 空肠绒毛；
4. 扩张充血的血管；
5. 黏膜下层

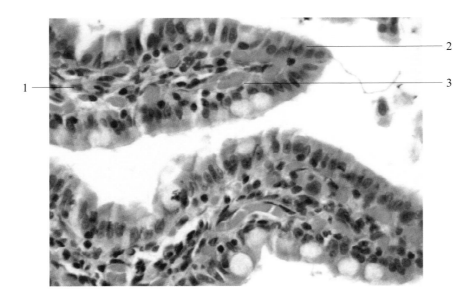

图583 回肠病变(1)

部分回肠绒毛固有层
毛细血管扩张充血
1. 绒毛固有层;
2. 绒毛;
3. 扩张充血的绒毛固
有层毛细血管

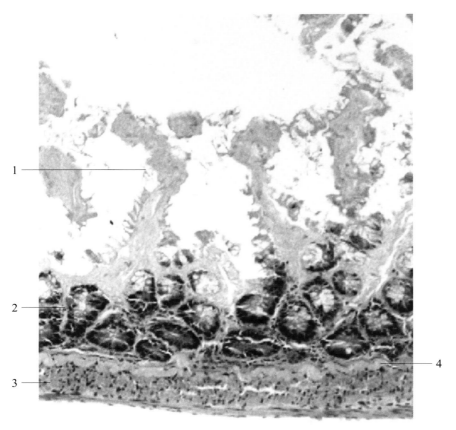

图584 回肠病变(2)

回肠局部绒毛坏死
1. 坏死的绒毛;
2. 小肠腺;
3. 肌层;
4. 黏膜下层

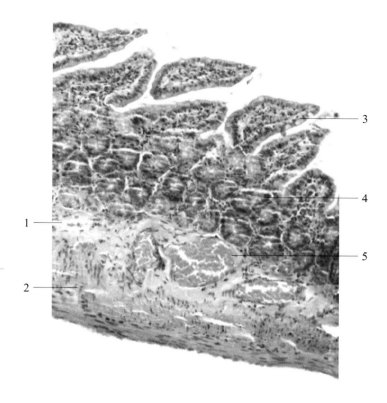

图 585　回肠病变（3）

回肠黏膜下层血管扩张充血
1. 黏膜下层；
2. 肌层；
3. 绒毛；
4. 小肠腺；
5. 扩张充血的黏膜下层血管

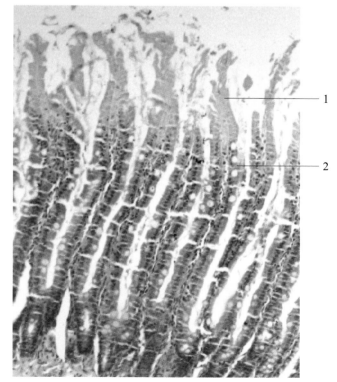

图 586　回肠病变（4）

部分回肠绒毛顶部上皮细胞脱落，固有层裸露
1. 裸露的绒毛固有层；
2. 绒毛上皮细胞

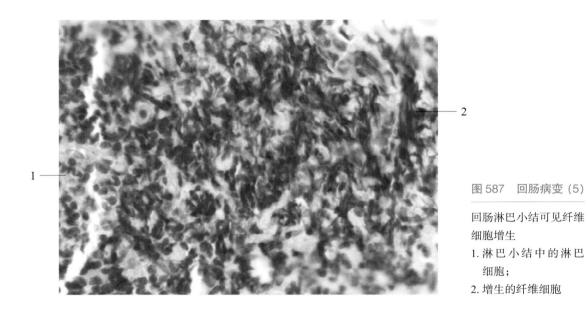

图 587　回肠病变（5）

回肠淋巴小结可见纤维细胞增生
1. 淋巴小结中的淋巴细胞；
2. 增生的纤维细胞

7.2.2　急进高原环境第 2 天

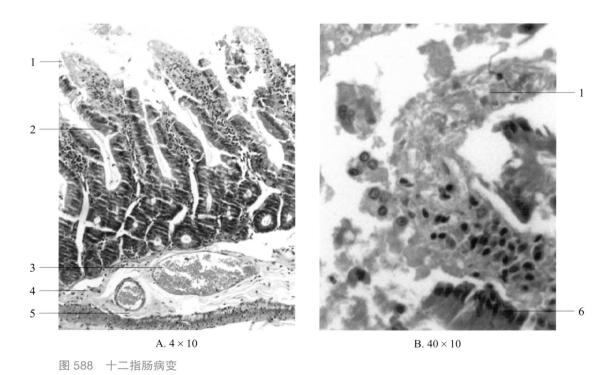

A. 4×10　　　　　　　　　　B. 40×10

图 588　十二指肠病变

十二指肠绒毛顶部上皮脱落，固有层裸露，固有层细胞数量明显减少，黏膜下层血管扩张充血
1. 裸露的绒毛固有层；2. 绒毛；3. 扩张充血的血管；4. 黏膜肌；5. 黏膜下层；6. 绒毛上皮细胞

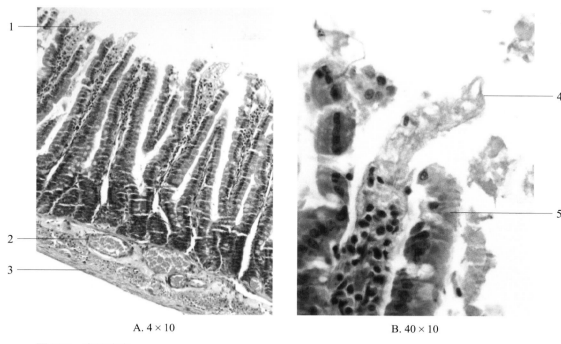

A. 4 × 10　　　　　　　　　　　B. 40 × 10

图 589　空肠病变

空肠部分黏膜顶部上皮缺失，黏膜固有层裸露，固有层细胞明显减少，黏膜下层血管扩张充血
1. 黏膜固有层裸露的绒毛；2. 扩张充血的血管；3. 肌层；4. 裸露的绒毛固有层；5. 绒毛上皮细胞

图 590　回肠病变

回肠部分绒毛坏死
脱落，可见留存的肠
腺，部分黏膜下层血
管扩张充血
1. 坏死脱落的绒毛；
2. 扩张充血的血管；
3. 小肠腺；
4. 黏膜下层

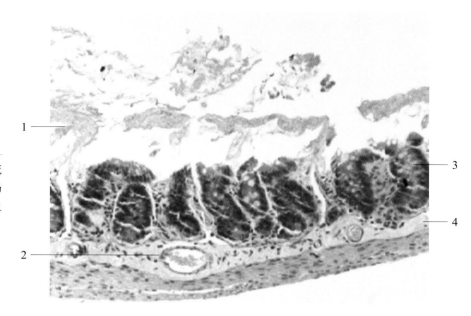

7.2.3 急进高原环境第 3 天

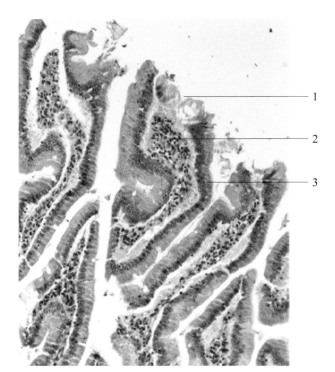

图 591　十二指肠病变

十二指肠少数绒毛顶部上皮脱落
1. 绒毛顶部上皮脱落；
2. 绒毛固有层；
3. 黏膜上皮

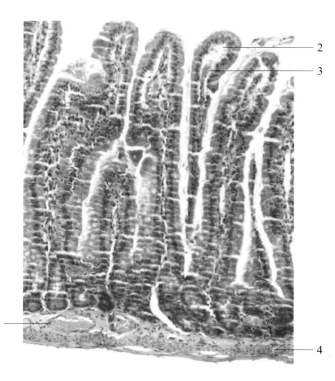

图 592　空肠病变

空肠部分绒毛上皮与固有层分离，固有层
毛细血管轻度扩张充血，黏膜下层血管轻
度扩张充血
1. 扩张充血的黏膜下层血管；
2. 绒毛上皮与固有层分离；
3. 扩张充血的固有层毛细血管；
4. 肌层

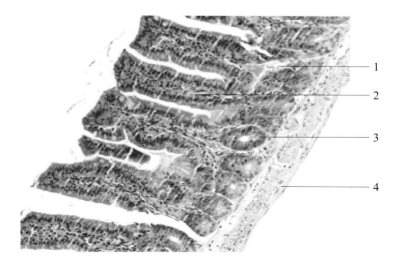

图 593 回肠病变

回肠固有层部分血管扩张充血

1. 扩张充血的固有层血管；

2. 绒毛固有层；

3. 小肠腺；

4. 肌层

7.2.4 急进高原环境第 4 ~ 5 天

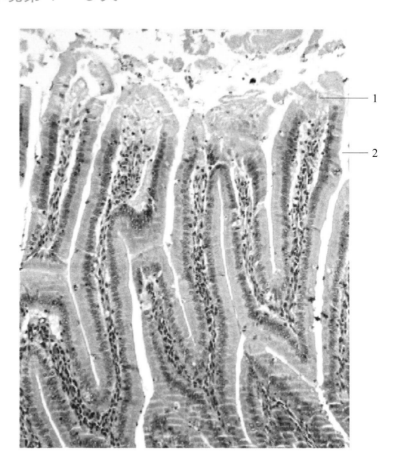

图 594 十二指肠病变

十二指肠绒毛顶部黏膜上皮变
性坏死脱落

1. 黏膜上皮变性坏死脱落；

2. 绒毛

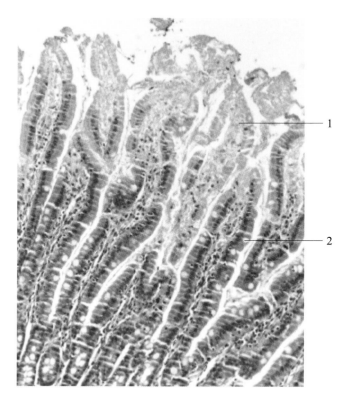

图 595 空肠病变

空肠部分黏膜顶部上皮细胞变性核消失，固有层细胞明显减少
1. 顶部病变的绒毛；
2. 正常绒毛

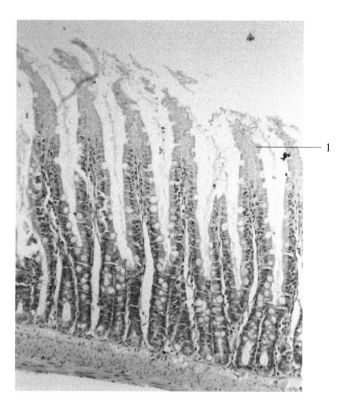

图 596 回肠病变（1）

回肠绒毛顶部上皮细胞核消失，固有层细胞数量明显减少
1. 顶部病变的绒毛

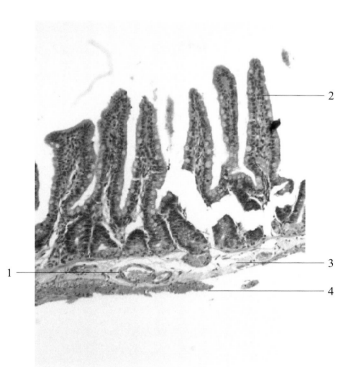

图 597　回肠病变（2）

回肠部分黏膜下层血管轻度扩张充血

1. 扩张充血的血管；
2. 回肠黏膜；
3. 黏膜下层；
4. 肌层

7.2.5　急进高原环境第 6 天

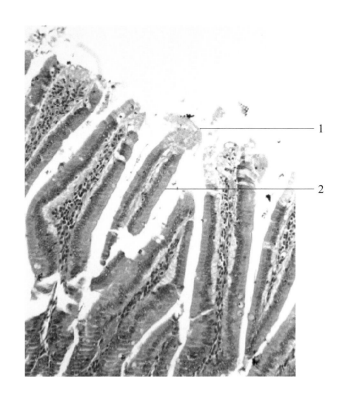

图 598　十二指肠病变

部分十二指肠绒毛顶部黏膜上皮缺失，固有层裸露

1. 裸露的绒毛固有层；
2. 绒毛

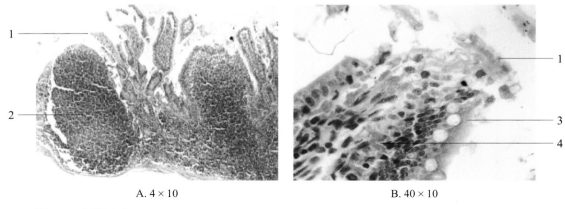

A. 4×10　　　　　　　　　　B. 40×10

图 599　回肠病变

部分回肠绒毛顶部上皮脱落，固有层裸露，毛细血管扩张充血
1. 裸露的绒毛固有层；2. 集合淋巴小结；3. 黏膜上皮；4. 固有层扩张充血的毛细血管

7.2.6　急进高原环境第 7 天

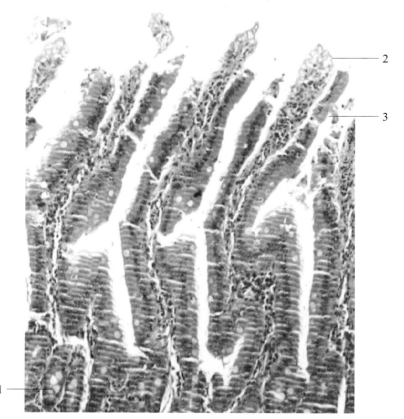

图 600　十二指肠病变（1）

十二指肠绒毛顶部黏膜上皮
细胞脱落，固有层裸露
1. 小肠腺；
2. 裸露的绒毛固有层；
3. 黏膜上皮

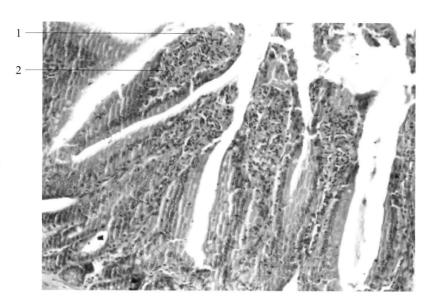

图 601 十二指肠病变（2）

十二指肠部分绒毛固有层毛细血管扩张充血

1. 扩张充血的毛细血管；
2. 绒毛固有层

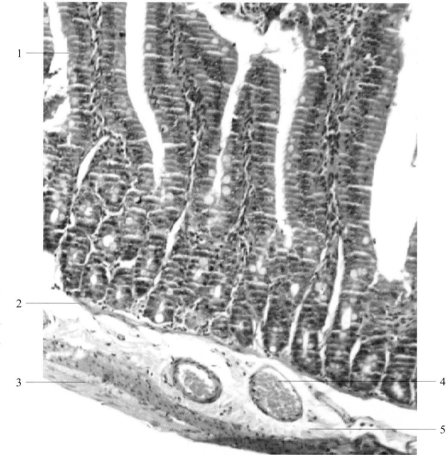

图 602 十二指肠病变（3）

十二指肠黏膜下层血管扩张充血

1. 黏膜绒毛；
2. 黏膜肌；
3. 肌层；
4. 扩张充血的血管；
5. 黏膜下层

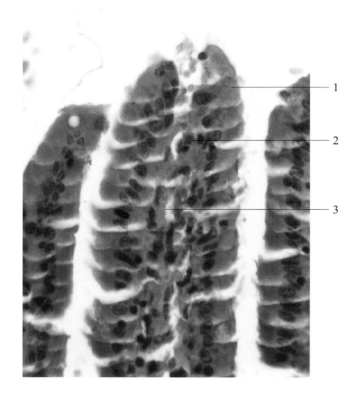

图 603 空肠病变

空肠黏膜部分绒毛固有层毛细血管扩张充血
1. 黏膜上皮;
2. 绒毛固有层;
3. 扩张充血的毛细血管

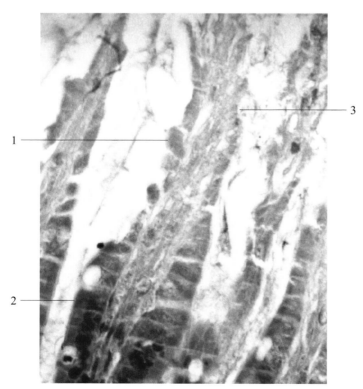

图 604 回肠病变

回肠黏膜绒毛顶部上皮细胞变性坏死脱落,固有层裸露
1. 变性坏死脱落的黏膜上皮细胞;
2. 正常黏膜上皮细胞;
3. 裸露的绒毛固有层

7.2.7　急进高原环境第 8 天

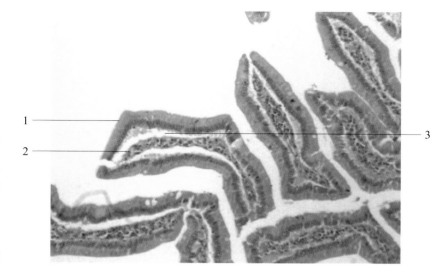

图 605　十二指肠病变
（1）

十二指肠绒毛固有层与上
皮轻度分离
1. 绒毛上皮；
2. 绒毛固有层；
3. 绒毛固有层与上皮分离

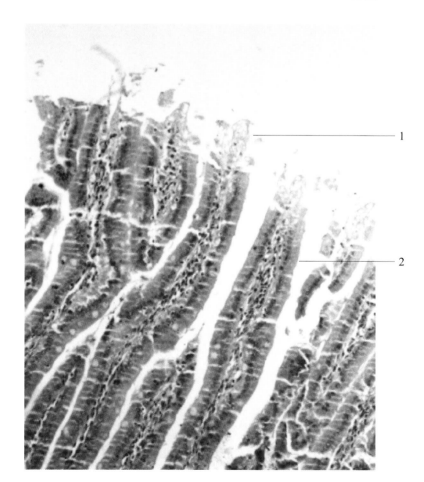

图 606　十二指肠病变
（2）

部分十二指肠绒毛顶部上
皮脱落，固有层裸露
1. 裸露的绒毛固有层；
2. 正常绒毛上皮

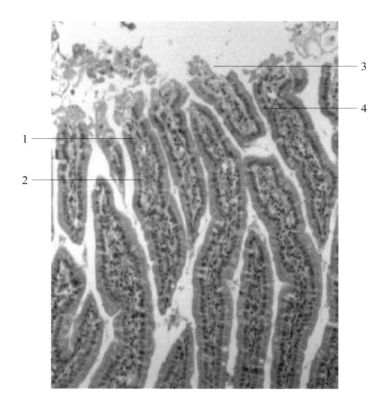

图 607　空肠病变

部分空肠绒毛固有层毛细血管扩张充血，少数空肠绒毛顶部上皮细胞脱落，固有层裸露

1. 绒毛固有层；
2. 扩张充血的固有层毛细血管；
3. 裸露的绒毛固有层；
4. 正常绒毛上皮

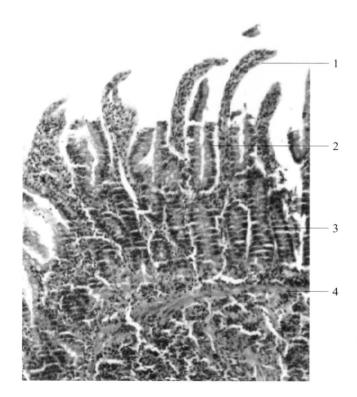

图 608　回肠病变

部分回肠绒毛上皮脱落，固有层裸露

1. 裸露的绒毛固有层；
2. 正常绒毛上皮；
3. 小肠腺体；
4. 黏膜肌

7.2.8　急进高原环境第 9 天

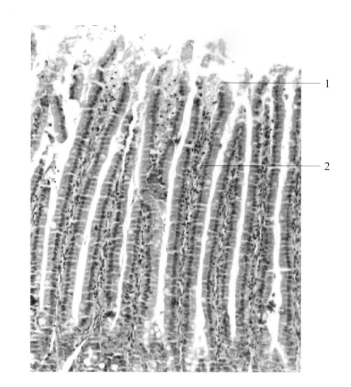

图 609　十二指肠病变（1）

部分十二指肠绒毛顶部上皮结构不完整

1. 绒毛顶部上皮结构不完整；
2. 正常十二指肠绒毛

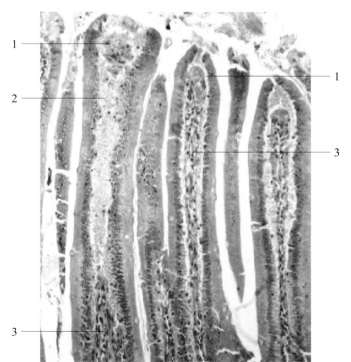

图 610　十二指肠病变（2）

十二指肠部分绒毛固有层毛细血管扩张充血，部分绒毛固有层细胞明显减少

1. 扩张充血的绒毛固有层毛细血管；
2. 细胞明显减少的绒毛固有层；
3. 细胞数量正常的绒毛固有层

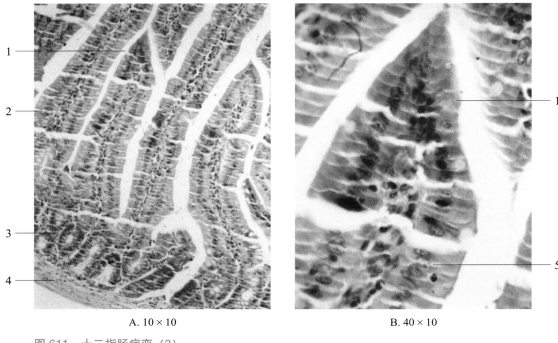

A. 10×10   B. 40×10

图 611 十二指肠病变（3）

十二指肠绒毛部分上皮细胞嗜酸变
1. 嗜酸变的上皮细胞；2. 正常肠绒毛；3. 小肠腺；4. 肌层；5. 正常上皮细胞

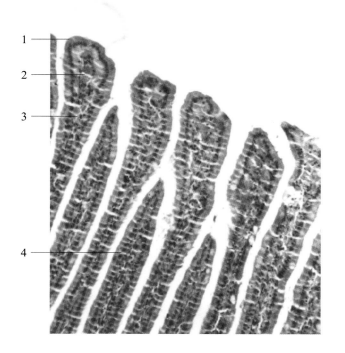

图 612 空肠病变（1）

部分空肠绒毛顶部固有层毛细血管扩张充血

1. 空肠绒毛上皮；

2. 扩张充血的固有层毛细血管；

3. 绒毛固有层；

4. 正常空肠绒毛

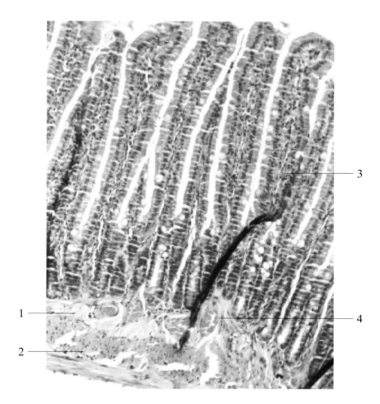

图 613　空肠病变（2）

空肠黏膜下层血管扩张充血
1. 黏膜下层；
2. 肌层；
3. 空肠黏膜层；
4. 扩张充血的血管

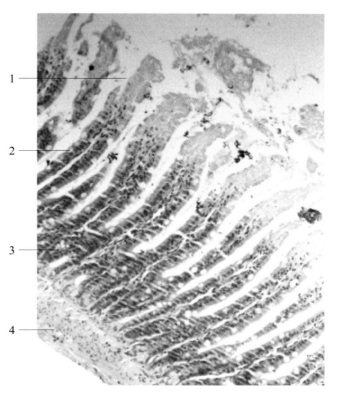

图 614　回肠病变（1）

回肠部分绒毛顶部上皮细胞及固有层
坏死
1. 绒毛坏死部分；
2. 绒毛未见明显病变部分；
3. 小肠腺；
4. 肌层

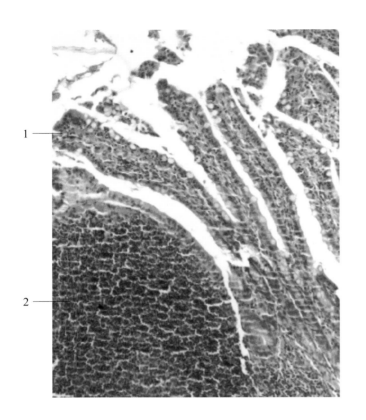

图 615　回肠病变（2）

回肠黏膜部分绒毛顶部固有层毛细血管扩张充血
1. 扩张充血的绒毛顶部固有层毛细血管；
2. 淋巴小结

7.3　大肠

　　大肠黏膜表面光滑，无绒毛。在结肠带之间的横沟处有半月形皱襞，在直肠下段有三个横行的皱襞。上皮为单层柱状上皮，由吸收细胞和杯状细胞组成。固有层内有稠密的大肠腺，呈单管状，分泌黏液。固有层内可见散在的孤立淋巴小结。黏膜肌由内环行和外纵行两薄层平滑肌组成。黏膜下层在结缔组织内有小动脉、小静脉和淋巴管，内含成群的脂肪细胞。肌层由内环行和外纵行两层平滑肌组成。外膜在盲肠、部分结肠和直肠前段为浆膜，其余为纤维膜。

　　本部分将介绍急进高原环境大肠组织随时间演变的主要病理学变化。

7.3.0　大肠正常组织结构

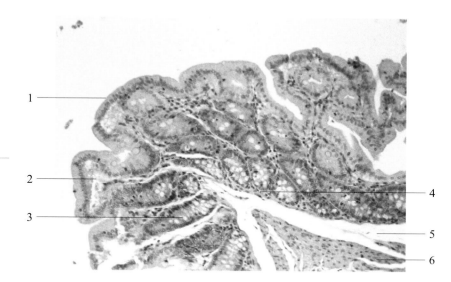

图 616　盲肠正常组织

1. 黏膜上皮；
2. 黏膜固有层；
3. 肠腺；
4. 黏膜肌；
5. 黏膜下层；
6. 肌层

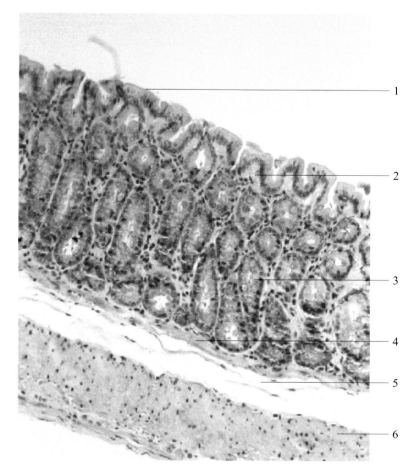

图 617　结肠正常组织结
构（1）

1. 黏膜上皮；
2. 黏膜固有层；
3. 肠腺；
4. 黏膜肌；
5. 黏膜下层；
6. 肌层

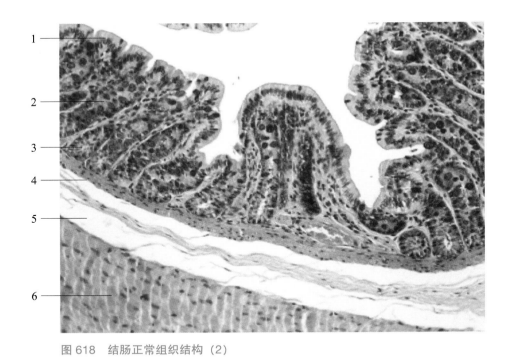

图 618　结肠正常组织结构（2）

1. 黏膜上皮；2. 黏膜固有层；3. 肠腺；4. 黏膜肌；5. 黏膜下层；6. 肌层

7.3.1　急进高原环境第 1 天

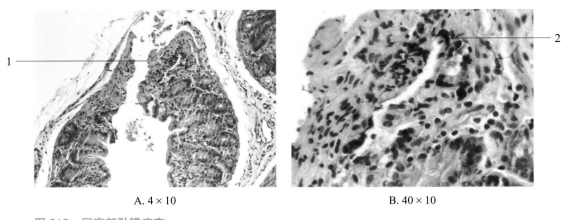

A. 4 × 10　　　　　　　　　　　B. 40 × 10

图 619　回盲部黏膜病变

回盲部偶见黏膜上皮结构不完整，腺体消失，结缔组织增生
1. 黏膜上皮结构不完整，腺体消失，结缔组织增生；2. 增生的纤维细胞

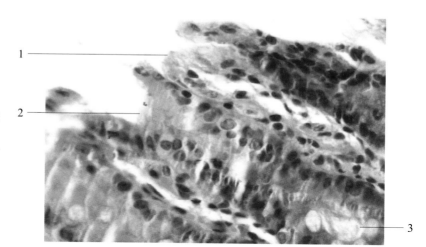

图 620　盲肠底黏膜病变
（1）

盲肠底部分黏膜上皮结构不
完整
1. 黏膜固有层；
2. 结构不完整的黏膜上皮；
3. 肠腺

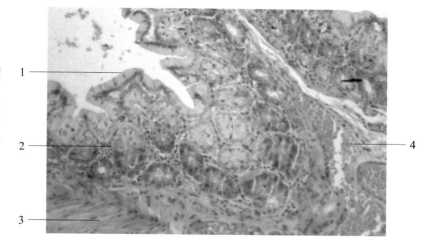

图 621　盲肠底黏膜病变
（2）

盲肠底黏膜未见明显病理改
变，黏膜下层部分血管扩张
充血
1. 黏膜上皮；
2. 肠腺；
3. 肌层；
4. 扩张充血的血管

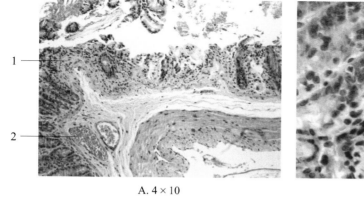

A. 4×10　　　　　　　　　　　B. 40×10

图 622　盲肠体黏膜病变

盲肠体局部黏膜结构不完整，固有层裸露，部分黏膜上皮及腺体缺失，被结缔组织填充，黏膜下层血
管扩张充血
1. 缺失的黏膜上皮及腺体；2. 扩张充血的血管；3. 结缔组织中的纤维细胞

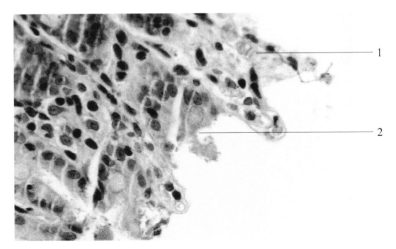

图 623　盲肠尖黏膜病变

盲肠尖部分黏膜上皮结构不
完整，固有层毛细血管轻度
扩张充血

1. 轻度扩张充血的毛细血管；
2. 结构不完整的黏膜上皮

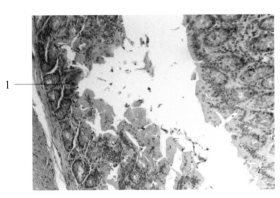

A. 4×10

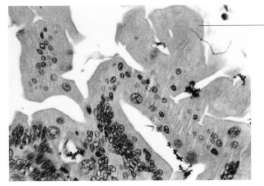

B. 40×10

图 624　结肠黏膜病变

结肠黏膜部分缺失，部分黏膜上皮细胞核消失
1. 黏膜缺失；2. 核消失的黏膜上皮细胞

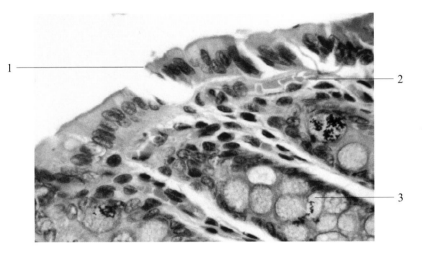

图 625　直肠黏膜病变（1）

直肠部分黏膜上皮细胞嗜酸
变，固有层毛细血管轻度扩
张充血

1. 嗜酸变的黏膜上皮细胞；
2. 扩张充血的毛细血管
3. 直肠腺

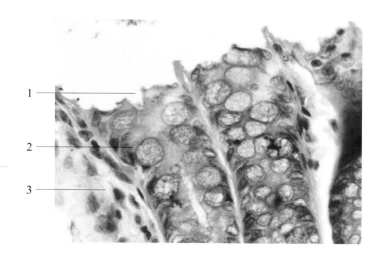

图 626　直肠黏膜病变（2）

直肠部分黏膜上皮结构不完整
1. 黏膜上皮细胞缺失；
2. 腺体；
3. 固有层

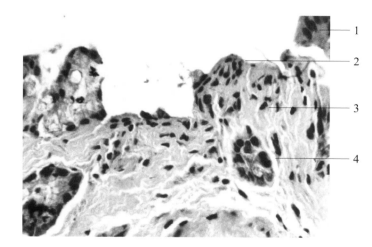

图 627　直肠黏膜病变（3）

直肠局部黏膜结构不完整，部分黏膜上皮缺失，残存少量腺体，腺体上皮细胞核浓缩，黏膜被结缔组织填充
1. 正常黏膜上皮细胞；
2. 缺失的黏膜上皮；
3. 结缔组织；
4. 残存的少量腺体

7.3.2　急进高原环境第 2 天

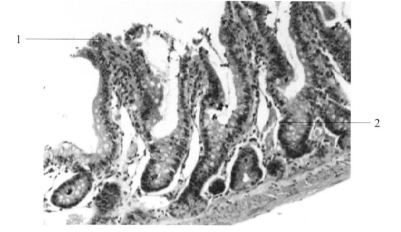

图 628　回盲部黏膜病变（1）

盲肠回盲部部分绒毛顶部上皮结构不完整，固有层中部分毛细血管扩张充血
1. 不完整的上皮结构；
2. 扩张充血的毛细血管

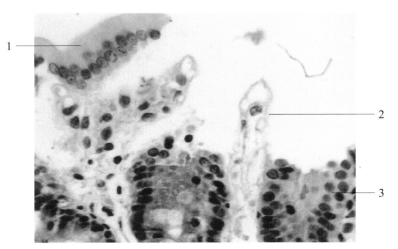

图 629　回盲部黏膜病变（2）

盲肠回盲部少数绒毛上皮结构
不完整，黏膜固有层裸露

1. 正常上皮结构；
2. 不完整的上皮结构，黏膜固有
   层裸露；
3. 腺体

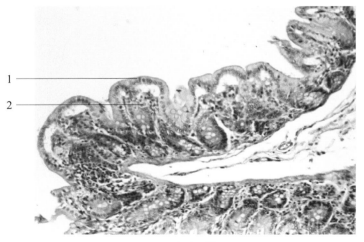

A. 4×10

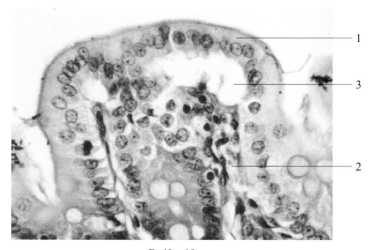

B. 40×10

图 630　回盲部黏膜病变（3）

盲肠回盲部黏膜固有层水肿与
黏膜上皮分离

1. 黏膜上皮；
2. 黏膜固有层；
3. 水肿的黏膜固有层

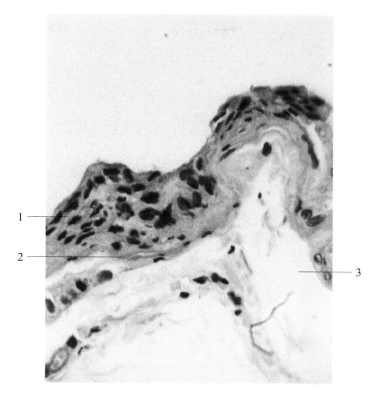

图 631　盲肠底黏膜病变（1）

盲肠底部分黏膜结构消失，结缔组织
增生
1. 增生的结缔组织；
2. 黏膜肌；
3. 黏膜下层

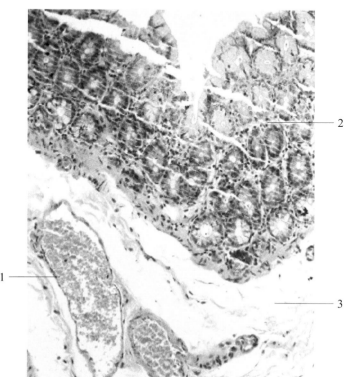

图 632　盲肠底黏膜病变（2）

盲肠底黏膜下层部分血管扩张充血
1. 扩张充血的血管；
2. 黏膜层；
3. 黏膜下层

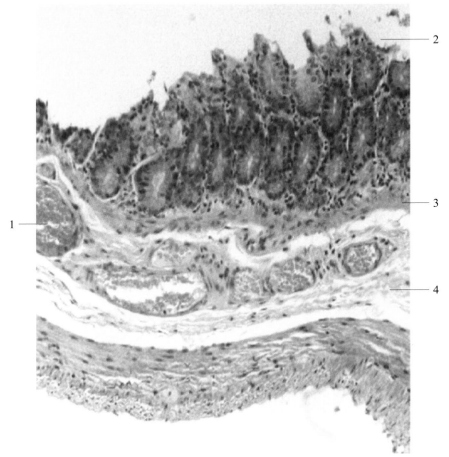

图 633 盲肠体黏膜病变

盲肠体部分黏膜上皮缺失，黏膜下层血管扩张充血
1. 扩张充血的血管；
2. 黏膜上皮缺失；
3. 黏膜肌；
4. 黏膜下层

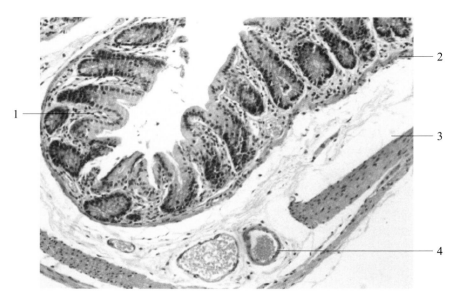

图 634 盲肠尖黏膜病变（1）

盲肠尖黏膜下层部分血管扩张充血
1. 黏膜层；
2. 黏膜肌；
3. 黏膜下层；
4. 扩张充血的血管

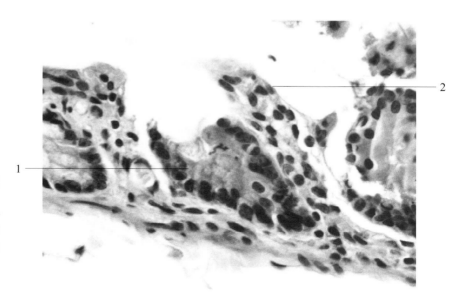

图 635　盲肠尖黏膜病变（2）

盲肠尖部分黏膜上皮结构不完整，固有层裸露
1. 肠腺；
2. 裸露的黏膜固有层

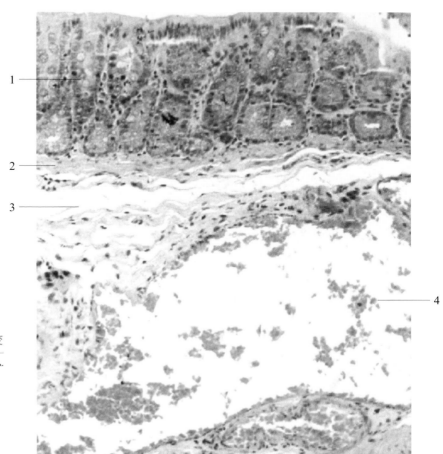

图 636　结肠黏膜病变

结肠部分黏膜下血管扩张充血
1. 黏膜层；
2. 黏膜肌；
3. 黏膜下层；
4. 扩张充血的血管

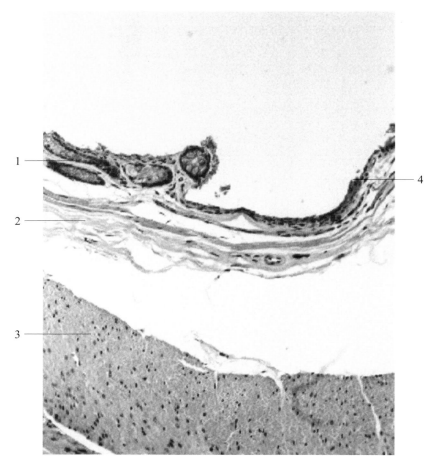

图 637　直肠黏膜病变

直肠部分黏膜上皮及腺体
缺失，结构不完整
1. 黏膜层；
2. 黏膜下层；
3. 肌层；
4. 缺失的黏膜上皮及腺体

7.3.3　急进高原环境第 3 天

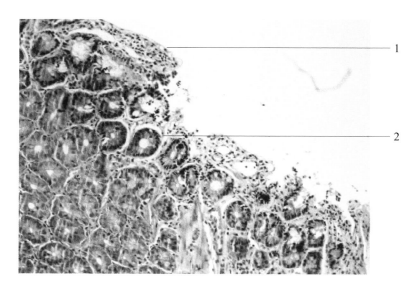

图 638　回盲部黏膜病变

回盲部部分黏膜上皮结构
不完整，固有层裸露
1. 裸露的黏膜固有层；
2. 肠腺

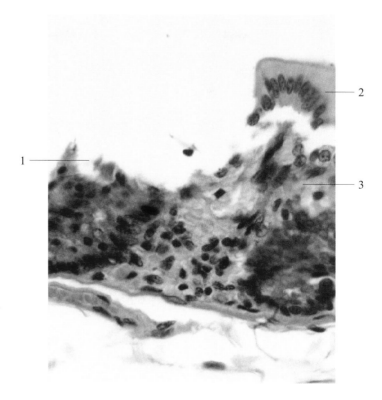

图 639　盲肠底黏膜病变（1）

盲肠底部分黏膜上皮缺失，固有层裸露
1. 裸露的黏膜固有层；
2. 黏膜上皮；
3. 黏膜固有层

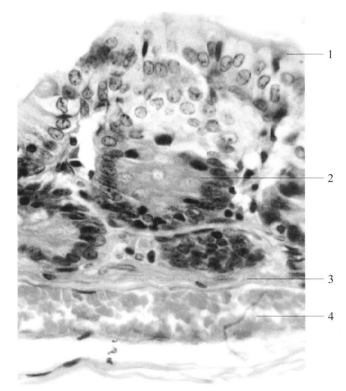

图 640　盲肠底黏膜病变（2）

盲肠底黏膜下层血管扩张充血
1. 黏膜上皮；
2. 肠腺；
3. 黏膜肌；
4. 扩张充血的黏膜下层血管

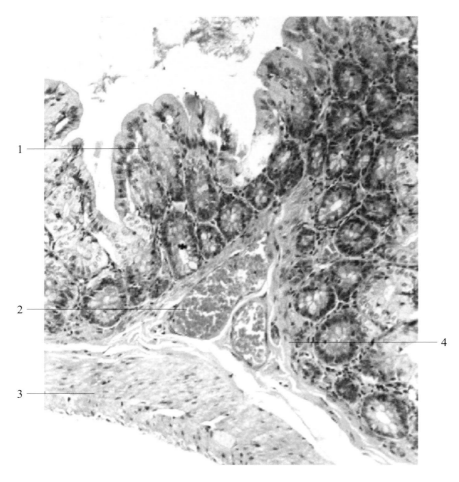

图 641　盲肠体黏膜
病变（1）

盲肠体黏膜下层部分
血管扩张充血
1. 黏膜层；
2. 扩张充血的黏膜下
　　层血管；
3. 肌层；
4. 黏膜肌

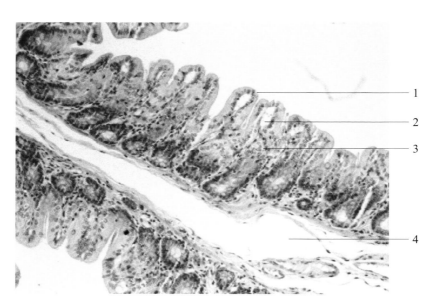

图 642　盲肠体黏膜
病变（2）

盲肠体黏膜上皮与固
有层之间脱离
1. 黏膜上皮；
2. 黏膜上皮与固有层
　　之间脱离；
3. 黏膜固有层；
4. 黏膜下层

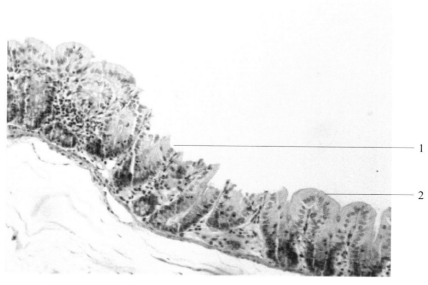

图 643　盲肠体黏膜病变（3）

盲肠体少量黏膜上皮缺失
1. 黏膜上皮缺失；2. 黏膜上皮

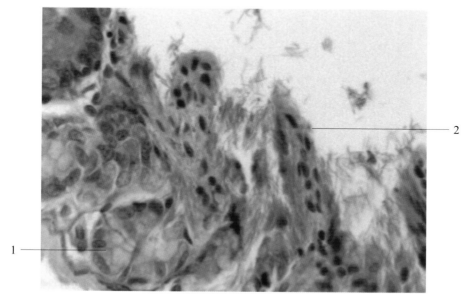

图 644　结肠黏膜病变

结肠部分黏膜上皮脱落，固有层裸露
1. 肠腺；2. 裸露的黏膜固有层

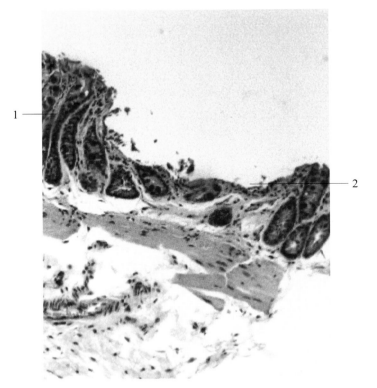

图 645　直肠黏膜病变（1）

直肠部分黏膜缺失
1. 黏膜层；
2. 黏膜缺失

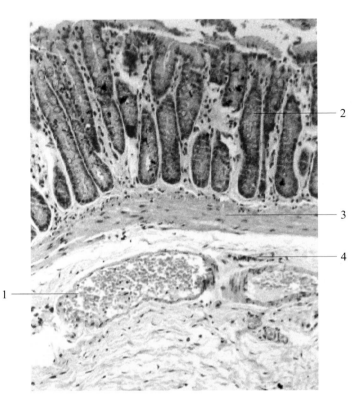

图 646　直肠黏膜病变（2）

直肠黏膜下层部分血管扩张充血
1. 扩张充血的血管；
2. 黏膜层；
3. 黏膜肌；
4. 黏膜下层

7.3.4　急进高原环境第 4 天

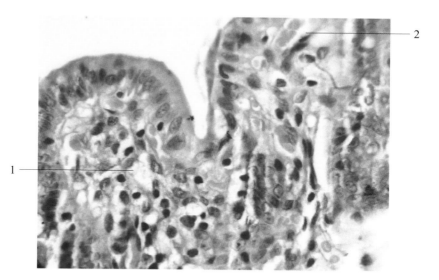

图 647　回盲部黏膜病变

盲肠回盲部黏膜固有层毛
细血管轻度扩张充血，部
分固有层轻度水肿
1. 黏膜固有层轻度水肿；
2. 扩张充血的固有层毛细
　 血管

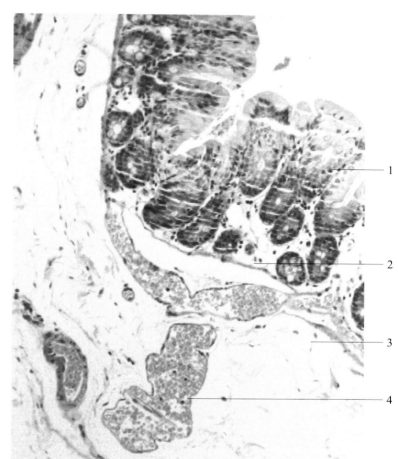

图 648　盲肠底黏膜病变（1）

盲肠底黏膜下层部分血管扩张
充血
1. 黏膜层；
2. 黏膜肌；
3. 黏膜下层；
4. 扩张充血的黏膜下层血管

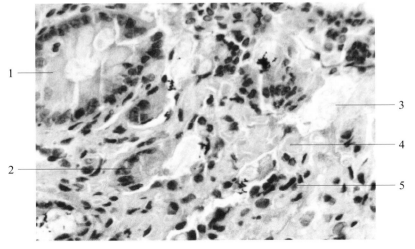

图 649 盲肠底黏膜病变（2）

盲肠底部分腺体结构紊乱，杯状细胞融合，间质纤维细胞增生，毛细血管轻度扩张充血

1. 正常肠腺；
2. 结构紊乱的肠腺；
3. 杯状细胞融合；
4. 扩张充血的毛细血管；
5. 增生的纤维细胞

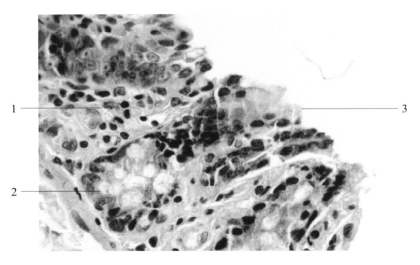

图 650 盲肠底黏膜病变（3）

盲肠底部分黏膜上皮缺失

1. 黏膜固有层；
2. 肠腺；
3. 缺失的黏膜上皮

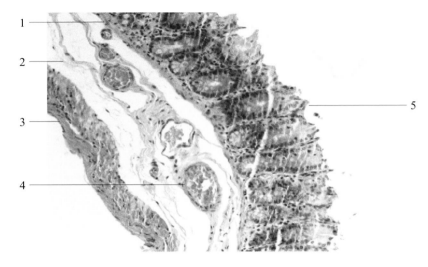

图 651 盲肠体黏膜病变（1）

盲肠体部分黏膜上皮脱落，黏膜下层血管扩张充血

1. 黏膜肌；
2. 黏膜下层；
3. 肌层；
4. 扩张充血的血管；
5. 脱落的黏膜上皮

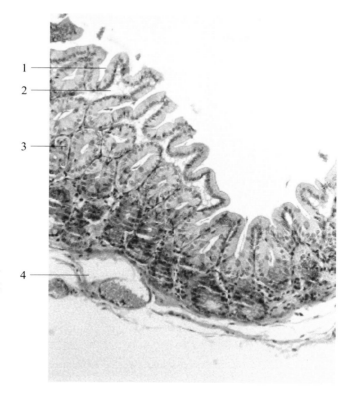

图 652　盲肠体黏膜病变（2）

盲肠体黏膜上皮与固有层分离，黏膜
下层血管扩张充血

1. 黏膜上皮；

2. 黏膜上皮与固有层分离；

3. 肠腺；

4. 扩张充血的血管

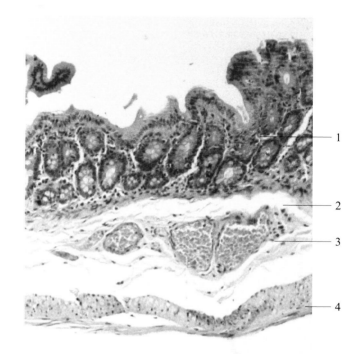

图 653　盲肠尖黏膜病变

盲肠尖黏膜下层部分血管扩张充血

1. 黏膜层；

2. 黏膜下层；

3. 扩张充血的血管；

4. 肌层

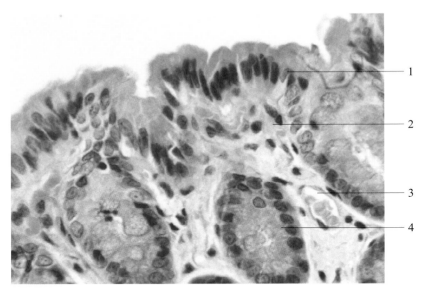

图 654 结肠黏膜病变（1）

结肠部分黏膜上皮细胞嗜酸变，固有层毛细血管轻度扩张充血

1. 嗜酸变的黏膜上皮细胞；
2. 黏膜固有层；
3. 扩张充血的毛细血管；
4. 肠腺

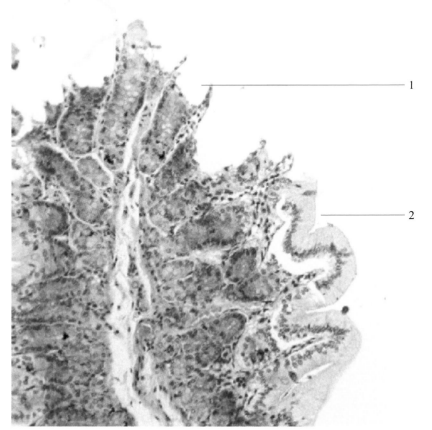

图 655 结肠黏膜病变（2）

结肠部分黏膜上皮结构不完整

1. 不完整的黏膜上皮结构；
2. 正常黏膜上皮

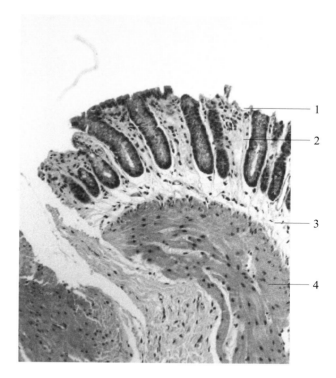

图 656　直肠黏膜病变（1）

直肠部分黏膜上皮脱落，固有层裸露

1. 黏膜上皮脱落；

2. 裸露的黏膜固有层；

3. 黏膜下层；

4. 肌层

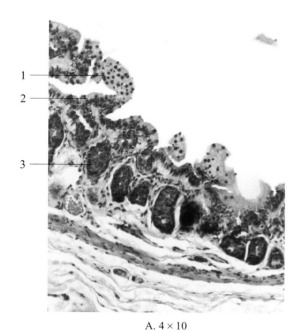

A. 4×10

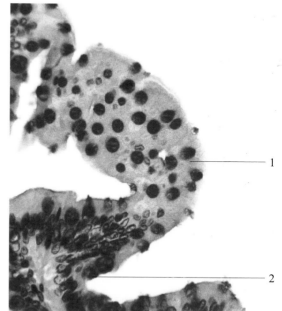

B. 40×10

图 657　直肠黏膜病变（2）

直肠部分黏膜上皮增生突向肠腔的赘物

1. 突向肠腔的赘物；2. 黏膜上皮；3. 肠腺

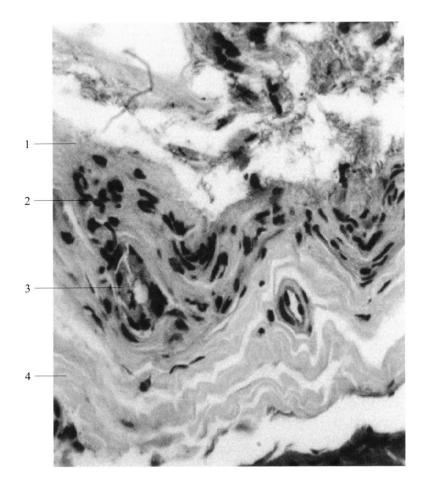

图 658 　直肠黏膜病变（3）

直肠黏膜结构消失，肠腺上皮
细胞明显减少，结构不完整，
间质中纤维细胞增生
1. 黏膜结构消失；
2. 增生的纤维细胞；
3. 肠腺结构不完整；
4. 肌层

7.3.5 　急进高原环境第 5 天

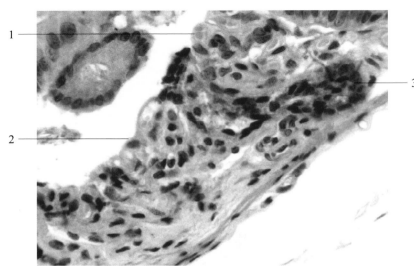

图 659 　回盲部黏膜病变（1）

回盲部部分黏膜缺失，腺体结
构紊乱，间质毛细血管扩张
充血
1. 扩张充血的毛细血管；
2. 黏膜缺失；
3. 结构紊乱的肠腺

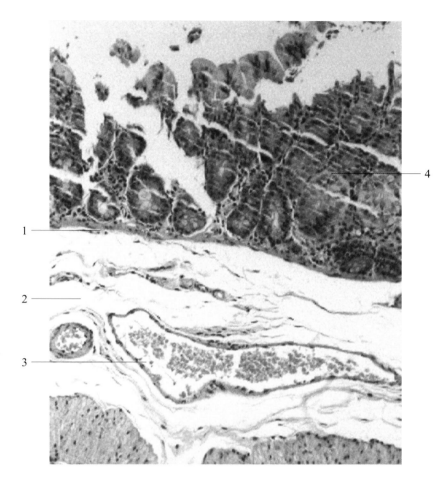

图 660　回盲部黏膜病变（2）

回盲部黏膜下层部分血管扩张充血

1. 黏膜肌；
2. 黏膜下层；
3. 扩张充血的血管；
4. 黏膜层

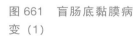 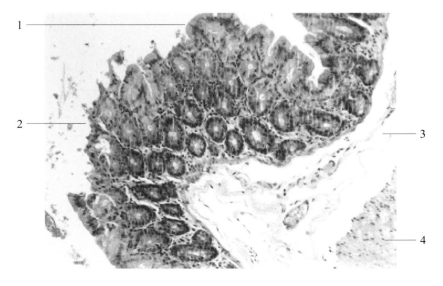

图 661　盲肠底黏膜病变（1）

盲肠底部分黏膜上皮结构不完整

1. 黏膜上皮；
2. 黏膜上皮缺失；
3. 黏膜下层；
4. 肌层

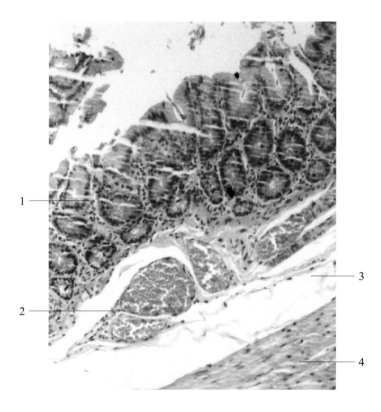

图 662　盲肠底黏膜病变（2）

盲肠底黏膜下层血管扩张充血
1. 黏膜层；
2. 扩张充血的血管；
3. 黏膜下层；
4. 肌层

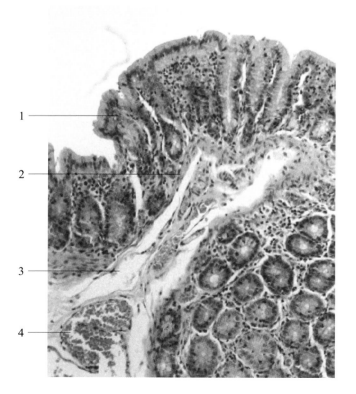

图 663　盲肠尖黏膜病变

盲肠尖黏膜下层部分血管扩张充血
1. 黏膜层；
2. 黏膜肌；
3. 黏膜下层；
4. 扩张充血的血管

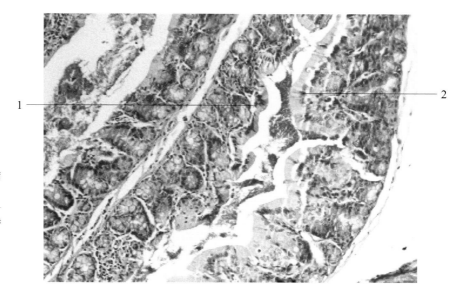

图 664　结肠黏膜病
变（1）

结肠部分黏膜上皮嗜
酸变

1. 嗜酸变的黏膜上皮；
2. 正常黏膜上皮

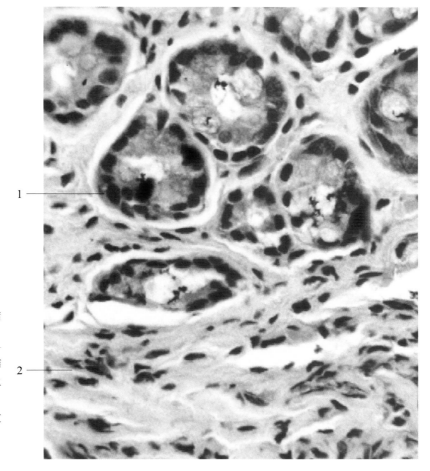

图 665　结肠黏膜病
变（2）

结肠部分腺体间质结
缔组织增生，肠腺上
皮细胞核浓缩

1. 核浓缩的肠腺上皮
　　细胞；
2. 增生的结缔组织

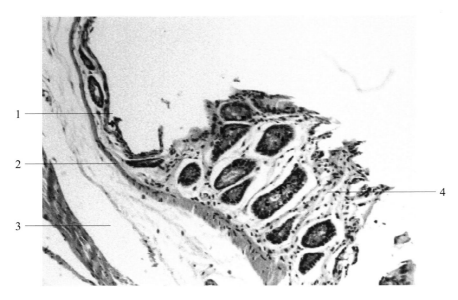

图 666 结肠黏膜病变（3）

结肠部分黏膜层缺失
1. 黏膜层缺失；
2. 黏膜肌；
3. 黏膜下层；
4. 黏膜层

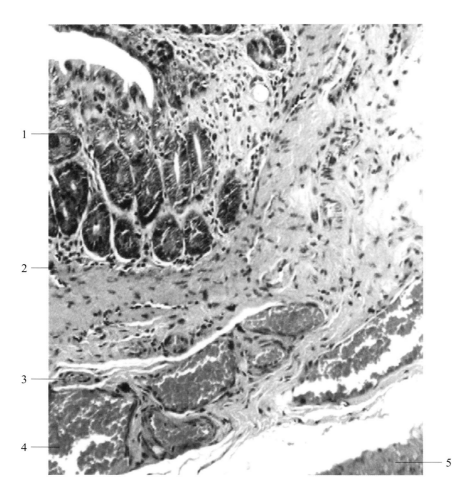

图 667 直肠黏膜病变（1）

直肠黏膜下层部分血管扩张充血
1. 黏膜层；
2. 黏膜肌；
3. 黏膜下层；
4. 扩张充血的血管；
5. 肌层

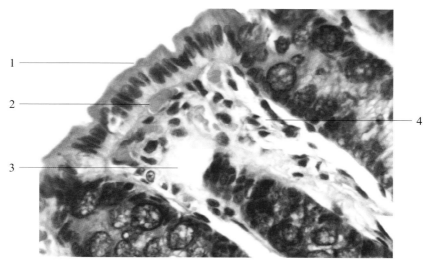

图 668　直肠黏膜病变（2）

直肠部分黏膜固有层顶部轻度水肿，毛细血管扩张充血

1. 黏膜上皮；2. 扩张充血的毛细血管；3. 黏膜固有层轻度水肿；4. 黏膜固有层

7.3.6　急进高原环境第 6 天

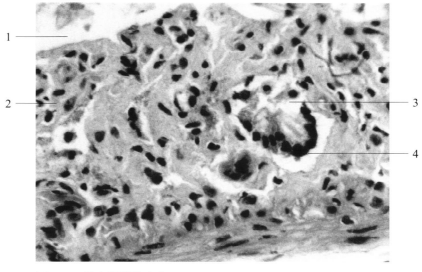

图 669　回盲部黏膜病变（1）

盲肠回盲部部分黏膜上皮缺失，固有层结构紊乱，腺体上皮细胞变性、核浓缩、结构不完整

1. 缺失的黏膜上皮；2. 黏膜固有层结构紊乱；3. 肠腺结构不完整；4. 变性、核浓缩的腺体上皮细胞

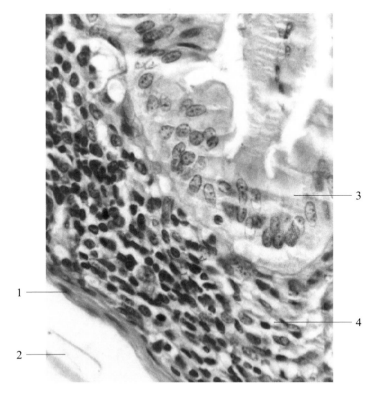

图 670　回盲部黏膜病变（2）

盲肠回盲部部分固有层结缔组织增生

1. 黏膜肌；
2. 黏膜下层；
3. 黏膜上皮；
4. 结缔组织增生的固有层

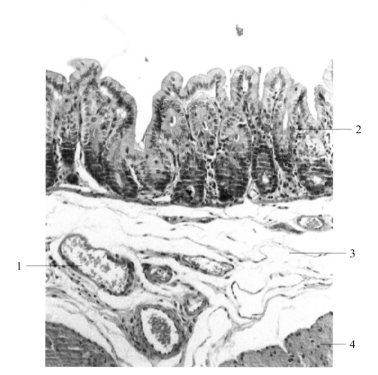

图 671　回盲部黏膜病变（3）

盲肠回盲部黏膜下层血管扩张充血

1. 扩张充血的血管；
2. 黏膜层；
3. 黏膜下层；
4. 肌层

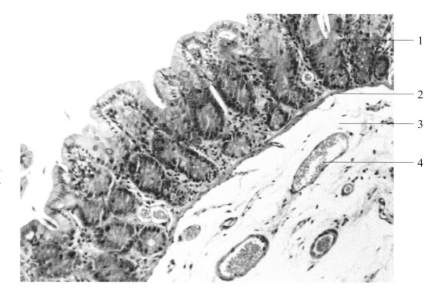

图 672　盲肠底黏膜病变

盲肠底黏膜下层部分血管扩
张充血
1. 黏膜层；
2. 黏膜肌；
3. 黏膜下层；
4. 扩张充血的血管

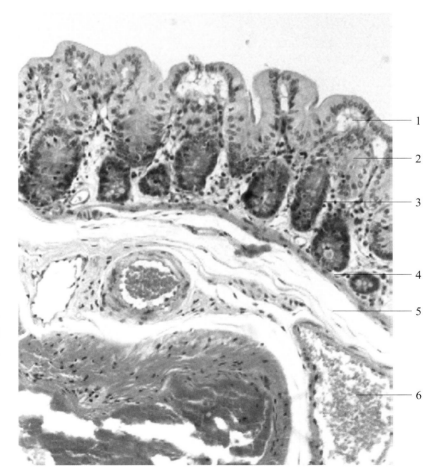

图 673　盲肠体黏膜病变

盲肠体黏膜上皮与固有层脱
离，黏膜下层血管扩张充血
1. 黏膜上皮与固有层脱离；
2. 黏膜固有层；
3. 肠腺；
4. 黏膜肌；
5. 黏膜下层；
6. 扩张充血的血管

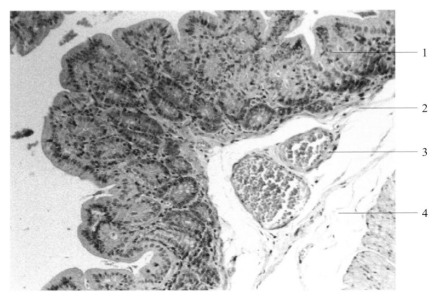

图 674　盲肠尖黏膜病变

盲肠尖黏膜下层部分血管扩张充血
1. 黏膜层；2. 黏膜肌；3. 扩张充血的血管；4. 黏膜下层

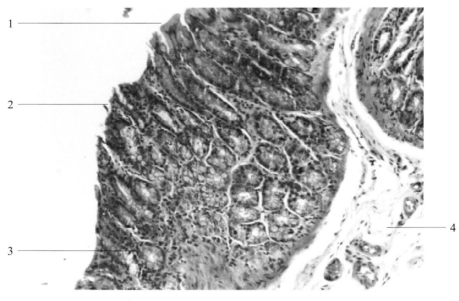

图 675　结肠黏膜病变

结肠部分黏膜上皮结构不完整
1. 正常黏膜上皮；2. 黏膜上皮结构不完整；3. 肠腺；4. 黏膜下层

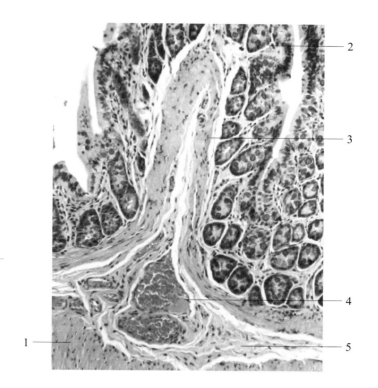

图 676　直肠黏膜病变

直肠部分黏膜下层血管扩张充血

1. 肌层；
2. 黏膜层；
3. 黏膜肌；
4. 扩张充血的血管；
5. 黏膜下层

7.3.7　急进高原环境第 7 天

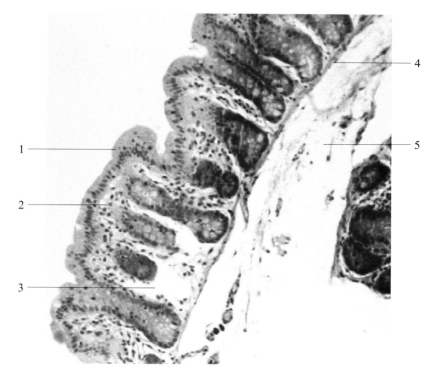

图 677　盲肠回盲部黏膜
病变（1）

盲肠回盲部黏膜固有层轻
度水肿

1. 黏膜上皮；
2. 黏膜固有层；
3. 黏膜固有层轻度水肿；
4. 黏膜肌；
5. 黏膜下层

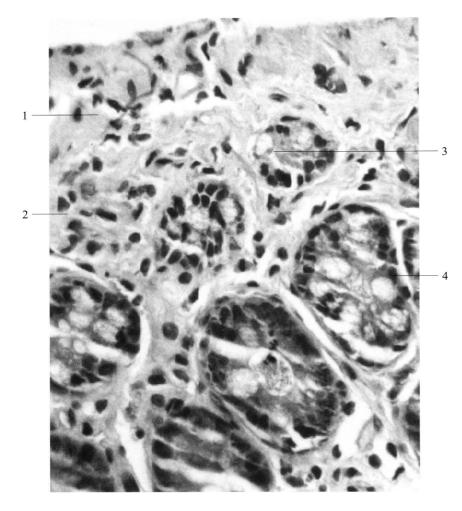

图 678　盲肠回盲部
黏膜病变（2）

盲肠回盲部部分黏膜
固有层结构紊乱，部分
腺体结构被破坏，结缔
组织增生

1. 结构紊乱的黏膜固
　有层；
2. 增生的结缔组织；
3. 被破坏的腺体；
4. 正常肠腺组织

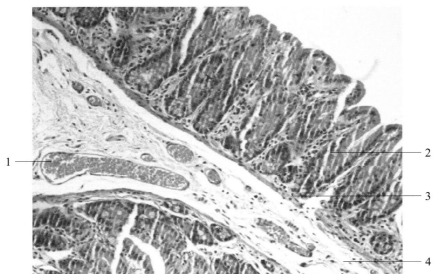

图 679　盲肠回盲部
黏膜病变（3）

盲肠回盲部黏膜下层
血管扩张充血

1. 扩张充血的血管；
2. 黏膜层；
3. 黏膜肌；
4. 黏膜下层

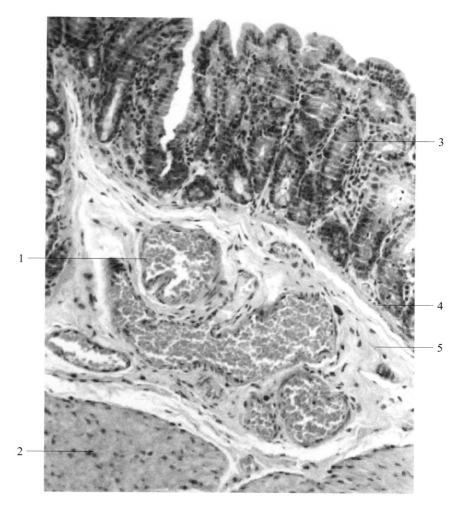

图 680　盲肠底黏膜病变（1）

盲肠底黏膜下层血管扩张充血

1. 扩张充血的血管；
2. 肌层；
3. 黏膜层；
4. 黏膜肌；
5. 黏膜下层

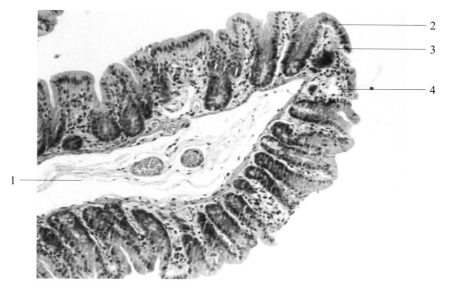

图 681　盲肠底黏膜病变（2）

盲肠底部分黏膜固有层轻度水肿

1. 黏膜下层；
2. 黏膜上皮；
3. 黏膜固有层；
4. 黏膜固有层轻度水肿

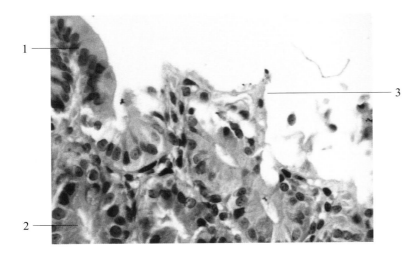

1
2
3

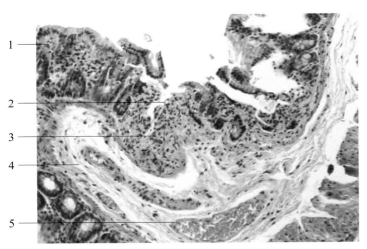

1
2
3
4
5

A. 4×10

图 682　盲肠底黏膜病变（3）

盲肠底局部黏膜上皮结构不完整，固有层裸露
1. 黏膜上皮；
2. 肠腺；
3. 裸露的黏膜固有层

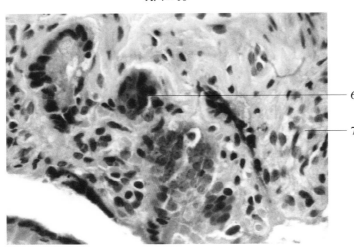

6
7

B. 40×10

图 683　盲肠体黏膜病变

盲肠体局部黏膜上皮缺失，固有层结构紊乱，腺体结构被破坏，结缔组织增生，黏膜下层部分血管扩张充血
1. 黏膜层；
2. 黏膜上皮缺失；
3. 缺乏腺体结构紊乱的黏膜固有层；
4. 黏膜下层；
5. 扩张充血的血管；
6. 结构被破坏的腺体；
7. 增生的结缔组织

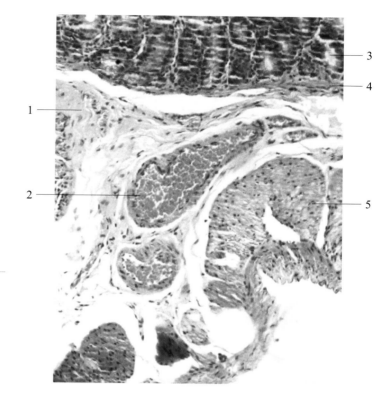

图 684　盲肠尖黏膜病变

盲肠尖黏膜下层血管扩张充血
1. 黏膜下层；
2. 扩张充血的血管；
3. 黏膜层；
4. 黏膜肌；
5. 肌层

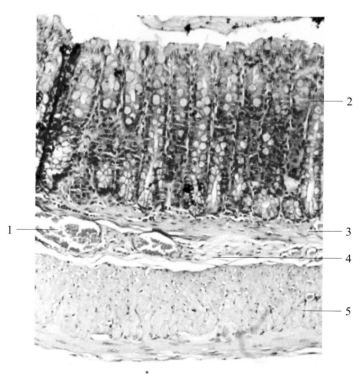

图 685　结肠黏膜病变

结肠黏膜下层血管轻度扩张充血
1. 扩张充血的血管；
2. 黏膜层；
3. 黏膜肌；
4. 黏膜下层；
5. 肌层

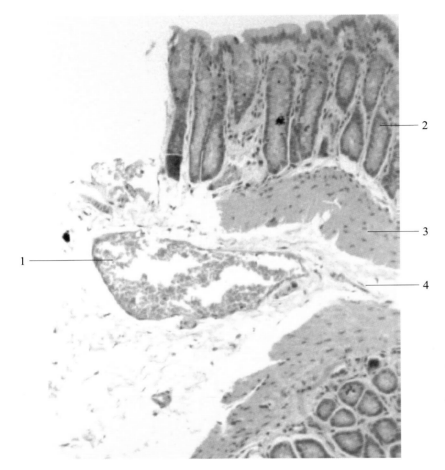

图 686 直肠黏膜病变

直肠黏膜下层血管扩张充血
1. 扩张充血的血管；
2. 黏膜层；
3. 黏膜肌；
4. 黏膜下层

7.3.8 急进高原环境第 8 天

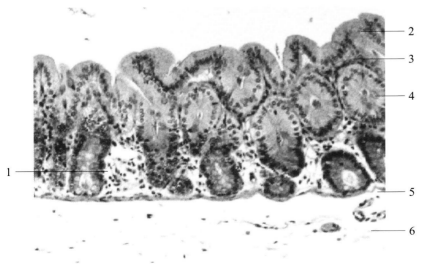

图 687 盲肠回盲部黏膜病变（1）

盲肠回盲部部分黏膜固有层轻度水肿
1. 固有层轻度水肿；
2. 黏膜上皮；
3. 黏膜固有层；
4. 肠腺；
5. 黏膜肌；
6. 黏膜下层

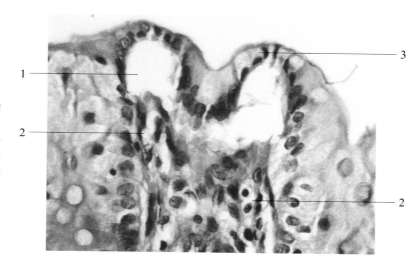

图 688 盲肠回盲部黏膜病变 (2)

盲肠回盲部部分黏膜固有层水肿，黏膜上皮与固有层分离，部分上皮细胞和固有层细胞水肿

1. 黏膜固有层水肿；
2. 固有层细胞水肿；
3. 上皮细胞水肿

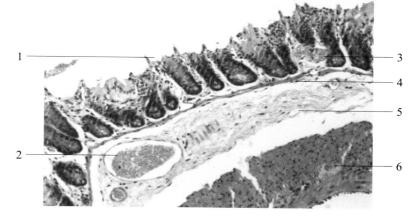

图 689 盲肠底黏膜病变

盲肠底部分黏膜上皮缺失，固有层部分毛细血管扩张充血，黏膜下层部分血管扩张充血

1. 黏膜上皮缺失；
2. 扩张充血的血管；
3. 扩张充血的毛细血管；
4. 黏膜肌；
5. 黏膜下层；
6. 肌层

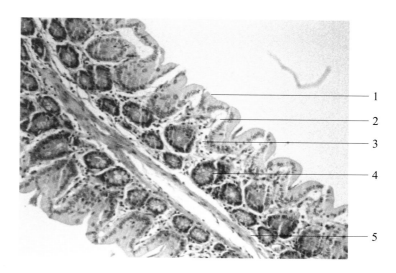

图 690 盲肠体黏膜病变 (1)

盲肠体部分黏膜上皮与固有层分离

1. 黏膜上皮；
2. 黏膜固有层水肿；
3. 黏膜固有层；
4. 肠腺；
5. 黏膜肌

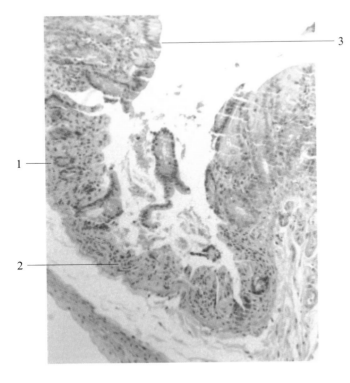

图 691　盲肠体黏膜病变（2）

部分黏膜上皮结构不完整，固有层腺体消失、结缔组织增生
1. 肠腺；
2. 黏膜固有层腺体消失、结缔组织增生；
3. 正常黏膜层

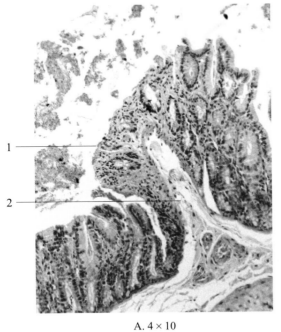

A. 4×10

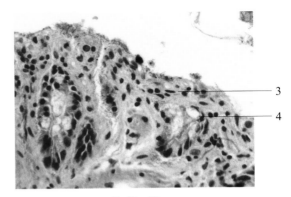

B. 40×10

图 692　盲肠尖黏膜病变（1）

盲肠尖部分黏膜上皮缺失，固有层结构紊乱，腺体上皮细胞变性或缺失，结缔组织增生
1. 黏膜上皮缺失；2. 黏膜下层；3. 增生的结缔组织；4. 上皮细胞变性或缺失的肠腺

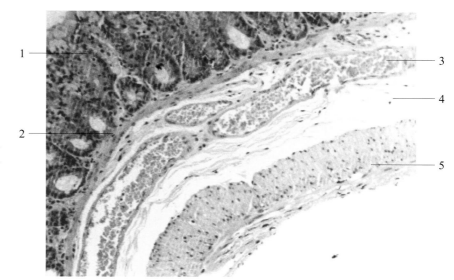

图 693　盲肠尖黏膜
病变（2）

盲肠尖黏膜下层部分
血管扩张充血

1. 黏膜层；

2. 黏膜肌；

3. 扩张充血的血管；

4. 黏膜下层；

5. 肌层

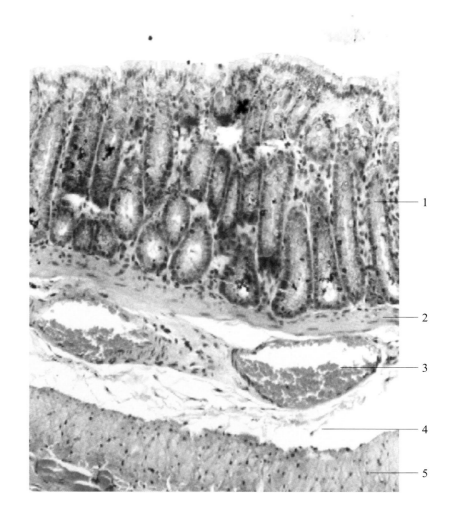

图 694　结肠黏膜病变

结肠黏膜下层部分血管
扩张充血

1. 黏膜层；

2. 黏膜肌；

3. 扩张充血的血管；

4. 黏膜下层；

5. 肌层

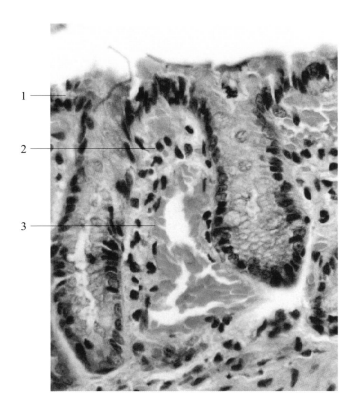

图 695　直肠黏膜病变（1）

直肠黏膜固有层部分毛细血管扩张充血
1. 黏膜上皮；
2. 黏膜固有层；
3. 扩张充血的毛细血管

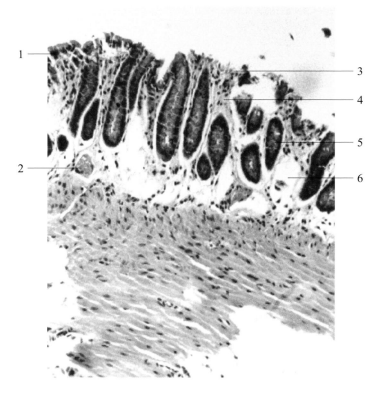

图 696　直肠黏膜病变（2）

直肠部分黏膜上皮缺失，固有层水肿、
部分毛细血管轻度扩张充血
1. 黏膜上皮；
2. 扩张充血的毛细血管；
3. 黏膜上皮缺失；
4. 黏膜固有层；
5. 肠腺；
6. 黏膜固有层水肿

7.3.9　急进高原环境第 9 天

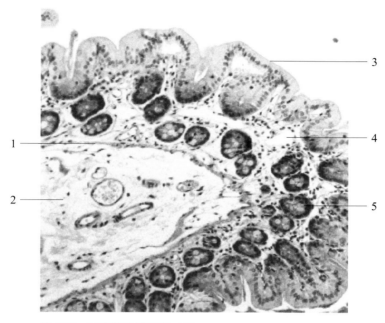

图 697　回盲部黏膜病变（1）

盲肠回盲部部分黏膜固有层水肿
1. 黏膜肌；2. 黏膜下层；3. 黏膜上皮；4. 水肿的黏膜固有层；
5. 肠腺

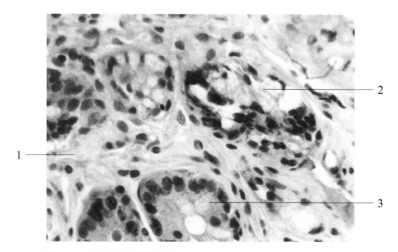

图 698　回盲部黏膜病变（2）

盲肠回盲部部分黏膜固有层腺体结构破坏，腺上皮细胞变性核
浓缩，细胞数量减少
1. 黏膜固有层；2. 肠腺结构破坏；3. 正常肠腺

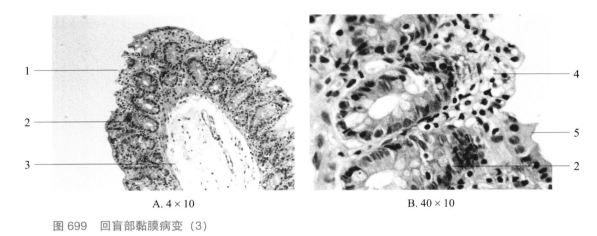

A. 4×10　　　　　　　　　　　　　B. 40×10

图 699　回盲部黏膜病变（3）

盲肠回盲部偶见黏膜上皮不完整，固有层裸露轻度水肿

1. 黏膜上皮不完整；2. 肠腺；3. 黏膜下层；4. 黏膜固有层轻度水肿；5. 正常黏膜上皮

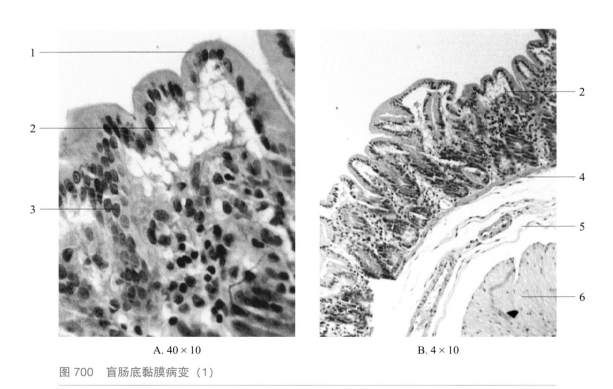

A. 40×10　　　　　　　　　　　　　B. 4×10

图 700　盲肠底黏膜病变（1）

盲肠底部分黏膜上皮与固有层分离，固有层水肿

1. 黏膜上皮；2. 水肿的黏膜固有层；3. 黏膜固有层；4. 黏膜肌；5. 黏膜下层；6. 肌层

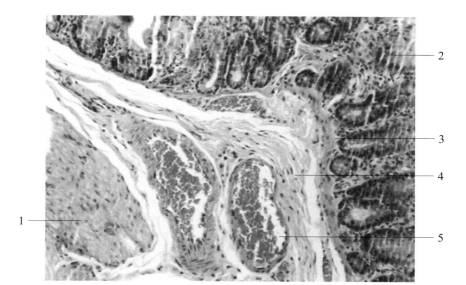

图 701　盲肠底黏膜
病变（2）

盲肠底黏膜下层部分
血管扩张充血
1. 肌层；
2. 黏膜层；
3. 黏膜肌；
4. 黏膜下层；
5. 扩张充血的血管

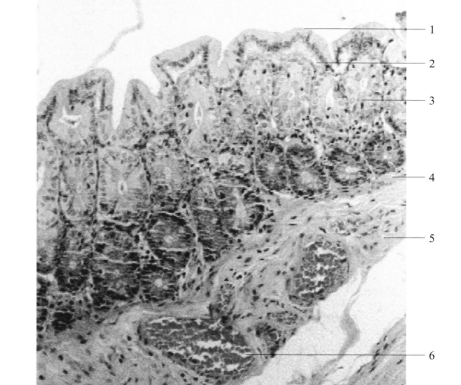

图 702　盲肠体黏膜
病变

盲肠体黏膜上皮与固
有层轻度分离，黏膜下
层部分血管扩张充血
1. 黏膜上皮；
2. 黏膜上皮与固有层
　轻度分离；
3. 黏膜固有层；
4. 黏膜肌；
5. 黏膜下层；
6. 扩张充血的血管；
7. 肌层

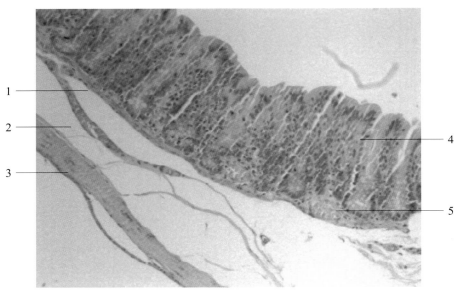

图 703　盲肠尖黏膜病变

盲肠尖固有层部分血管扩张充血
1. 黏膜肌；2. 黏膜下层；3. 肌层；4. 黏膜层；5. 扩张充血的血管

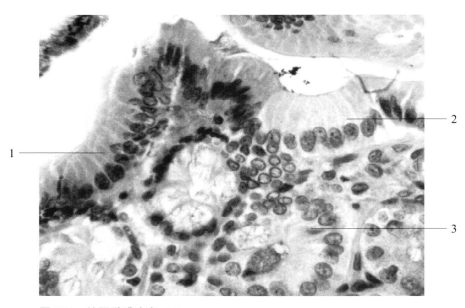

图 704　结肠黏膜病变（1）

结肠部分黏膜上皮嗜酸变
1. 嗜酸变的黏膜上皮；2. 正常黏膜上皮；3. 肠腺

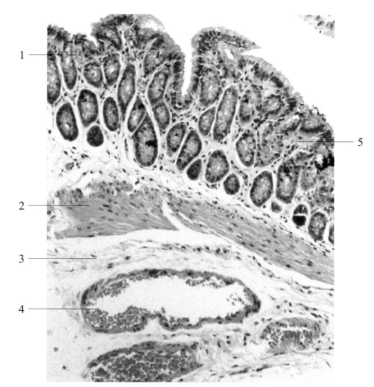

图 705　结肠黏膜病变（2）

结肠黏膜下层血管扩张充血，固有层
中毛细血管轻度扩张充血

1. 黏膜固有层中扩张充血的毛细血管；
2. 黏膜肌；
3. 黏膜下层；
4. 扩张充血的血管；
5. 黏膜层

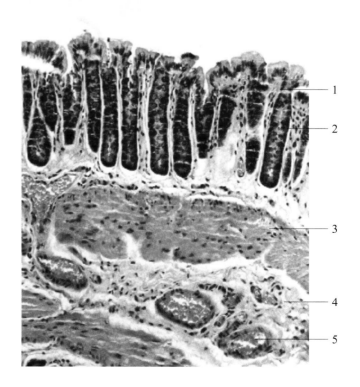

图 706　直肠黏膜病变

直肠黏膜下层血管扩张充血，固有层
中毛细血管轻度扩张充血

1. 黏膜固有层中扩张充血的毛细血管；
2. 黏膜层；
3. 黏膜肌；
4. 黏膜下层；
5. 扩张充血的血管

7.4 腮腺

腮腺为纯浆液腺，闰管长，纹状管较短。腮腺分泌物含唾液淀粉酶和溶菌酶。本部分将介绍急进高原环境腮腺组织随时间演变的主要病理学变化。

7.4.0 腮腺正常组织结构

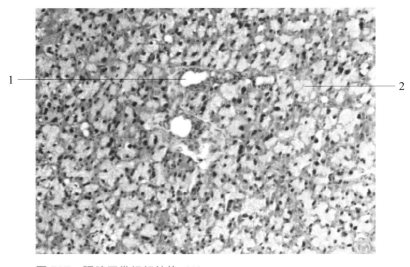

图 707　腮腺正常组织结构（1）

1. 小叶间导管；2. 浆液腺泡

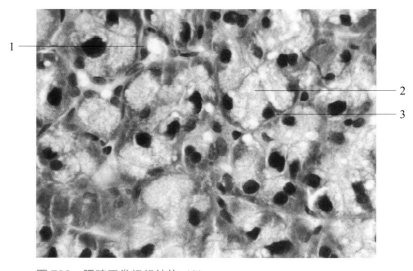

图 708　腮腺正常组织结构（2）

1. 闰管；2. 浆液腺泡分泌物；3. 浆液腺泡上皮细胞

7.4.1　急进高原环境第 1 天

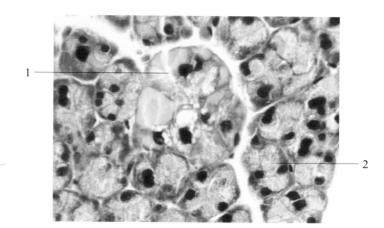

图 709　腮腺组织病变（1）

偶见腺泡上皮细胞变性、肿胀
1. 变性、肿胀的腺泡上皮细胞；
2. 浆液腺泡

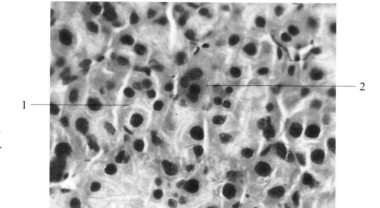

图 710　腮腺组织病变（2）

部分腺泡上皮细胞嗜酸变，腺泡内无分
泌物
1. 浆液腺泡；
2. 嗜酸变的腺泡上皮细胞

7.4.2　急进高原环境第 2 天

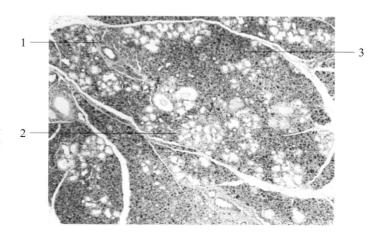

图 711　腮腺组织病变（1）

腮腺组织中空腺泡呈片状分布，小叶间
导管周围间质血管扩张充血
1. 扩张充血的间质血管；
2. 呈片状分布的空腺泡；
3. 浆液腺泡

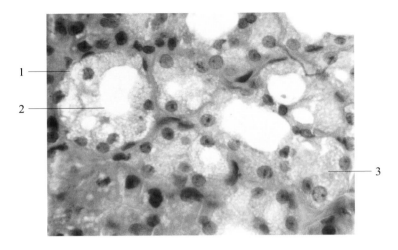

图 712　腮腺组织病变（2）

部分腺泡上皮细胞水肿，腺泡腔内
无分泌物
1. 水肿的腺泡上皮细胞；
2. 无分泌物的腺泡腔；
3. 浆液腺泡

7.4.3　急进高原环境第 3 ～ 4 天

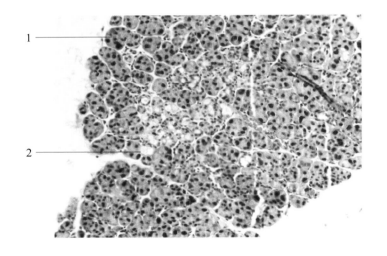

图 713　腮腺组织病变（1）

部分腺泡腔呈透明状、无分泌物，
其他腺泡内也未见分泌物
1. 无分泌物的浆液腺泡；
2. 呈透明状、无分泌物的浆液腺泡

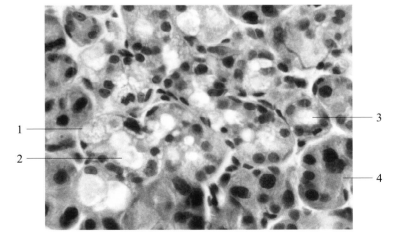

图 714　腮腺组织病变（2）

部分腺泡上皮细胞水肿，腺泡腔呈
透明状、无分泌物，其他腺泡内也
未见分泌物
1. 水肿的浆液腺泡上皮细胞；
2. 呈透明状、无分泌物的浆液腺泡；
3. 闰管；
4. 无分泌物的浆液腺泡

7.4.4　急进高原环境第 5 天

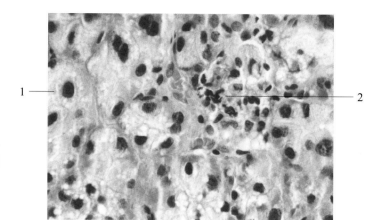

图 715　腮腺组织病变（1）

部分腺体细胞轻度水肿，间质纤维细胞
增生
1. 轻度水肿的腺体细胞；
2. 增生的纤维细胞

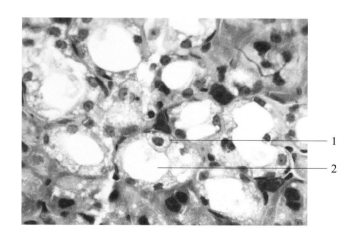

图 716　腮腺组织病变（2）

部分腺泡无分泌液，腺体上皮细胞水肿
1. 水肿的腺体上皮细胞；
2. 无分泌液的腺泡

7.4.5　急进高原环境第 6 天

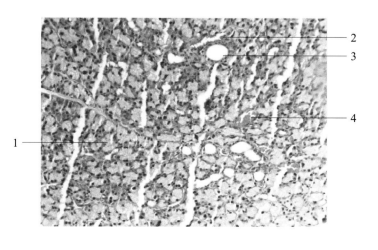

图 717　腮腺组织病变（1）

小叶间导管周围血管扩张充血，间质血
管轻度扩张充血
1. 浆液腺泡；
2. 小叶间导管周围扩张充血的血管；
3. 小叶间导管；
4. 扩张充血的间质血管

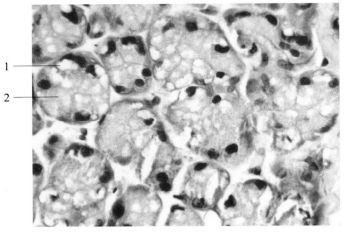

图 718　腮腺组织病变（2）

部分腺体上皮细胞轻度水肿
1. 水肿的腺体上皮细胞；
2. 浆液腺泡

7.4.6　急进高原环境第 7 天

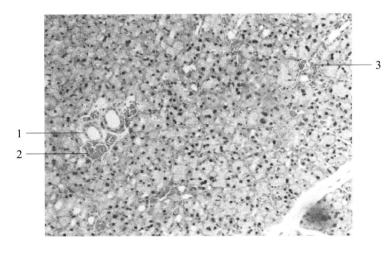

图 719　腮腺组织病变（1）

小叶间导管周围血管扩张充血，间质血管轻度扩张充血
1. 小叶间导管；
2. 小叶间导管周围扩张充血的血管；
3. 扩张充血的间质血管

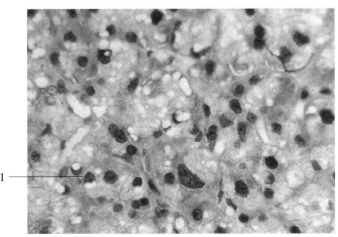

图 720　腮腺组织病变（2）

部分腺体上皮细胞水肿，腺体结构不清晰
1. 水肿的腺体上皮细胞

7.4.7　急进高原环境第 8 天

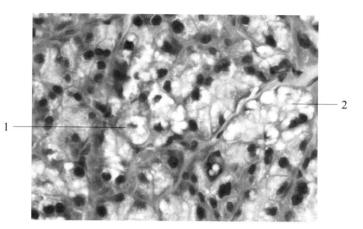

图 721　腮腺组织病变

部分腺泡上皮细胞水肿，细胞数量减少，腺泡结构紊乱
1. 水肿的腺体上皮细胞；
2. 细胞数量减少的腺泡

7.4.8　急进高原环境第 9 天

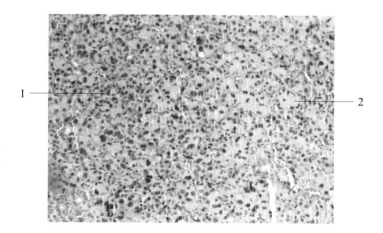

图 722　腮腺组织病变（1）

腺泡界限不清、结构紊乱，腺泡内透明分泌物明显减少
1. 结构紊乱的腺体组织；
2. 透明分泌物减少的腺泡

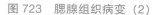

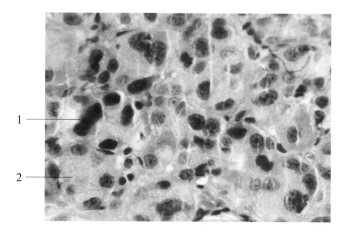

图 723　腮腺组织病变（2）

部分腺体上皮细胞核肿胀，腺泡界限不清、结构紊乱，腺泡内透明分泌物明显减少
1. 核肿胀的腺体上皮细胞；
2. 透明分泌物减少的腺泡

7.5　胰腺

　　胰腺表面覆以薄层结缔组织被膜，被膜的结缔组织伸入腺内将实质分隔为许多分界不明显的小叶。胰腺实质由外分泌部和内分泌部组成，外分泌部构成腺的大部分，内分泌部称为胰岛。

　　本部分将介绍急进高原环境胰腺组织随时间演变的主要病理学变化。

7.5.0　胰腺正常组织结构

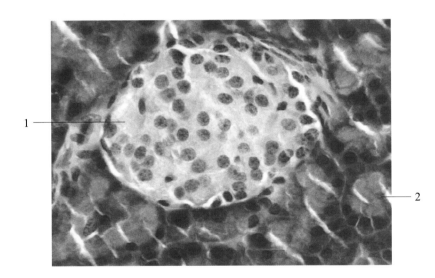

图 724　胰腺正常组织结构

正常胰岛和腺泡
1. 胰岛；
2. 腺泡

7.5.1　急进高原环境第 1 天

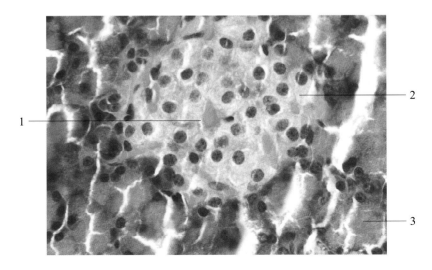

图 725　胰腺胰岛血液循环障碍

胰岛毛细血管轻度扩张充血
1. 扩张充血的毛细血管；
2. 胰岛；
3. 腺泡

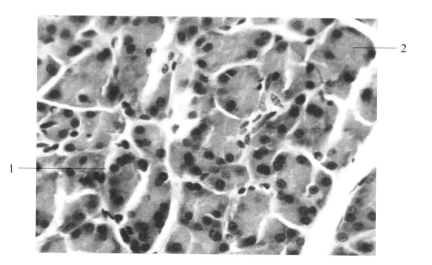

图 726 腺上皮细胞病变

部分腺泡上皮细胞核浓缩
1. 核浓缩的腺泡上皮细胞；
2. 腺泡

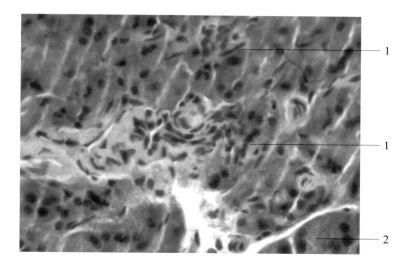

图 727 胰腺间质病变

间质中可见纤维细胞增生
1. 增生的纤维细胞；
2. 腺泡

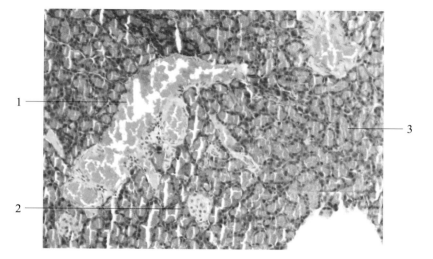

图 728 胰腺间质血液循环
障碍

间质血管扩张充血
1. 扩张充血的间质血管；
2. 胰岛；
3. 腺泡

7.5.2　急进高原环境第 2 天

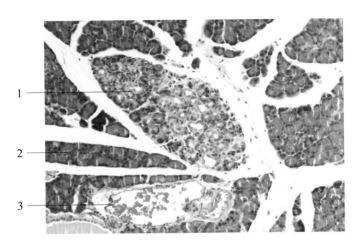

A. 10×10

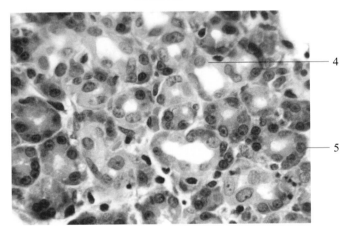

B. 40×10

图 729　胰腺组织病变

偶见小叶内腺泡中分泌液减少呈空泡状，腺泡上皮细胞核肿胀，间质血管扩张充血

1. 分泌液减少的胰腺小叶；
2. 正常胰腺小叶；
3. 扩张充血的间质血管；
4. 核肿胀的腺泡上皮细胞；
5. 正常腺泡上皮细胞

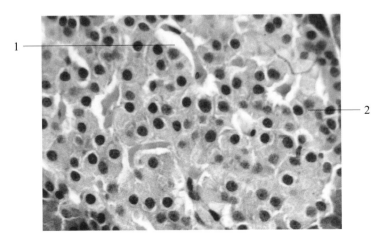

图 730　胰岛病变

部分胰岛毛细血管水肿，部分胰岛细胞核浓缩

1. 水肿的毛细血管；
2. 核浓缩的胰岛细胞

7.5.3 急进高原环境第 3 天

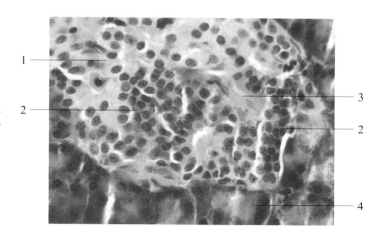

图 731 胰岛病变 (1)

部分胰岛内可见细胞增生，毛细血管扩张充血

1. 胰岛；
2. 增生的胰岛细胞；
3. 扩张充血的毛细血管；
4. 腺泡

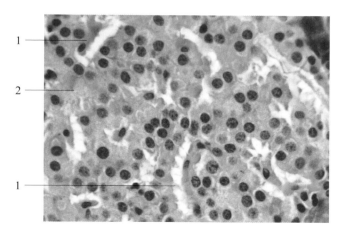

图 732 胰岛病变 (2)

部分胰岛中毛细血管水肿

1. 水肿的毛细血管；
2. 胰岛

7.5.4 急进高原环境第 4 天

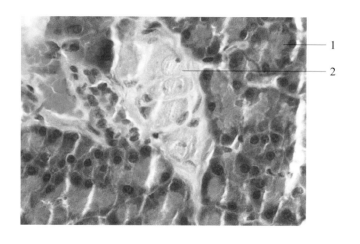

图 733 胰腺组织病变

部分导管上皮细胞肿胀

1. 腺泡；
2. 肿胀的导管上皮细胞

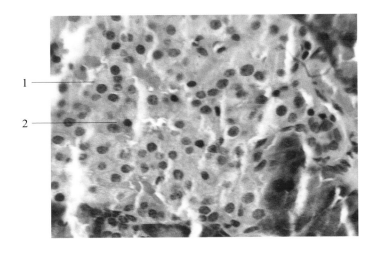

图 734　胰岛病变（1）

部分胰岛细胞核浓缩
1. 胰岛；
2. 核浓缩的胰岛细胞

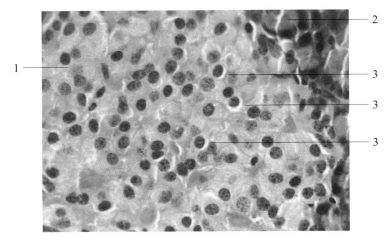

图 735　胰岛病变（2）

部分胰岛细胞轻度水肿
1. 胰岛；
2. 腺泡；
3. 水肿的胰岛细胞

7.5.5　急进高原环境第 5 天

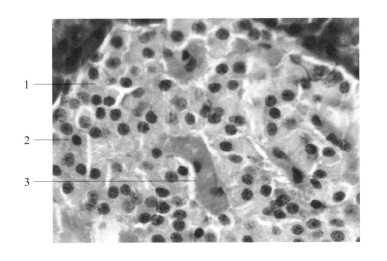

图 736　胰岛血液循环障碍

胰岛毛细血管轻度扩张充血，部分
胰岛细胞核浓缩
1. 胰岛；
2. 核浓缩的胰岛细胞；
3. 扩张充血的毛细血管

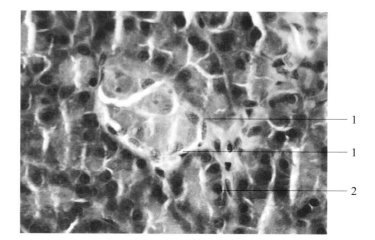

图 737　胰腺组织病变

偶见腺泡细胞肿胀

1. 肿胀的腺泡细胞；
2. 正常腺泡细胞

7.5.6　急进高原环境第 6 天

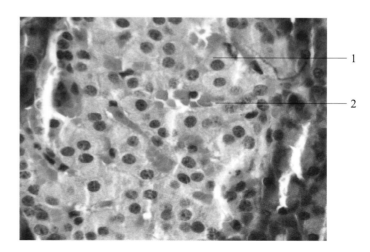

图 738　胰岛血液循环障碍

部分胰岛毛细血管轻度扩张充血

1. 胰岛；
2. 扩张充血的毛细血管

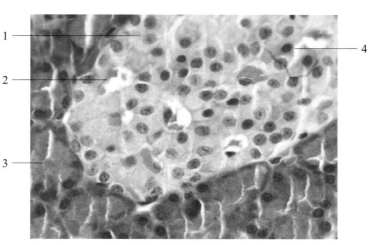

图 739　胰岛病变

胰岛毛细血管轻度水肿，部分胰岛
细胞嗜酸变

1. 胰岛；
2. 水肿的毛细血管；
3. 腺泡；
4. 嗜酸变的胰岛细胞

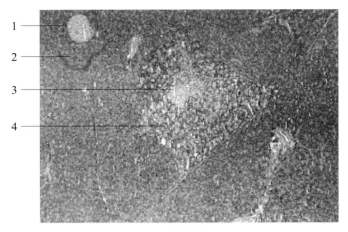

A. 4×10

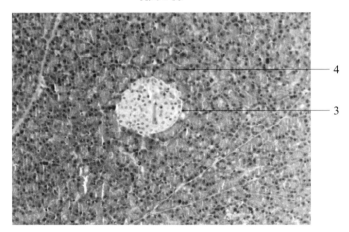

B. 10×10

图 740 胰腺组织病变

部分含有胰岛的胰腺小叶腺泡中胰液较为充盈
1. 周围腺泡分泌液较少的胰岛；
2. 分泌液较少的腺泡；
3. 周围腺泡分泌液充盈的胰岛；
4. 分泌液充盈的腺泡

7.5.7 急进高原环境第 7 天

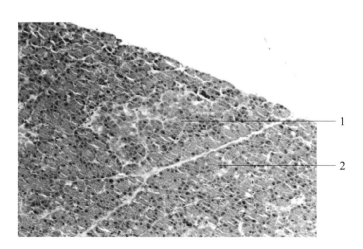

图 741 胰腺组织病变（1）

部分胰腺小叶腺泡内分泌液较少
1. 分泌液较少的小叶腺泡；
2. 分泌液正常的腺泡

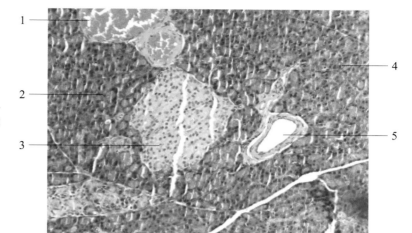

图 742 胰腺组织病变（2）

胰岛周围腺泡分泌液充盈，部分血管扩张充血

1. 扩张充血的血管；
2. 分泌液正常的腺泡；
3. 胰岛；
4. 分泌液减少的腺泡；
5. 导管

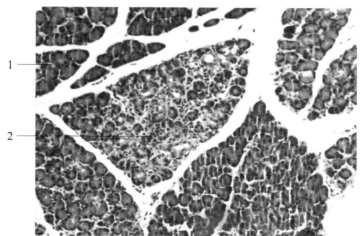
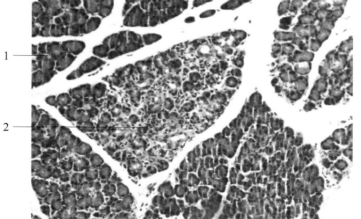

A. 4×10

图 743 胰腺组织病变（3）

部分小叶腺泡上皮细胞肿胀，腺泡腔内无分泌液，间质中结缔组织增生，部分腺泡缩小、分泌液明显减少

1. 分泌液正常的腺泡；
2. 病变的胰腺小叶；
3. 缩小、分泌液减少的腺泡；
4. 无分泌液的腺泡；
5. 间质中增生的结缔组织；
6. 肿胀的腺泡上皮细胞

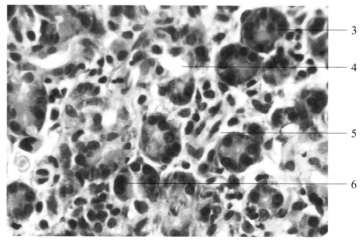

B. 40×10

7.5.8 急进高原环境第 8 天

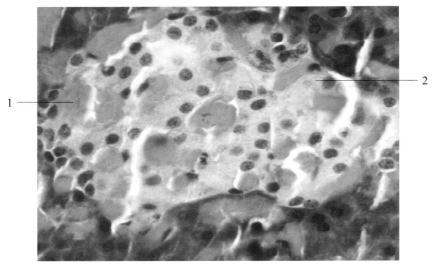

图 744 胰岛血液循环障碍

部分胰岛毛细血管扩张充血
1. 扩张充血的毛细血管；2. 胰岛

7.5.9 急进高原环境第 9 天

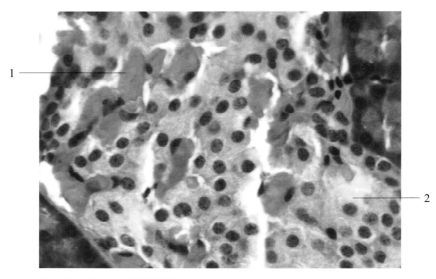

图 745 胰岛血液循环障碍

部分胰岛毛细血管扩张充血
1. 扩张充血的毛细血管；2. 胰岛

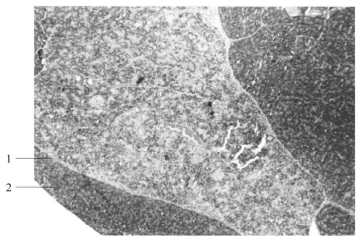

A. 4×10

图 746 胰腺组织病变（1）

部分胰腺小叶交界处结缔组织增生

1. 结缔组织增生的胰腺小叶交界处；
2. 正常胰腺小叶；
3. 正常腺泡；
4. 增生的结缔组织；
5. 分泌液减少的腺泡

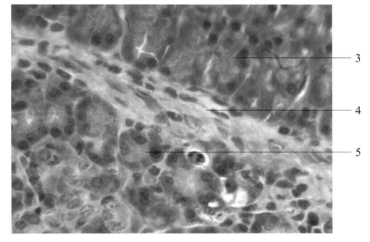

B. 40×10

图 747 胰腺组织病变（2）

胰岛周围腺泡中分泌液减少

1. 胰岛；
2. 分泌液减少的腺泡

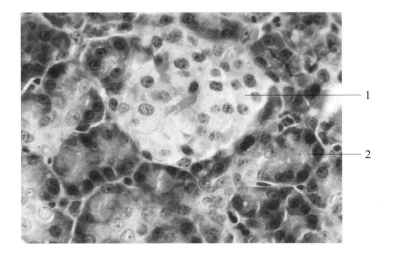

7.6 肝脏

肝脏是机体最大的腺体，表面有被膜覆盖，肝门处结缔组织随肝门静脉、肝动脉和肝胆管的分支伸入肝实质，将实质分隔成许多肝小叶。肝小叶主要成分是肝细胞和肝血窦，肝小叶以中央静脉为中心，细胞呈放射状排列成索状结构，肝细胞索之间的空隙为肝血窦。每个肝小叶周围一般有 3～5 个门管区，每个门管区含有小叶间静脉、小叶间动脉和小叶间胆管。

本部分将介绍急进高原环境肝脏组织随时间演变的主要病理学变化。

7.6.0 肝脏正常组织结构

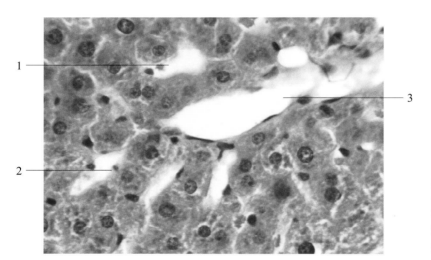

图 748 肝脏正常组织结构

1. 肝血窦；
2. 肝索；
3. 中央静脉

7.6.1 急进高原环境第 1 天

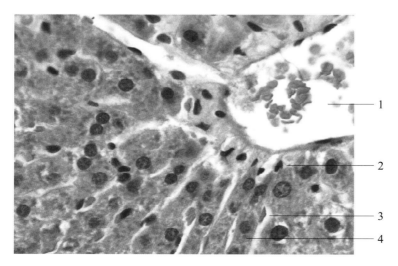

图 749 肝组织病变

中央静脉扩张，周围有少量纤维细胞增生

1. 扩张的中央静脉；
2. 增生的纤维细胞；
3. 肝血窦；
4. 肝索

7.6.2　急进高原环境第 2 天

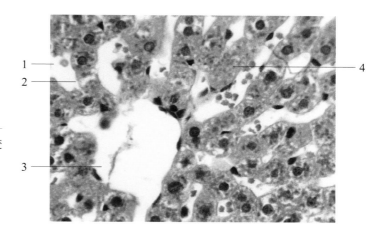

图 750　肝组织病变

肝血窦轻度扩张，肝细胞轻度颗粒样变
1. 扩张的肝血窦；
2. 肝索；
3. 中央静脉；
4. 颗粒样变的肝细胞

7.6.3　急进高原环境第 3 天

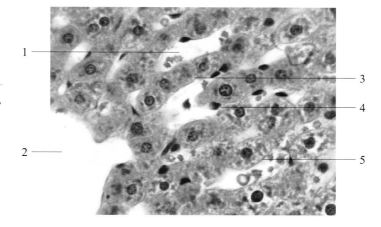

图 751　肝组织病变（1）

肝窦轻度扩张，肝细胞轻度颗粒样变，
部分肝巨噬细胞肿胀
1. 扩张的肝血窦；
2. 中央静脉；
3. 肝索；
4. 肿胀的肝巨噬细胞；
5. 颗粒样变的肝细胞

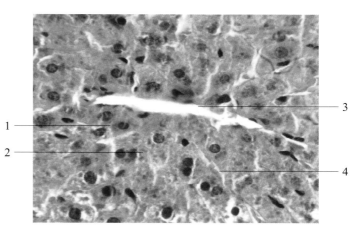

图 752　肝组织病变（2）

部分肝细胞肿胀、颗粒样变，肝血窦狭
窄，部分肝细胞嗜酸变
1. 嗜酸变的肝细胞；
2. 肿胀、颗粒样变的肝细胞；
3. 中央静脉；
4. 狭窄的肝血窦

7.6.4 急进高原环境第 4 天

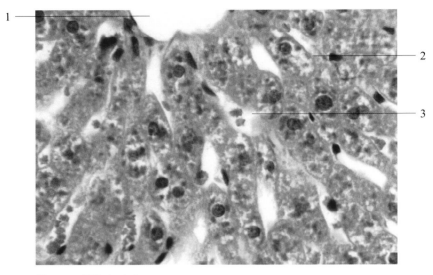

图 753 肝组织病变

肝细胞颗粒样变，部分肝血窦扩张
1. 中央静脉；2. 颗粒样变的肝细胞；3. 扩张的肝血窦

7.6.5 急进高原环境第 5 天

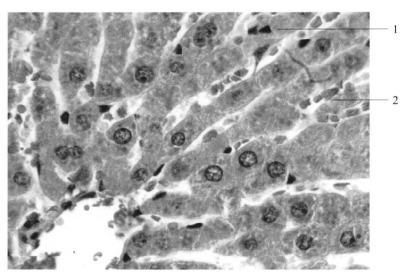

图 754 肝组织病变

肝血窦轻度扩张充血，部分肝巨噬细胞增大
1. 增大的肝巨噬细胞；2. 扩张充血的肝血窦

7.6.6 急进高原环境第 6 天

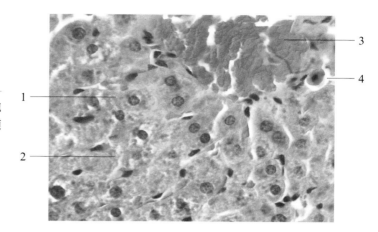

图 755 肝组织病变

中央静脉扩张充血，周围有少量肝细胞
嗜酸变、核浓缩，肝细胞肿胀，轻度颗
粒样变，肝血窦狭窄

1. 颗粒样变的肝细胞；
2. 狭窄的肝血窦；
3. 扩张充血的中央静脉；
4. 嗜酸变、核浓缩的肝细胞

7.6.7 急进高原环境第 7 天

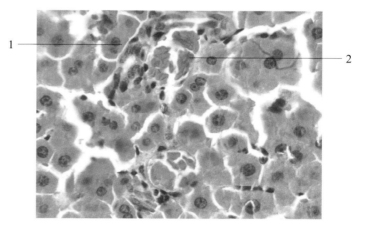

图 756 肝组织病变（1）

部分中央静脉扩张充血，周围纤维细胞
增生

1. 增生的纤维细胞；
2. 扩张充血的中央静脉

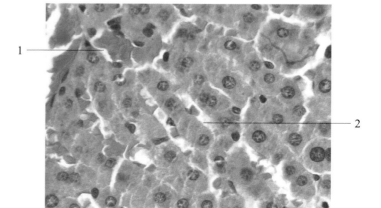

图 757 肝组织病变（2）

肝窦轻度扩张充血

1. 扩张充血的肝窦；
2. 肝索

7.6.8　急进高原环境第 8 天

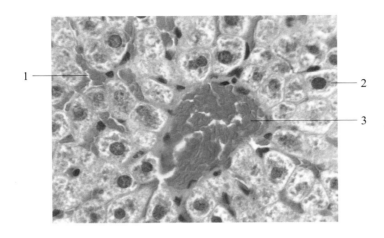

图 758　肝组织病变（1）

中央静脉扩张充血，肝细胞肿胀、颗粒样变
1. 扩张充血的肝窦；
2. 肿胀、颗粒样变的肝细胞；
3. 扩张充血的中央静脉

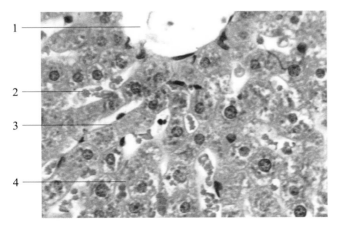

图 759　肝组织病变（2）

肝细胞轻度颗粒样变，肝窦轻度扩张充血
1. 中央静脉；
2. 扩张充血的肝窦；
3. 肝索；
4. 颗粒样变的肝细胞

7.6.9　急进高原环境第 9 天

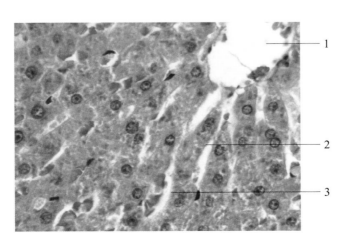

图 760　肝组织病变

肝细胞轻度颗粒样变，肝窦轻度扩张充血
1. 中央静脉；
2. 颗粒样变的肝细胞；
3. 扩张充血的肝窦

8 | 急进高原环境循环系统（心肌）组织病理学变化

心脏是一个中空的肌性器官，是心血管系统的动力泵。构成心脏壁的心肌称为工作心肌，具有节律性收缩和舒张的能力。心脏壁由三层组成，从内向外依次为心内膜、心肌膜和心外膜。

本部分将介绍急进高原环境心肌组织随时间演变的主要病理学变化。

8.0 心肌正常组织结构

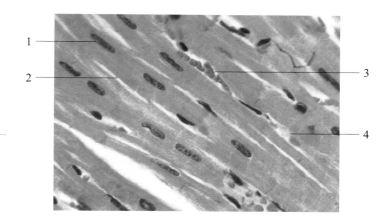

图 761 心肌正常组织结构

1. 心肌纤维细胞核；
2. 心肌纤维；
3. 间质毛细血管；
4. 间质结缔组织

8.1 急进高原环境第 1 天

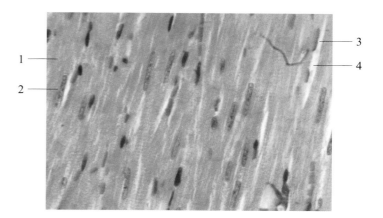

图 762 心肌组织未见明显病理改变

1. 心肌纤维；
2. 心肌纤维细胞核；
3. 间质毛细血管；
4. 间质结缔组织

8.2　急进高原环境第 2 天

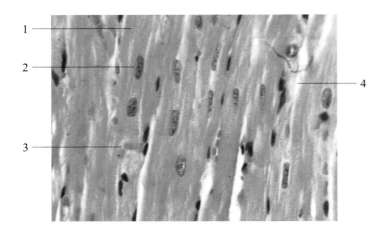

图 763　心肌组织未见明显病理改变

1. 心肌纤维;
2. 心肌纤维细胞核;
3. 间质毛细血管;
4. 间质结缔组织

8.3　急进高原环境第 3 天

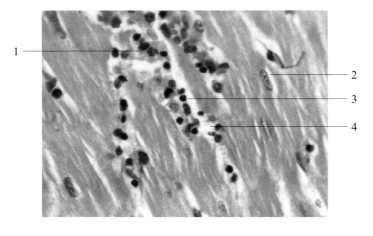

图 764　心肌纤维病变（1）

局部间质中有淋巴细胞浸润，部分心肌
纤维核浓缩

1. 心肌纤维核浓缩;
2. 正常心肌纤维细胞核;
3. 浸润的淋巴细胞;
4. 间质结缔组织

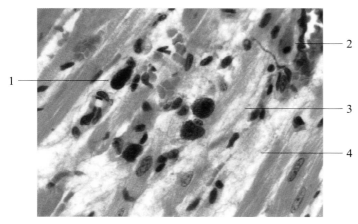

图 765　心肌纤维病变（2）

间质中可见巨噬细胞浸润，部分心肌纤
维嗜酸变，部分心肌纤维结构不完整

1. 浸润的巨噬细胞;
2. 部分心肌纤维嗜酸变;
3. 结构不完整的心肌纤维;
4. 间质结缔组织

8.4 急进高原环境第 4 天

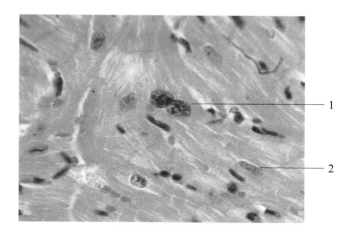

图 766 心肌纤维病变（1）

部分心肌纤维细胞核肿胀
1. 肿胀的心肌纤维细胞核；
2. 正常心肌纤维细胞核

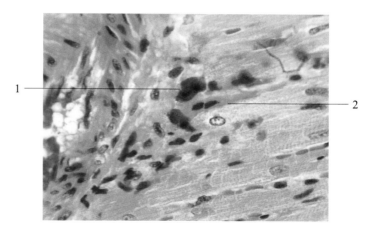

图 767 心肌纤维病变（2）

间质中可见巨噬细胞浸润，部分心肌纤维嗜酸变
1. 浸润的巨噬细胞；
2. 嗜酸变的心肌纤维

8.5 急进高原环境第 5 天

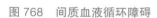

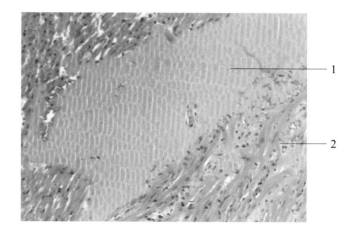

图 768 间质血液循环障碍

部分间质血管中可见血栓形成
1. 间质血管中的血栓；
2. 心肌纤维

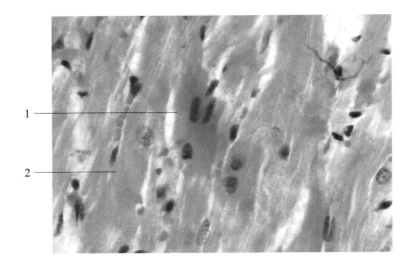

图 769　心肌纤维病变（1）

部分心肌纤维细胞嗜酸变
1. 嗜酸变的心肌纤维；
2. 正常心肌纤维

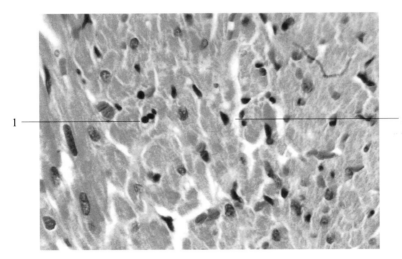

图 770　心肌纤维病变（2）

间质有少量淋巴细胞浸润，
部分心肌细胞核浓缩
1. 浸润的淋巴细胞；
2. 核浓缩的心肌细胞

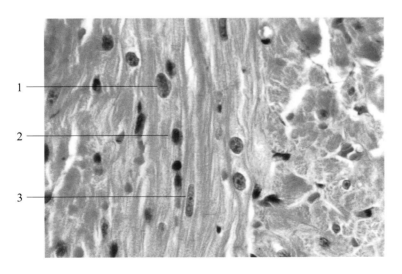

图 771　心肌纤维病变（3）

部分心肌纤维细胞核肿胀或
者核浓缩
1. 肿胀的心肌纤维细胞核；
2. 核浓缩的心肌纤维细胞核；
3. 正常心肌纤维细胞核

8.6 急进高原环境第 6 天

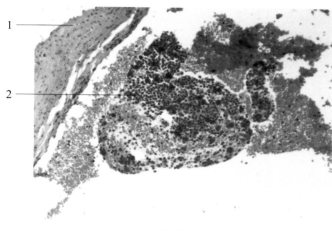

A. 4×10

图 772　心脏血液成分变化

心肌血管中炎症细胞和巨噬细胞成团聚集

1. 血管壁；
2. 炎症细胞团；
3. 淋巴细胞；
4. 巨噬细胞；
5. 嗜酸性粒细胞

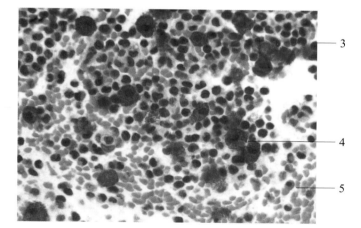

B. 40×10

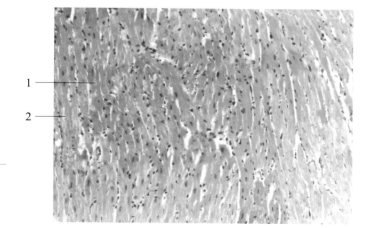

图 773　心肌纤维病变（1）

局部心肌纤维嗜酸变

1. 嗜酸变的心肌纤维；
2. 正常心肌纤维

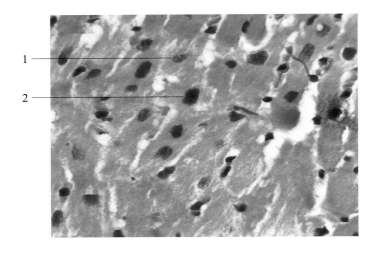

图 774　心肌纤维病变（2）

部分心肌纤维细胞核肿胀
1. 正常心肌纤维细胞核；
2. 肿胀的心肌纤维细胞核

8.7　急进高原环境第 7 天

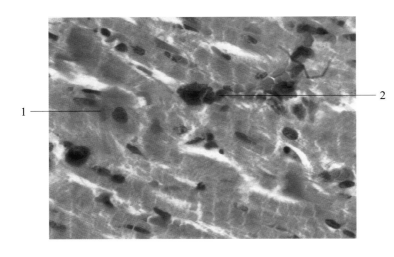

图 775　心肌纤维病变（1）

少量心肌纤维嗜酸变，周围可见巨
噬细胞浸润
1. 嗜酸变的心肌纤维；
2. 浸润的巨噬细胞

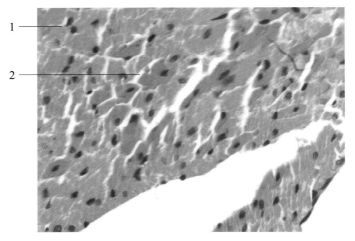

图 776　心肌纤维病变（2）

部分心肌纤维嗜酸变
1. 正常心肌纤维；
2. 嗜酸变的心肌纤维

8.8　急进高原环境第 8 天

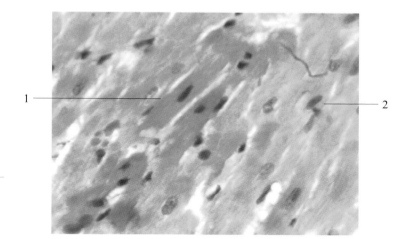

图 777　心肌纤维病变

部分心肌纤维嗜酸变
1. 嗜酸变的心肌纤维；
2. 正常心肌纤维

8.9　急进高原环境第 9 天

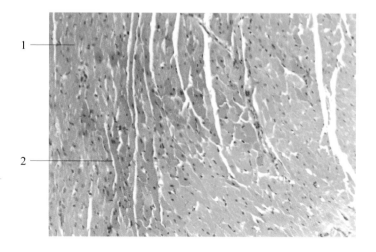

图 778　心肌纤维病变

部分心肌纤维嗜酸变
1. 正常心肌纤维；
2. 嗜酸变的心肌纤维

9 | 急进高原环境眼组织病理学变化

眼球按照解剖位置可分为外层（角膜、巩膜），中层（又称葡萄膜层，包括虹膜、睫状体、脉络膜），内层（视网膜）。

本部分将介绍急进高原环境眼组织随时间演变的主要病理学变化。

9.0　视网膜正常组织结构

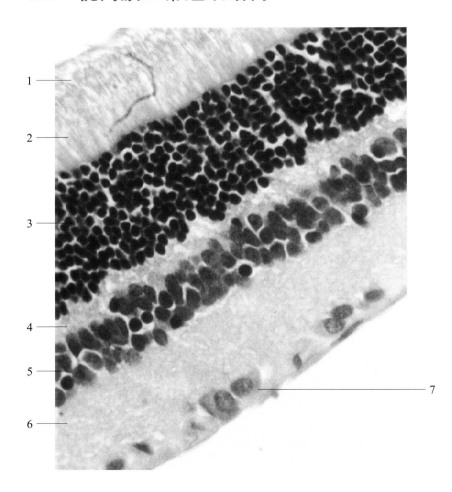

图 779　视网膜正常组织结构

1. 视杆视锥层；
2. 外界膜；
3. 外核层；
4. 外网层；
5. 内核层；
6. 内网层；
7. 节细胞层

9.1　急进高原环境第 1 天

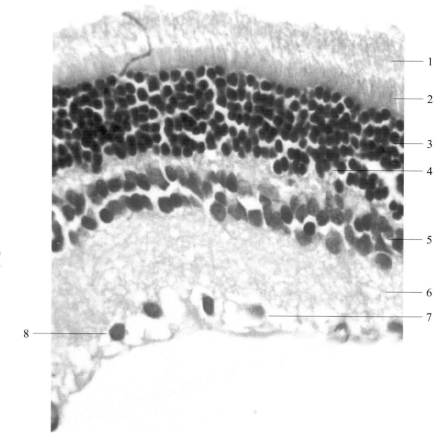

图 780　视网膜病变（1）

视网膜部分节细胞水肿

1. 视杆视锥层；
2. 外界膜；
3. 外核层；
4. 外网层；
5. 内核层；
6. 内网层；
7. 节细胞层；
8. 水肿的节细胞

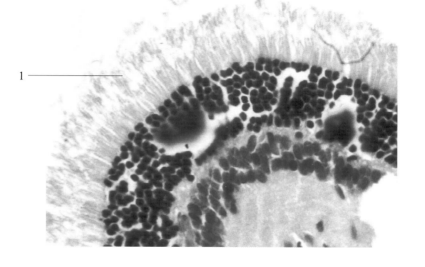

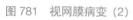

图 781　视网膜病变（2）

视网膜视杆视锥层轻度
水肿

1. 轻度水肿的视杆视锥层

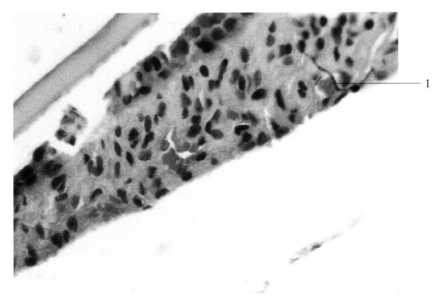

图 782　巩膜病变

巩膜部分毛细血管扩张充血
1. 扩张充血的毛细血管

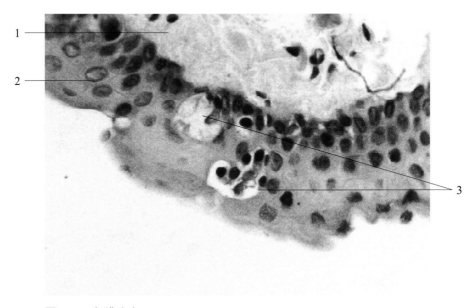

图 783　角膜病变

角膜上皮部分细胞水肿
1. 角膜基质；2. 角膜上皮；3. 水肿的角膜上皮细胞

9.2　急进高原环境第 2 天

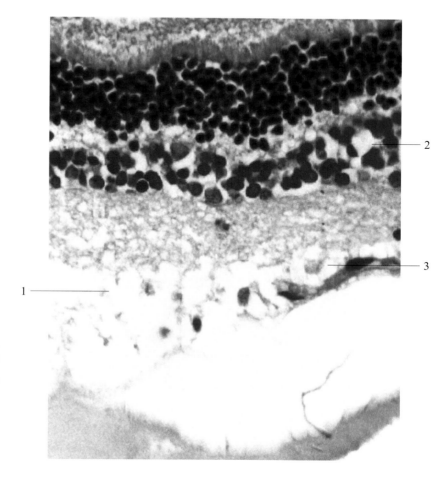

图 784　视网膜病变

部分节细胞层水肿较严
重，节细胞变性，内核层
也出现水肿
1. 水肿的节细胞层；
2. 水肿的内核层；
3. 变性的节细胞

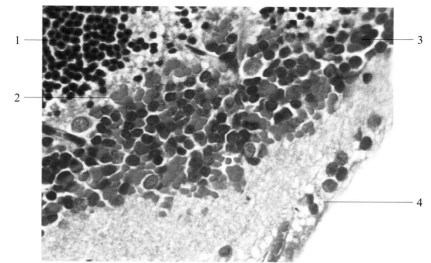

图 785　视网膜出血

偶见内核层血管出血
1. 外核层；
2. 血细胞；
3. 内核层；
4. 节细胞层

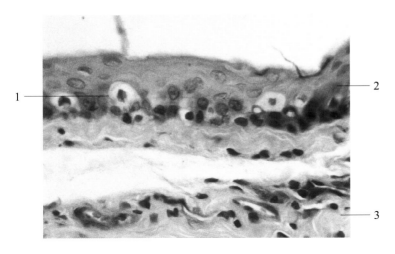

图 786　角膜病变

角膜部分上皮细胞水肿
1. 水肿的角膜上皮细胞；
2. 角膜上皮；
3. 角膜基质

9.3　急进高原环境第 3 天

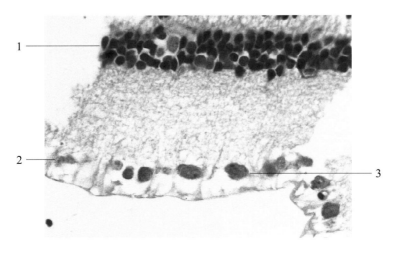

图 787　视网膜病变

视网膜节细胞层水肿，部分节细胞
变性
1. 内核层；
2. 变性的节细胞；
3. 水肿的节细胞层

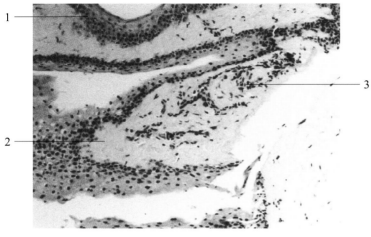

图 788　角巩膜缘处病变

角巩膜缘处结缔组织中纤维细胞
增生
1. 角膜；
2. 增生的结缔组织；
3. 增生的纤维细胞

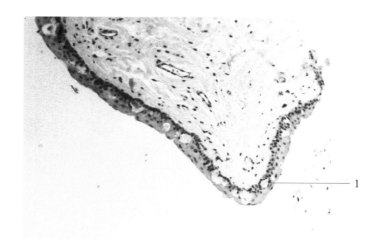

图 789　结膜病变

结膜上皮部分细胞水肿

1. 水肿的结膜上皮细胞

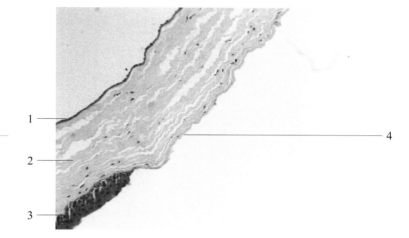

图 790　角膜病变

部分角膜上皮缺失

1. 角膜内皮；

2. 角膜基质；

3. 角膜上皮；

4. 角膜上皮缺失部分

9.4　急进高原环境第 4 天

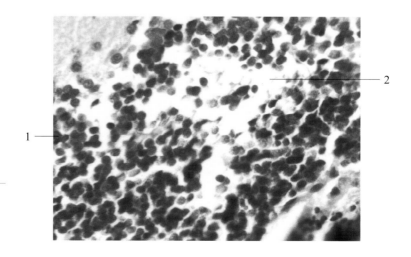

图 791　视网膜病变（1）

视网膜内核层局部水肿

1. 视网膜内核层；

2. 内核层水肿区域

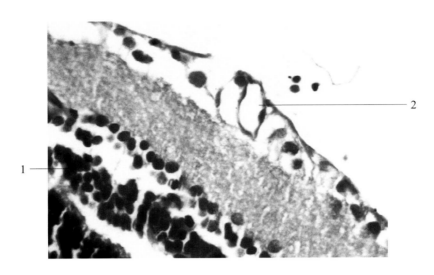

图 792　视网膜病变（2）

视网膜节细胞层水肿
1. 视网膜内核层；
2. 水肿的节细胞层

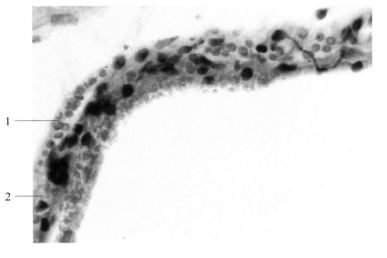

图 793　脉络膜病变

脉络膜毛细血管扩张充血
1. 扩张充血的毛细血管；
2. 脉络膜

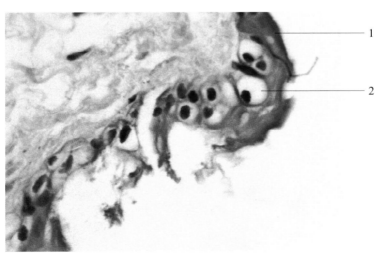

图 794　结膜病变

结膜部分上皮细胞水肿
1. 结膜上皮；
2. 水肿的上皮细胞

9.5　急进高原环境第 5 天

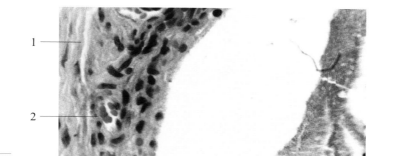

图 795　脉络膜病变（1）

脉络膜毛细血管扩张充血

1. 脉络膜；
2. 毛细血管扩张充血；
3. 视杆视椎层

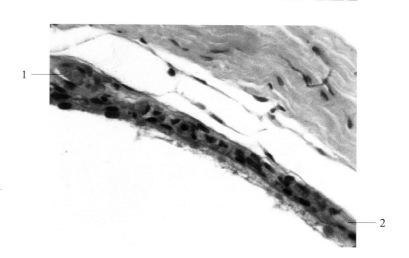

图 796　脉络膜病变（2）

脉络膜毛细血管扩张充血

1. 脉络膜；
2. 扩张充血的毛细血管

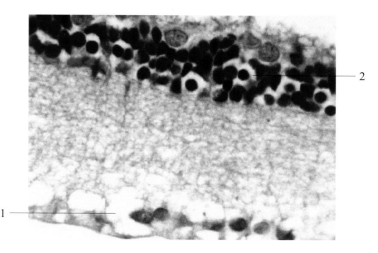

图 797　视网膜病变

视网膜节细胞层水肿，内核层部分
细胞水肿、核浓缩

1. 水肿的节细胞层；
2. 水肿、核浓缩的内核层细胞

9.6 急进高原环境第 6 天

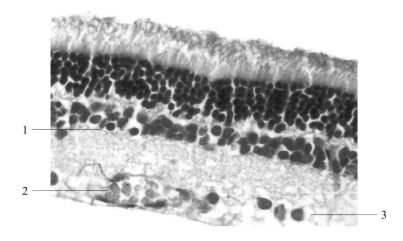

图 798 视网膜病变

节细胞层水肿，血管扩张充血，内核层部分细胞水肿、核浓缩
1. 水肿、核浓缩的内核层细胞；
2. 扩张充血的毛细血管；
3. 水肿的节细胞

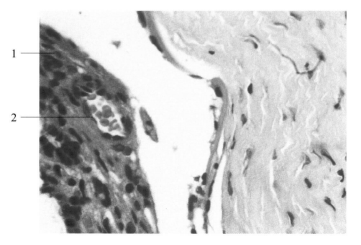

图 799 虹膜病变

虹膜部分血管扩张充血
1. 虹膜；
2. 扩张充血的血管

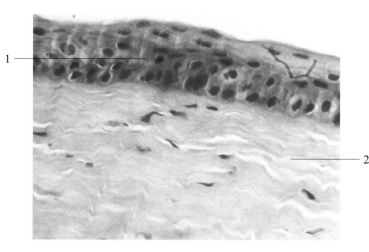

图 800 角膜病变

角膜部分上皮细胞嗜酸变
1. 嗜酸变的角膜上皮细胞；
2. 角膜基质

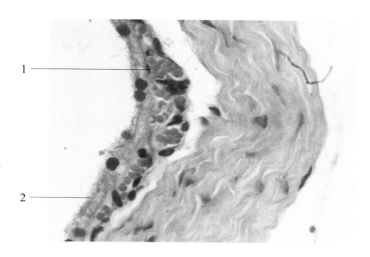

图 801　脉络膜病变

脉络膜毛细血管扩张充血
1. 扩张充血的毛细血管；
2. 脉络膜

9.7　急进高原环境第 7 天

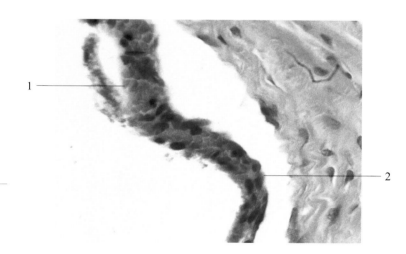

图 802　脉络膜病变

脉络膜毛细血管扩张充血
1. 扩张充血的毛细血管；
2. 脉络膜

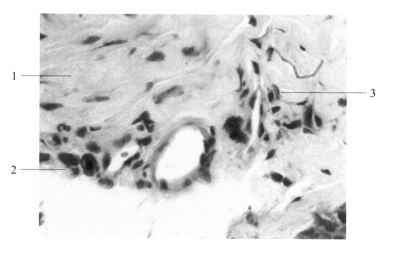

图 803　角巩膜缘处病变

角巩膜缘处纤维细胞略有增生，巨
噬细胞增多
1. 角巩膜缘；
2. 巨噬细胞；
3. 纤维细胞

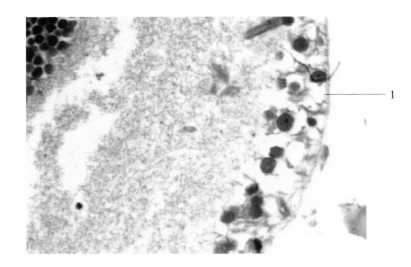

图 804　视网膜病变

节细胞层水肿
1. 水肿的节细胞层

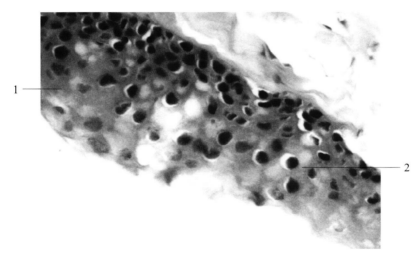

图 805　角膜病变（1）

部分角膜上皮细胞水肿
1. 角膜上皮；
2. 水肿的角膜上皮细胞

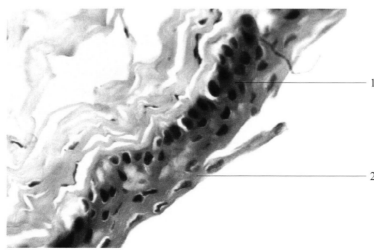

图 806　角膜病变（2）

部分角膜上皮细胞嗜酸变
1. 嗜酸变的角膜上皮细胞；
2. 角膜上皮

9.8　急进高原环境第 8 天

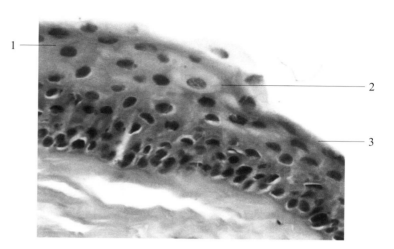

图 807　角膜病变

局部角膜上皮细胞核肿胀，角膜上皮增厚

1. 增厚的角膜上皮；
2. 肿胀的角膜上皮细胞核；
3. 正常角膜上皮

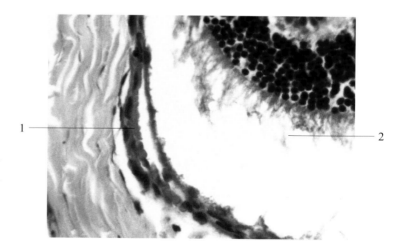

图 808　脉络膜病变

脉络膜血管扩张充血，部分视杆视锥层结构紊乱

1. 扩张充血的脉络膜血管；
2. 结构紊乱的视杆视锥层

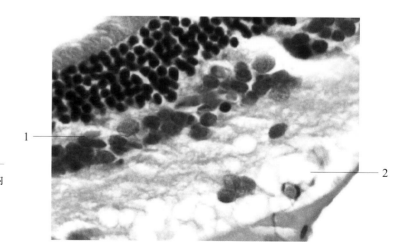

图 809　视网膜病变（1）

节细胞层水肿，细胞数量减少，内核层毛细血管扩张充血

1. 内核层扩张充血的毛细血管；
2. 水肿的节细胞层

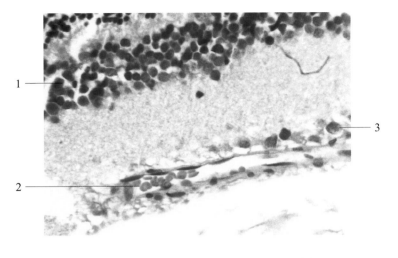

图 810 视网膜病变（2）

节细胞层血管扩张充血
1. 内核层；
2. 扩张充血的血管；
3. 节细胞

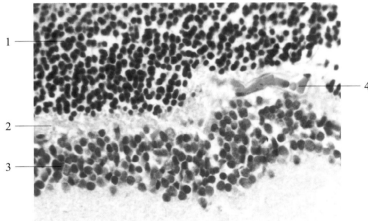

图 811 视网膜病变（3）

外网层部分毛细血管扩张充血
1. 外核层；
2. 外网层；
3. 内核层；
4. 扩张充血的毛细血管

9.9 急进高原环境第 9 天

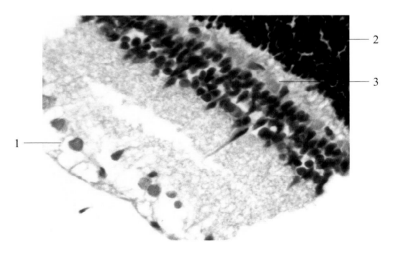

图 812 视网膜病变（1）

部分节细胞层水肿，外网层部分毛
细血管扩张充血
1. 水肿的节细胞层；
2. 外核层；
3. 扩张充血的外网层毛细血管

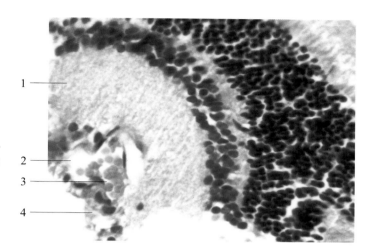

图 813 视网膜病变（2）

节细胞层血管扩张充血，血管水肿
1. 内网层；
2. 水肿的结缔组织；
3. 扩张充血的节细胞层血管；
4. 节细胞层

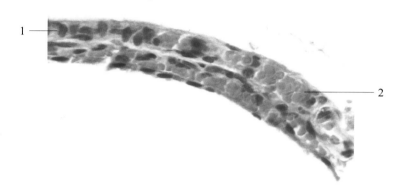

图 814 脉络膜病变

脉络膜部分上皮细胞核肿胀，毛细
血管扩张充血
1. 核肿胀的脉络膜上皮细胞；
2. 扩张充血的毛细血管